Eigenverantwortung im Gesundheitswesen

ethica

Herausgegeben von
Dieter Sturma, Michael Quante
und Julian Nida-Rümelin

BAND 43

Bettina Niederhauser

Eigenverantwortung im Gesundheitswesen

Zwischen Autonomie und Paternalismus

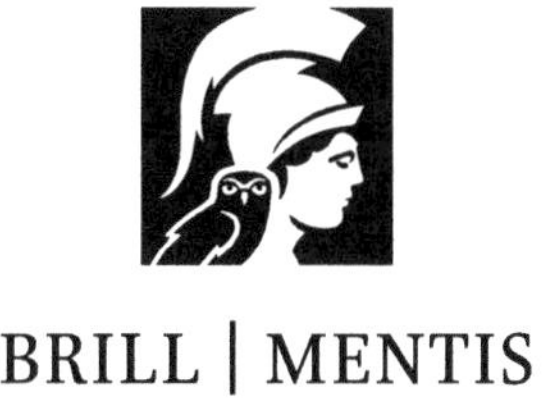

BRILL | MENTIS

Umschlagabbildung: Bettina Niederhauser

Bibliografische Information der Deutschen Nationalbibliothek

Die Deutsche Nationalbibliothek verzeichnet diese Publikation in der Deutschen Nationalbibliografie; detaillierte bibliografische Daten sind im Internet über http://dnb.d-nb.de abrufbar.

Die Fakultät für Philosophie, Wissenschaftstheorie und Religionswissenschaften der Ludwig-Maximilians-Universität in München hat diese Arbeit im Jahr 2024 als Dissertation angenommen.

www.brill.com
E-Mail: info@fink.de

Einbandgestaltung: Anna Braungart, Tübingen
Herstellung: Brill Deutschland GmbH, Paderborn

ISSN 2698-7457
ISBN 978-3-95743-333-6 (hardback)
ISBN 978-3-96975-333-0 (e-book)

Inhalt

Danksagung IX

Einleitung und Aufbau XI

TEIL I
Zentrale Begriffe medizinischer Praxis und des Gesundheitssystems

1. **Gesundheit – der Versuch einer Begriffsanalyse** 3
   1.1 Gesundheit in der Medizinethik 3
   1.2 Gesundheit als Abgrenzung zu Krankheit 5
   1.3 Gesundheit als Prävention, Heilung und Enhancement 12
   1.4 Gesundheit als Gut 18

2. **Gesundheitswesen und Gesundheitsbezug** 23
   2.1 Systembezogener Bezug 23
      2.1.1 *Solidaritätsprinzip und Eigenverantwortung* 23
      2.1.2 *Patient als Fallpauschale im Krankenhaus* 25
   2.2 Behandlungsbezogener Bezug 27
      2.2.1 *Behandlungsverweigerung* 27
      2.2.2 *P4-Medizin* 29

TEIL II
Philosophische Untersuchung der zentralen Begriffe und Ergebnisse normativer Konzeptionen

3. **Autonomie** 35
   3.1 Methodische Analyse zum Begriff Autonomie 35
      3.1.1 *Autonomie als personale Selbstbestimmung* 36
         3.1.1.1 Personale Autonomie bei Kant vs. heute 36
         3.1.1.2 Innere vs. äußere Autonomie 40
         3.1.1.3 Isaiah Berlin: negative vs. positive Freiheit 43
         3.1.1.4 Manipulation und relationale Autonomie 47

3.1.2 *Autonomie als Wahlmöglichkeit* 55
3.1.2.1 Optionenanzahl 56
3.1.2.2 Harry Frankfurts Prinzip der alternativen Möglichkeiten – eine Kritik 59
3.2 Autonomiedefinition 66
3.2.1 *Julian Nida-Rümelin: Autonomie als Deliberation von Gründen* 66
3.2.2 *Joseph Raz: Adäquate Optionenmenge* 73
3.2.3 *Zusammenfassung Autonomiekriterien* 81

4. **Methodische Analyse zum Begriff Verantwortung** 85
4.1 Grundstruktur Verantwortung 86
4.2 Prospektive vs. retrospektive Verantwortung im Schuld- und Pflichtkontext 86
4.3 Verantwortungszuschreibung als Handlungsbegriff 91

5. **Eigenverantwortung** 93
5.1 Eigenverantwortung als Verantwortung 93
5.2 Eigenverantwortung und Risiko 94
5.2.1 *Ronald Dworkin: brute luck vs. option luck* 95
5.2.2 *Julian Nida-Rümelin: Umgang mit Risiken* 100
5.3 Eigenverantwortung der Lebensmusterwahl 104
5.4 Zusammenfassung: Definition Eigenverantwortung 109

6. **Paternalismus** 115
6.1 Paternalismusarten 116
6.1.1 *Reiner und unreiner Paternalismus* 116
6.1.2 *Aktiver und passiver Paternalismus* 118
6.1.3 *Negativer und positiver Paternalismus* 119
6.1.4 *Harter und weicher Paternalismus* 119
6.1.5 *Schwacher und starker Paternalismus* 121
6.2 Nudging und das Problem der Setzung von objektiven Wohlfahrtsplänen 122
6.3 Was definiert und was rechtfertigt Paternalismus? 129
6.3.1 *Rechtfertigung Paternalismus in t1 aufgrund Autonomievergrößerung in t2* 130
6.3.2 *Ablehnung einer weich-paternalistischen Definition* 135
6.3.3 *Wohlwollen als Konstitutiv für paternalistische Handlungen* 138
6.3.4 *Paternalismus als getarnter Anti-Paternalismus* 141
6.3.5 *Prinzipienwidersprüche* 143

6.4 Adäquate Optionenmenge als gerechtfertigte Begründung paternalistischer Maßnahmen 145
6.4.1 *Beispiel Organhandel* 146
6.4.2 *Beispiel aktive Sterbehilfe* 153
6.4.3 *Verbote statt Pflichten* 157
6.5 Definition gerechtfertigter Paternalismus-Handlungen 159

7. Knappe Zusammenfassung normativer Begriffe 163

TEIL III
Der Eigenverantwortungsbegriff im Gesundheitswesen – Probleme und Kritik

8. Perspektiven von Krankheit und Gesundheit 167
8.1 Soziale Bedeutung und Interpretation 167
8.2 Moralischer Krankheitsstatus 172

9. Überprüfung der Eigenverantwortung im Gesundheitswesen 177
9.1 Ungeklärter Eigenverantwortungsbegriff 177
9.2 Eigenverantwortung als paternalistische Forderung 178
9.2.1 *Paradoxie bei geforderter Eigenverantwortung* 179
9.2.2 *Scheinbare Eigenverantwortung* 186
9.3 Lebensweltlicher Kontext 192
9.3.1 *Gesundheitsdeterminanten und Kausalverantwortung* 193
9.3.2 *Gedankenexperiment: Eigenverantwortung als versicherte Lebensmusterwahl* 204
9.4 Solidarität und Eigenverantwortung 209
9.4.1 *Gedankenexperiment: Solidarität als übersetzte Eigenverantwortung* 209
9.4.2 *Individuelle Verantwortung und Solidarität* 212

10. Autonomie und Eigenverantwortung im Behandlungskontext 217
10.1 Informed Consent 217
10.2 Fürsorgeprinzip vs. Autonomieprinzip? 221

Ergebnisse 229

Literaturverzeichnis 237

Danksagung

Die vorliegende Arbeit wurde im Jahr 2024 von der Fakultät für Philosophie, Wissenschaftstheorie und Religionswissenschaften an der Ludwig-Maximilians-Universität in München als Dissertation angenommen.

Mein erster Dank geht an meinen verehrten Doktorvater, Herrn Prof. Dr. Dr. h.c. Julian Nida-Rümelin, für seine unterstützende Betreuung meiner Arbeit. Ich danke ihm herzlich für die immer wertvollen Gespräche und sein Vertrauen in mich, wodurch ich meine Ideen und Gedanken unter seiner Betreuung zu einem Gesamtgebilde konkretisieren durfte. Herrn Prof. Dr. Martin Rechenauer möchte ich danken, dass er sich als Zweitgutachter meiner Arbeit angenommen und mir mit seiner herzlichen Art durch den Prozess der Doktorarbeit geholfen hat. Auch meinem Drittgutachter, Herrn Prof. Dr. Stephan Hartmann möchte ich an dieser Stelle ein herzliches Dankeschön aussprechen.

Ganz wichtig ist mir auch mein Dank an meine Freunde und Kollegen. Mein herzlicher Dank geht insbesondere an Prof. Dr. Karl-Heinz Nusser, der mich seit mehreren Jahren bei meinem philosophischen Werdegang und mit zahlreichen inspirierenden Dialogen und gegenseitigem Gedankenaustausch unterstützt. Herrn Dr. Georgios Karageorgoudis danke ich für die immer erheiternden Gespräche. Für den seelischen Beistand danke ich insbesondere Alex, Annika, Julia und Philipp.

Ein großes Dankeschön möchte ich an meine Eltern Peter Niederhauser und Helga Kramer-Niederhauser aussprechen, deren Liebe und beständige Unterstützung mir immerwährend die Kraft für das Entstehen dieser Arbeit gegeben haben. Vielen Dank an meinen Vater, der mich bei all meinen Wegen durch seinen Glauben an mich motiviert. Meiner Mutter danke ich für das unermüdliche Zuhören meiner (fertigen wie auch unfertigen) Gedanken, ihrer immer inspirierenden Worte und ihrer sanften Art, die alles gleich leichter macht. Auch meinen Bruder Dr. Johannes Niederhauser, selbst Philosoph, danke ich von Herzen für seine jahrelange Unterstützung und seine inspirierende Art. Ohne ihn wäre ich nicht zur Philosophie gekommen.

Einleitung und Aufbau

Die gängige Anwendung des Begriffs „Eigenverantwortung" fordert eine Überprüfung der impliziten Interpretationssetzung. Eigenverantwortung fungiert beispielsweise als Forderung an die Bevölkerung[1], sich „eigenverantwortlich zu verhalten" oder als Appell, wir bräuchten „mehr Eigenverantwortung". Dabei wird Eigenverantwortung unter anderem auch als Korrelatsbegriff zum Solidaritätsprinzip angewendet.[2] Oder der Eigenverantwortungsbegriff dient der Argumentation für ein gefordertes oder verneinendes Ressourcenallokationskriterium bei gesundheitsbezogenen Leistungen.[3] Dennoch bleibt offen, von welcher Eigenverantwortung denn überhaupt die Rede ist. „Nicht die Begrifflichkeit selbst [...] steht im Zentrum, sondern die sprachlich hergestellte Beziehung zwischen Regierung einerseits [...] und der Bevölkerung andererseits, die sich in der Formel ‚mehr Eigenverantwortung' äußert."[4] formuliert Frank Nullmeier diesen Zustand treffend. Eigenverantwortung greift als *Aufforderungsschlagwort*, mit dem bestimmte Verhaltensweisen assoziiert werden, ohne zu überprüfen, ob die Form dieser Verhaltensweisen etwas mit Eigenverantwortung gemein hat. Daher kann die Verwendung des Begriffs Eigenverantwortung irreführend sein, da Argumente mithilfe des Schlagwortes „Eigenverantwortung" immer schon seine Interpretation *voraussetzen*, wobei Inhalt und Bestimmung von Eigenverantwortung unklar sind. Ein

---

1 Aus Gründen der besseren Lesbarkeit sind in dieser Arbeit personenbezogene Wörter in der maskulinen Form verfasst. Da zudem ausschließlich der maskulinen Form positiv interpretiertes Subjekt (bspw. Arzt), aber auch negativ interpretiertes Subjekt (bspw. Folterer) zugesprochen wird, ergibt sich dadurch für andere Geschlechter oder Identitäten weder ein Vor- noch ein Nachteil.

2 Vgl. beispielsweise Marckmann, G. (2005): Eigenverantwortung als Rechtfertigungsgrund für ungleiche Leistungsansprüche in der Gesundheitsversorgung?; in: Rauprich, O./Marckmann, G./Vollmann, J. (Hrsg.): *Gleichheit und Gerechtigkeit in der modernen Medizin*; Paderborn: mentis Verlag; S. 299–313. Hier Seite 300.

3 Beispielsweise: Buyx, A. (2005): Eigenverantwortung als Verteilungskriterium im Gesundheitswesen – Theoretische Grundlagen und praktische Umsetzung; in: Rauprich, G./ Marckmann, G./ Vollmann, J. (Hrsg.): *Gleichheit und Gerechtigkeit in der modernen Medizin*; Paderborn: mentis Verlag; S. 315–334. Diederich, A./Schreier, M. (2010): Zur Akzeptanz von Eigenverantwortung als Posteriorisierungskriterium. Eine empirische Untersuchung; in: *Bundesgesundheitsblatt – Gesundheitsforschung – Gesundheitsschutz*; Springer Verlag; S. 896–902. Dietrich, F. (2001): Eigenverantwortung als medizinethisches Rationierungskriterium; in *Zeitschrift für medizinische Ethik*, Nr. 47; S. 371–385.

4 Nullmeier, F. (2006a): Eigenverantwortung, Gerechtigkeit und Solidarität – Konkurrierende Prinzipien der Konstruktion moderner Wohlfahrtsstaaten?; in: *WSI Mitteilungen 4/2006*; S. 175–180. Zitat auf Seite 175.

Zitat von Norbert Arnold verdeutlicht meine Befürchtung des schwammigen Umgangs mit dem Eigenverantwortungs-Begriff, indem er behauptet: „Die Verantwortung für die eigene Gesundheit anderen zuzuschieben – dem Arzt, der Kasse, der Gesellschaft, den Lebensbedingungen – ist eine weit verbreitete Haltung. […] Eigenverantwortung bleibt bei vielen ein nicht realisierbarer Wunsch."[5] Ich werde zeigen, dass es nicht darum geht, dass das persönliche Gesundheitsverhalten an andere Instanzen verantwortungs-verschoben werden soll. Sondern die *Forderung* bei Krankheitsfall eine ärztliche Behandlung zu erhalten, *gerechtfertigt* ist. Die öffentliche Rhetorik schreibt von *mehr Eigenverantwortung* oder *Eigenverantwortung übernehmen*, wobei sie dabei lediglich die Einhaltung vorgegebener Verhaltensweisen meint. So wird Eigenverantwortung als Synonym für ein entweder gesundheitsförderndes oder für ein gesundheitsschädigendes Verhalten verwendet. Dementsprechend ist Eigenverantwortung immer schon inhaltlich als Regeleinhaltung gesetzt. *Laut öffentlicher Rhetorik ist Eigenverantwortung das Einhalten eines vorgegebenen Verhaltens.* Um jedoch (auch empirisch) eine respektable Untersuchung über die Möglichkeiten einer Eigenverantwortungs-Etablierung innerhalb des Gesundheitswesens tätigen zu können, bedarf es der vorherigen Definitionsanalyse von Eigenverantwortung. Solch ein Vorhaben beansprucht Untersuchungen zusätzlicher Anschauungen, die für eine Eigenverantwortungs-Setzung notwendig sind. Hierbei ist insbesondere die Feststellung von personaler Autonomie beziehungsweise von lebensweltlichen Autonomiezuständen obligat.

Die vorliegende Arbeit ist in drei Teile gegliedert.[6] Für einen ersten Überblick stelle ich in Teil 1 zentrale Begriffe aus Medizin und Gesundheitssystem dar, wobei der Fokus auf philosophisch relevanten Anschauungen liegt. Für die Analyse der Eigenverantwortung in gesundheitlichen Belangen ist es dienlich, zunächst den Begriff der Gesundheit mit seinen Abgrenzungen zu betrachten. Wenn eigenverantwortliches Verhalten beispielsweise synonym mit gesundheitsförderndem Handeln entweder verstanden werden soll oder nicht, ist zu klären, wie „gesundheitsfördernd" im Rahmen von Gesundheitsvorstellungen, interpretiert werden kann. Auch scheint mir eine knappe

---

5 Arnold, N. (2011): Einleitung. Vielfalt und Selbstbestimmung im Gesundheitssystem – Wege aus der sozialen Ungleichheit; in: Arnold, N./Marx, P./Möller-Slawinski, H./Wippermann, C. (Hrsg.): *Chancengerechtigkeit im Gesundheitssystem*; Wiesbaden: Springer Fachmedien; S. 11–23. Zitat auf Seite 20.

6 Obwohl die Arbeit in drei Teile gegliedert ist, zähle ich die Kapitel zahlentechnisch fortlaufend. Dies dient dem besseren Verständnis der einzelnen Kapitel. Ebenso dient dies den Lesern, indem so ein leichteres Finden, bei Hinweis meinerseits, auf die jeweiligen Kapitel möglich ist.

Darstellung wichtiger Elemente unseres Gesundheitssystems für ein größeres Verständnisprofil hilfreich.

Der zweite Teil dient der späteren Untersuchung einer Eigenverantwortungsanwendung im Gesundheitswesen, indem die dabei angewendeten Werte untersucht und definiert werden. Es braucht Autonomieaktivierung, um eigenverantwortliches Verhalten festmachen zu können. Die Basis meines Autonomiebegriffs bildet sich aus Julian Nida-Rümelins Theorie der Deliberation von Gründen, sowie der von Joseph Raz formulierten Annahme der adäquaten Optionenmengen, die ich als Bedingung für Gründedeliberation festmache. Da ich im dritten Teil der Arbeit überprüfe, ob eine geforderte Eigenverantwortung als paternalistische Forderung etabliert werden könnte, ist es notwendig, im zweiten Teil eine Paternalismus-Definition herauszuarbeiten. Dabei geht es mir insbesondere um das Finden von *gerechtfertigten* Paternalismus-Handlungen.

Insgesamt stellt der dritte Teil der Arbeit eine Zusammenführung da und soll Ergebnisse liefern, inwiefern die Anwendung von Eigenverantwortung im Gesundheitswesen problematisch ist. Wenn Eigenverantwortung als in irgendeiner Form in unserem Gesundheitssystem oder auch in unserer Wertvorstellung von gesundheitsbezogenen Strukturen etabliert werden soll, dann müssen wir uns folgendes fragen. Wie äußert sich die gesetzte Interpretation von Eigenverantwortung als potentiell-gewollte paternalistische Forderungs-Umsetzung einer Etablierung von Eigenverantwortung? 2. Wie können im behandlungsbezogenen Kontext Autonomie und Eigenverantwortung inklusive Wohlwollens-Charakter miteinander harmonieren?

Mein Argumentationsziel ist, aufzuzeigen, inwiefern der Eigenverantwortungs-Begriff im Gesundheitswesen erstens zu schwammig formuliert und es zweitens aufgrund der Form, in der er benutzt und angewendet wird, zu fehlerhaften Konklusionen kommt. Ich erachte diese Untersuchung als äußerst relevant, da in der öffentlichen Rhetorik mithilfe des Eigenverantwortungsbegriffs nicht nur ohne präzise Eigenverantwortungsdefinition argumentiert wird. Sondern auch Verhaltensweisen als eigenverantwortliche interpretiert werden, wobei es sich nur um Einhaltung vorgegebener Verhaltensweisen handelt, die als eigenverantwortlich dargestellt sind. Die Beschreibung „eigenverantwortliches Verhalten" beziehungsweise „eigenverantwortliche Handlung" ist missverständlich, da sie mit reflexartigen Assoziationen spielt. Mit dem Begriff Verantwortung wird in der Regel ein positiver Wert oder positives Handeln in Verbindung gebracht, mit dem bestimmte Pflichten oder vielleicht auch Opfer einhergehen. Meine Untersuchung wird zeigen, dass eigenverantwortlich handeln allerdings nicht bedeutet, all diese vorgegebenen Richtlinien beziehungsweise Regeln einzuhalten. Eigenverantwortlich handeln bedeutet, selbstbestimmt und nach personaler Deliberation das eigene Leben zu gestalten und die Möglichkeit zu haben, autonom diese Richtlinien wählen zu können.

Aufgrund der impliziten Annahme in der Eigenverantwortungs-Rhetorik, Eigenverantwortung als Forderung formulieren zu können, fokussiere ich im 9. Kapitel die Untersuchung einer Forderung von Eigenverantwortung *als* paternalistische Forderung. Da das Argumentationsziel im zweiten Teil darin besteht, legitime Paternalismus-Maßnahmen aufzuzeigen, dient das 9. Kapitel der Überprüfung, diese Ergebnisse auf die Frage nach der Möglichkeit einer paternalistischen Forderung von Eigenverantwortung anzuwenden. Hierfür überprüfe ich erstens einen Eigenverantwortungsbegriff, der ohne Regeln (gesundheitsbewusstes Verhalten) formuliert wird und zweitens themenbedingt den Eigenverantwortungs-Begriff als Regel-Einhaltung. Bevor dieses Kapitel startet, ist eine Untersuchung (Kapitel 8) der öffentlichen Rhetorik hilfreich, die eine *moralisierte Deutung* der personalen Gesundheit und Krankheit erkennen lässt. In dieser Arbeit werden die Probleme einer solch impliziten Moralisierung offenkundig werden. Auch eine allgemeine *soziale Deutung* von gesundheitsbezogenem Verhalten hat Einfluss auf unser Begriffsverständnis von Gesundheit und Krankheit. Meine Kritik an Krankheits-Moralisierung *bezieht sich auf den Umgang mit gesundheitsbezogenem Verhalten* und soll keine Rechtfertigung für ungesunde Lebensstile bieten. Somit ist meine Arbeit nicht als Plädoyer für eine ungesunde Lebensweise zu verstehen. Auch nicht als argumentative Erklärung, anhand derer eine Rechtfertigungs-Begründung eines gesundheitsmissachtenden Verhaltens geliefert werden kann. Es geht mir dementsprechend auch nicht darum, die Ablehnung von Eigenverantwortung zu verteidigen. Im Gegenteil ist es sogar zu begrüßen, wenn Ärzteschaft und Staat auf die Mobilisierung der Bevölkerung setzt, so dass Medizin nicht ausschließlich als Reparaturwerkzeug dient. Jedoch sollte die *Form* der gewollten Mobilisierung genau analysiert und fair gegenüber der Bevölkerung gestaltet sein.[7]

Die von mir kritisierten Aspekte beziehen sich zum einen auf die *Art der öffentlichen Rhetorik* des Eigenverantwortungsbegriffs und wie aufgrund implizierter Annahmen bestimmte gesundheitsbezogene Verhaltensweisen als eigenverantwortlich und andere als nicht-eigenverantwortlich beschrieben werden und zum anderen dabei der Begriff Eigenverantwortung als *Forderung* formuliert wird. Durch diese Beobachtung liegt *mein Argumentationsziel darin, dass mithilfe einer genauen Analyse der Verwendung des Eigenverantwortungsbegriffs*

7 Vgl. dazu Maio, G. [2014] 2016: *Geschäftsmodell Gesundheit. Wie der Markt die Heilkunst abschafft*; Berlin: Suhrkamp Verlag. Hier Seite 133.

im Gesundheitswesen eine Forderung nach Eigenverantwortung nicht standhalten kann. Daher wird von mir nicht ein ungesunder Lebensstil verteidigt, sondern auf die staatliche Aufgabe aufmerksam gemacht, nach der eine gesunde Lebensweise ermöglicht wird, bevor ein eigenverantwortliches Verhalten gefordert sein kann. Mit der Ermöglichung spreche ich insbesondere auch über die Gleichstellung von sozial Schlechtgestellten. Daher ein weiterer Hinweis: Dass wir eine Rationierung im Gesundheitssystem anstreben müssen, ist nicht wegzudiskutieren. Wie Julian Nida-Rümelin es beschreibt: „Es geht nicht um die Frage, *ob* rationiert wird, sondern um die Frage, *wie* rationiert wird.“[8] *Meine Arbeit hat dabei allerdings nicht das Ziel, das „wie“ zu beantworten, sondern einen der möglichen Vorschläge anhand des Aufzeigens philosophischer Unstimmigkeiten zu kritisieren.*

Die Arbeit schließt mit einem versöhnlichen Versuch der möglichen Etablierung von Eigenverantwortung im Gesundheitswesen ab. Meines Erachtens nach ist dies im klassischen Arzt-Patient-Verhältnis möglich, so dass ein angemessener und fruchtbarer Umgang des Eigenverantwortungs-Begriffs als tatsächliche Handlungsform umgesetzt werden kann.

Bevor die Arbeit beginnt, noch ein letzter Hinweis: Da der Eigenverantwortungsbegriff innerhalb der öffentlichen Rhetorik bei gesundheitsbezogenen Belangen nicht nur direkt unser Gesundheitssystem betrifft, meine ich mit Gesundheitswesen dementsprechend nicht nur das staatlich aufgebaute Gesundheitssystem inklusive Krankenversicherungen, sondern auch öffentliche Rhetorik, sowie bürgerlicher und ärztlicher Umgang mit gesundheitsbezogener Wahrnehmung.

8 Nida-Rümelin, J./Rechenauer, M. (2007): Rationierung im Gesundheitswesen und die Grundlagen des Sozialstaats; in: Nationaler Ethikrat (Hrsg.): *Gesundheit für alle – wie lange noch? Rationierung und Gerechtigkeit im Gesundheitswesen. Vorträge der Jahrestagung des Nationalen Ethikrates 2006*; Hamburg: Nationaler Ethikrat; S. 103–123. Hervorhebung im Original. Zitat auf Seite 114.

TEIL I

Zentrale Begriffe medizinischer Praxis und des Gesundheitssystems

KAPITEL 1

Gesundheit – der Versuch einer Begriffsanalyse

Die Analyse unterschiedlicher Gesundheitsinterpretationen und -definitionen, sowie mögliche Herangehensweisen, inwiefern wir Gesundheit und auch Krankheit überhaupt in Begrifflichkeiten fassen können, kann für den weiteren Verlauf dieser Arbeit relevant sein, da die geforderte Einhaltung von eigenverantwortlichem Verhalten eine Regeleinhaltung im Rahmen von gesundheitsfördernden und krankheitsabweisenden Handeln meint. Dadurch ergibt sich unweigerlich die Frage nach Differenzierungen von Gesundheit als Heilung oder notwendiger Prävention hin zu möglich gefordertem Enhancement-Appell. Aus diesen Gründen soll das einleitende Fundament zunächst Interpretationsmöglichkeiten von *Gesundheit* abbilden.

1.1 Gesundheit in der Medizinethik

Viele Themenbereiche innerhalb der Medizinethik befassen sich implizit mit den Grenzbereichen der Begriffe *Gesundheit* und *Krankheit* und dementsprechend der Feststellung von kranken und gesunden Zuständen. Untersuchungen hierzu können fundamentale Begründungen liefern, aus denen weitere gerechtfertigte Handlungen abgeleitet und somit gesetzt werden. Dementsprechend können wir fragen, ob aus „krank" oder „gesund" moralische oder rechtliche Status folgen, wodurch wir zunächst „krank" und „gesund" definieren müssen. So kann in diesem Kontext beispielsweise gefragt werden, ob Embryo E ein Recht auf Leben hat, wenn E mit Trisomie 21 (das sogenannte Down-Syndrom) diagnostiziert ist. In Deutschland besteht die Möglichkeit, während der Schwangerschaft per Pränataldiagnostik herauszufinden, ob das heranwachsende Baby möglicherweise vom Down-Syndrom betroffen ist und bei einem hierfür risikohohen Ergebnis besteht die Perspektive, sich für einen Schwangerschaftsabbruch zu entscheiden. Down-Syndrom gilt nach dem ICD-Code Q90 Chromosomenanomalien als Krankheit[1] und aus dem *potentiellen* Krankheitsstatus des Embryos ergibt sich die Berechtigung des

1 Vgl. ICD-Code Q90. Anm.: ICD-Code steht für „International Statistical Classification of Diseases and Related Health Problems".

© BRILL MENTIS, 2025 | DOI:10.30965/9783969753330_002

Schwangerschaftsabbruchs.[2] Der Status gilt als „potentiell", da bei einer Pränataldiagnostik kein hundertprozentiger Krankheitszustand festgestellt werden kann, sondern lediglich eine *Risikoeinschätzung* möglicher Fehlbildungen. Aus ethisch-philosophischer Perspektive resultieren hieraus diverse Analyseaspekte. So kann in einem ersten Schritt gefragt werden, ob das Down-Syndrom überhaupt als Krankheit zu kategorisieren ist oder kategorisiert werden sollte. Angenommen, wir kommen zum Ergebnis eines zugeordneten Krankheitsstatus, so ist im nächsten Schritt zu überprüfen, ob der Schutz menschlichen Lebens dennoch gilt, demnach unabhängig vom Krankheitsstatus ist. Die übergeordnete Frage ist demnach, ob ausschließlich aus „gesund" ein rechtsbesitzender Zustand (Recht auf Leben) folgt. Oder andersherum: ob sich aus „krank" die Rechtfertigung zur Verweigerung einer Rechtezuordnung ergibt. In unserem Beispiel würde sich der moralische Zustand auf die *erteilte Entscheidungsgewalt* beziehen. Da Embryonen mit einem potentiell genetischen Defekt als krank eingestuft werden, folgt daraus die Berechtigung eines Schwangerschaftsabbruchs, wodurch sich implizit die Verneinung ergibt, der Embryo wäre ein zu schützendes menschliches Lebewesen. Zwar fließen auch weitere Kriterien mit in den erlaubten Schwangerschaftsabbruch, wie beispielsweise mögliches Leid der Eltern durch Pflege und Finanzierung eines kranken Kindes, sowie die Kosten, die sich für das Gesundheitssystem ergeben. Doch genau hier liegt unter Umständen eine ernstzunehmende potentielle Problematik: Die Kosten für eine Pränataldiagnostik werden von den gesetzlichen Krankenkassen übernommen, wodurch sich eine von den Krankenkassen angestoßene Pflicht an die werdenden Eltern ergeben könnte, eine Fruchtwasseruntersuchung durchführen zu lassen und bei auffallendem Ergebnis den Abbruch vorzunehmen, um so die anfallenden Kosten zu vermeiden, die sich bei einem potentiell genetisch kranken Kind ergeben würden. Solch dystopische Vorstellung zielt im Kern auf unseren Umgang mit Gesundheit und Krankheit, was die Begriffe bedeuten und welche Handlungsmöglichkeiten, Verbote oder auch Pflichten daraus folgen können. Zusammenfassend ist festzuhalten, dass wir hinter den Zuständen „Gesundheit" und „Krankheit" moralische oder auch rechtliche Tatsachen oder Rechtfertigungen gegebenenfalls ableiten. Dennoch ist es gleichzeitig wichtig, krankhafte Zustände auch als solche zu kategorisieren, da nur so Hilfestellung vom Gesundheitssystem gegeben wird.

---

2 Vgl. dazu: Deutscher Bundestag 2017: *Sachstand. Schwangerschaftsabbrüche aufgrund einer Behinderung oder vorgeburtlichen Schädigung des Kindes in Deutschland seit 1996*; Sachstand WD9 – 3000 – 024/17. Vgl. dazu auch Schwangerschaftskonfliktgesetz SchKG.

Abschließend ist anzumerken, dass die Beschäftigung mit Gesundheit und Krankheit nur einen kleinen Bereich innerhalb der Medizinethik ausmacht. Zudem sind nicht nur die Begrifflichkeiten an sich, sondern auch Überlegungen zum „*Umgang* mit Krankheit und Gesundheit“[3] relevant. Laut Bettina Schöne-Seifert ist die bloße Begriffsbestimmung unzureichend für die innerhalb der Medizinethik möglich auftretenden Problematiken.[4] Insbesondere auch, da nicht alle Themen ausschließlich auf die Zustände „Gesundheit“ und „Krankheit“ runtergebrochen werden können. Nichtsdestoweniger ist für diese Arbeit eine knappe Beschäftigung beider Begriffe gewinnbringend, wobei ich den Fokus auf Gesundheit lege und davon ausgehend sich weitere Kategorien strukturell abgrenzen.

1.2 Gesundheit als Abgrenzung zu Krankheit

Gesundheit und Krankheit beziehen sich als medizinische Begriffe auf Naturwissenschaftlichkeit. In diesem Kontext sind gesunde oder kranke Zustände Verfasstheiten, die sich an medizinische Standards oder (Er-)Kenntnisse orientieren. Dabei kann sich die Naturwissenschaftlichkeit auf physische wie auch auf psychische Eigenschaften beziehen. Ferner ist in diesem Kontext auch zu fragen, was wir unter Medizin verstehen.[5] Im Hinblick auf einen Krankheitsbegriff kann das Feststellen von Abweichungen (Heilkunde) als medizinische Handlung verstanden werden. Auch das weitere Vorgehen, die Krankheitsbeseitigung und schon alleine der Versuch (Heilkunst), ist Teil der Medizin.[6]

Die viel zitierte Gesundheitsdefinition der Weltgesundheitsorganisation (WHO) lautet: „Die Gesundheit ist ein Zustand des vollständigen körperlichen, geistigen und sozialen Wohlergehens und nicht nur das Fehlen von Krankheit oder Gebrechen.“[7] Zwar ist die Unmöglichkeit der Umsetzung einer solchen Gesundheitsdefinition offensichtlich, dennoch zeigt sich dabei

---

3 Schöne-Seifert, B. (2005): Medizinethik; in: Nida-Rümelin, J. (Hrsg.): *Angewandte Ethik. Die Bereichsethiken und ihre theoretische Fundierung. Ein Handbuch*; Stuttgart: Kröner Verlag. Zitat auf Seite 691. Hervorhebung von mir.

4 Ebd.

5 Vgl. Dross, F. (2022): allerhandt sorten Armer, Krankher vnd Schadhaffter Persohnen – Soziale Dynamiken historischer Krankheitsbegriffe; in: *Zeitschrift für medizinische Ethik*, 68(2), S. 135–150. Hier Seite 136.

6 Vgl. ebd.: S. 136f.

7 Verfassung der Weltgesundheitsorganisation; Unterzeichnet in New York am 22. Juli 1946. Ratifikationsurkunde von der Schweiz hinterlegt am 29. März 1947. Von der Bundesversammlung genehmigt am 19. Dezember 1946. Für die Schweiz in Kraft getreten am 7. April 1948.

eine interessante Komponente: Zum einen definiert die WHO keinen zentralen Krankheitsbegriff, sondern Krankheit fungiert als *Gesundheitskriterium* durch ihre *Abwesenheit*. Zum anderen impliziert diese Gesundheitsdefinition die Verneinung von einer ausschließlichen Abwesenheit rein somatischer Erkrankungen. Nicht nur menschliche Materie ist zu schützen und für den menschlichen Gesundheitszustand von Belang, sondern der Gesundheitszustand ist multidimensional, mit allen den Menschen betreffenden Faktoren, die einen Einfluss auf die individuelle Gesundheit haben. Ein paar Beispiele, um die genannte Wechselwirkung zu verdeutlichen: Person A ist aufgrund ihrer starken Kopfschmerzen schlecht gelaunt. Person B hat aufgrund ihres Liebeskummers seit Tagen keinen Appetit und hat daher bereits fünf Kilogramm abgenommen. Person C kann sich aufgrund ihres geringen Einkommens keine gesunden und frischen Produkte wie Biogemüse leisten und muss daher auf kohlenhydratreiche und produzierte Lebensmittel zurückgreifen.

Auch wenn die Gesundheitsvorstellung der WHO unrealistisch ist, meint sie damit letztendlich einen anzustrebenden Idealzustand, der als *Orientierungspunkt* fungieren kann.[8] Dementsprechend verfolgt die WHO in ihrer Verfassung einen *positiven Gesundheitsbegriff*, der erstens durch die Vorstellung eines Idealzustandes gekennzeichnet ist, wodurch sich zweitens die Möglichkeit eines graduellen Gesundheitszustandes ergibt und somit drittens für das Vorhandensein eines gesunden Zustandes, die bloße Abwesenheit körperlichen Leidens (negativer Gesundheitsbegriff) unzureichend ist. Vielmehr sind beispielsweise auch soziale oder mentale Faktoren der Betroffenen miteinzukalkulieren, die in einem *positiven* Verhältnis zueinanderstehen. Aus diesem Grund umschließt Gesundheit mehrere Dimensionen, wobei ein Gesundheitszustand aus dem Verhältnis zu Krankheit abzuzeichnen unzureichend ist. Stefan Huster formuliert dazu adäquat: „[…] in diesem Sinne können Menschen auch gesünder als andere sein, selbst wenn niemand krank ist."[9]

Im Unterschied dazu ist der *negative Gesundheitsbegriff* durch seine Nicht-Abstufung charakterisiert, wodurch Personen entweder krank oder gesund sind. Somit sind Betroffene nicht mehr oder weniger krank oder gesund, sondern eine Person *ist* entweder krank oder *ist* gesund.[10] Zusammengefasst bezieht sich dementsprechend ein positiver Gesundheitsbegriff nicht

8 Vgl. Kreß, H. (2009): *Medizinische Ethik. Gesundheitsschutz – Selbstbestimmungsrechte – heutige Wertkonflikte*; Stuttgart: Verlag W. Kohlhammer. Hier: S. 56.

9 Huster, S. (2015): *Selbstbestimmung, Gerechtigkeit und Gesundheit;* Normative Aspekte von Public Health; Baden-Baden: Nomos Verlagsgesellschaft. Zitat auf Seite 53.

10 Huster hierzu „Wer krank ist, ist nicht gesund, wer gesund ist, ist nicht krank." Huster 2015: S. 52.

ausschließlich auf somatische Leiden und ist zudem graduell. Der negative Gesundheitsbegriff ist entgegengesetzt absolut und findet beispielsweise in unserem gesetzlichen Krankenversicherungssystem Anwendung und meint die *strikte Abwesenheit* von Gesundheit.[11] Nach Formulierung in unserem Sozialgesetzbuch (SGB) ist Krankheit nur ein Sachverhalt, der als Voraussetzung für die Erbringung bestimmter Rechtsfolgen fungiert. In diesem Sinne ist Krankheit die Abweichung der normalen Körper- oder Geisteszustände, die eine Behandlung nötig machen und/oder mit einer Arbeitsunfähigkeit verknüpft sind.[12] Somit ist Krankheit ein „[…] **juristisch spezifischer Zweckbegriff** […]“[13]. Daraus folgt auch, dass Krankheit im gesetzlichen Rahmen nicht fundamental definiert ist, sondern als Kriterium für bestimmte Leistungsansprüche dient.

Eberhard Schockenhoff merkt bezüglich des negativen Gesundheitsbegriffs jedoch an, dass „[n]iemand […] vollständig gesund oder krank [ist]“[14], womit er auf die Dynamik der Begriffe Gesundheit und Krankheit hinweist. Aufgrund des Kontrastumfangs von Gesundheit wie auch Krankheit, können weder Gesundheit noch Krankheit statische Zustände sein. Beispielsweise hat ein Lungenkrebspatient, trotz kranker Lunge, davon unabhängige gesunde Körperteile wie gesunde Beine, gesunde Arme, ein gesundes Herz, etc. Auch können Patienten mit psychischen Erkrankungen wie Depressionen oder Schizophrenie körperlich gesund sein. Zudem können subjektive Empfindungen über die eigenen mentalen und körperlichen Zustände nicht immer klar in gesunde oder kranke Tatsachen gefiltert werden. So ist es beispielsweise möglich, sich vollkommen gesund zu fühlen und dennoch unwissend an Krebs erkrankt zu sein.

Schauen wir uns nichtsdestoweniger weitere mögliche Interpretationen an. Der Krankheitsbegriff kann beispielsweise ausschließlich auf *biologische* Tatsachen heruntergebrochen werden. Im Rahmen der biologischen Sphäre zählt jede Person als krank, sobald physiologische Norm-Abweichungen feststellbar sind.[15] Für diese Interpretation müssen zunächst alle körperlichen Funktionen naturwissenschaftlich beschrieben werden, um daraus die betreffende Norm zu erhalten, gemäß der mögliche Anomalien identifiziert werden können.

---

11 Vgl. Huster 2015: S. 52.

12 Vgl. Burggraf, M.H. (2016): *Augenärztliche Begutachtung*; Stuttgart: Georg Thieme Verlag. Hier Seite 113.

13 Burggraf 2016: S. 113. Hervorhebung im Original.

14 Schockenhoff, E. (2001): *Krankheit – Gesundheit – Heilung. Wege zum Heil aus biblischer Sicht*; Regensburg: Verlag Friedrich Pustet. Zitat auf Seite 160.

15 Vgl. dazu beispielsweise Maio, G. [2011] 2017: *Mittelpunkt Mensch. Lehrbuch der Ethik in der Medizin*; Stuttgart: Schattauer; S. 123–127.

Daher sind Krankheiten naturwissenschaftlich begründbar, und zwar immer als „[...] objektiv[...] biologischer Status [...]“[16]. Im Umkehrschluss bedeutet das, dass auch Gesundheit naturwissenschaftliche Form ist, die physiologisch einer Norm folgt. Dementsprechend sind Gesundheit und Krankheit Strukturen, die in der Naturwissenschaft angesiedelt und sofort erkennbar sind durch entweder der Normerkennung (Gesundheit) oder der Normabweichung (Krankheit). Auf Basis dieser Interpretation bezeichnet *Heilung* den Prozess der Wiederherstellung des gewünschten Ist-Zustandes als Norm. Diese Form der Krankheitsbeschreibung ist unkompliziert zugänglich und leicht anwendbar, da Abweichungen durch Messungen schnell aufgedeckt werden können. Beispielsweise ist ein gebrochener von einem nicht gebrochenen Knochen unterscheidbar, die Anzahl der weißen Blutkörperchen sind messbar, die kaputte Zahnwurzel im Röntgenbild erkennbar. Ein Vertreter dieser Theorie ist unter anderem Christopher Boorse, der Krankheit als wertfrei definiert sehen möchte und auch psychische Normabweichungen in das Krankheitskonzept einfließen lässt. Allerdings packt Boorse die physiologische wie auch die psychische Sphäre in ein naturalistisches Konzept. Alle Krankheiten, egal ob körperlicher oder seelischer Natur, sind laut Boorse eine Abweichung der biologischen Natürlichkeit des Menschen.[17] Demnach ist das Natürliche die Norm und dessen Abweichung die Abweichung vom Natürlichen. Dem kann jedoch entgegengesetzt werden, dass auch Krankheiten bestimmten Naturgesetzen folgen.[18] So formuliert Giovanni Maio Krankheitsabläufe als vorhersehbar und diese laufen jeweils immer „[...] nach berechenbaren Naturgesetzen ab [...]“[19]. Auch sind die für eine bestimmte Krankheit typischen Krankheitssymptome meistens identisch bis ähnlich oder können zumindest aus einer Bandbreite von Symptomen heraus abgelesen werden. Beispielsweise sind Symptome für eine Mandelentzündung starke Halsschmerzen, Fieber, geschwollene Mandeln und Appetitlosigkeit. Selbst wenn der Patient kein Fieber hat, ist die übrig gebliebene Symptommenge ausreichend, um eine Mandelentzündung diagnostizieren zu können. Und unabhängig möglicher Fehldiagnosen laufen Krankheiten norm-basiert ab. Bei einer Fehldiagnose ist nur der Norm-Ablauf falsch identifiziert, aber es ist dennoch ein Norm-Ablauf gegeben. Somit ist auch Krankheit in Norm denkbar, wodurch sie letztendlich auch in einem Rahmen des Natürlichen greifbar ist. Oder man denke an den natürlichen

16 Maio [2011] 2017: S. 124.

17 Vgl. Boorse, C. (1987): Concepts of Health; in: VanDeVeer, D./Regan, T. (Hrsg.): *Health Care Ethics: An Introduction*; Philadelphia: Temple Univ. Press; S 359–393.

18 Vgl. Maio [2011] 2017: S. 125.

19 Maio [2011] 2017: S. 125.

Prozess eines Virus oder Keimes. Krankheit als Abweichung einer biologischen Natürlichkeit wäre demnach selber wiederum eine biologische Natürlichkeit, wodurch sich die Frage ergibt, wie zweimal biologische Natur voneinander unterschieden werden können. Gibt es nur eine Norm beziehungsweise Natürlichkeit? Die Argumentation von Boorse geht nur auf, wenn wir medizinische Norm nicht als das einzig Natürliche kategorisieren, in dem Sinn, dass nur das Gesunde einer naturwissenschaftlichen Norm folgt.

Abgesehen vom somatischen Naturalismus macht Boorse jedoch im Bereich *psychischer Krankheitsdefinitionen* bemerkenswerte Aussagen. Er argumentiert *gegen* den sogenannten *Normativismus*, wonach psychische Krankheiten wertbehaftet (negativ) sind und somit moralische Implikationen gegeben sein könnten.[20] Der Normativismus behauptet, dass Gesundheitsurteile nicht rein deskriptiv beschreibbar, sondern immer Bewertungen sind. Wenn wir beispielsweise die Homosexualität als Störung der normalen Sexualpräferenz einstufen[21], würden wir laut Vertretern des Normativismus die Wertung setzen, den Zustand der Homosexualität nicht zu wünschen. Daher ist Krankheit ein normativer Begriff, indem er anzeigt, was fehlerhaft ist. Unsere Intuition sagt uns jedoch, dass beide Kategorisierungen nicht stimmen können – weder die Klassifikation der Homosexualität als Krankheit, noch dem aus Krankheit folgendem Werturteil.

Bei Überlegungen zu einem adäquaten Krankheitsbegriff sollten wir das Krankheits-*Subjekt* nicht unberücksichtigt lassen. Beispielsweise gibt es eindeutig somatisch bestimmbare Krankheiten unter denen Krankheitsträger nicht oder zumindest nicht in allen Stadien der Krankheit leiden. Dementsprechend *fühlen* sich Patienten nicht als Kranke.[22] Die *objektiven Krankheitskennzeichen* stimmen nicht mit der *subjektiven Wahrnehmung* überein.[23] Diese Fehlstellung zwischen tatsächlich gegebenen somatischen Zuständen und dem Empfinden der Patienten kann sich auch andersherum abspielen,

---

20 Vgl. Boorse, C. (1975): On the Distinction between Disease and Illness; in: *Philosophy & Public Affairs*, Vol 5, No 1; S. 49–68.

21 Anm.: Homosexualität war bis in den 1990er Jahren als solch eine Störung aufgelistet. Boorses Untersuchungen zum Krankheitsbegriff und der wertenden Setzung dahinter, fanden dementsprechend noch vor der der Störungsauflösung statt.

22 Vgl. dazu beispielsweise Myrtek, M. (1998): *Gesunde Kranke – kranke Gesunde. Psychophysiologie des Krankheitsverhaltens*; Bern: Verlag Hans Huber.

23 Anm.: Interessant ist in diesem Rahmen auch das Phänomen der Anosognosie. Dabei handelt es sich um die Unfähigkeit eigene Krankheiten wahrzunehmen. Durch eine Informationsverarbeitungsstörung kann der Patient seinen eigenen Zustand nicht erkennen, so dass diese Patienten sogar bei einer Körperlähmung davon überzeugt sind, nicht gelähmt zu sein. Eine bekanntere Form der Agnosie ist wohl das Nichtvermögen Gesichter abzuspeichern und wieder zu erkennen.

indem Betroffene sich somatisch krank fühlen, wenngleich kein körperlicher Mangel festgestellt werden kann. Beispielsweise ist die somatoforme Schmerzstörung organisch nicht nachweisbar und dennoch leiden Patienten mit dieser Störung an körperlichen Schmerzen. Auch ist das Krankheitsverhalten individuell unterschiedlich. Betroffene gehen mit Diagnosen, Schmerzen und Krankheitssymptomen unterschiedlich um, wobei hier selbstverständlich auch äußere Faktoren wie das Arzt-Patient-Verhältnis oder das soziale Umfeld, sowie auch patientenabhängige Faktoren wie Charaktereigenschaften und innere Einstellung eine Rolle spielen. Wir sollten Gesundheit nicht mit Glück oder einem Glückszustand verwechseln und jede Abweichung als Unglück.[24] Wie erwähnt, können sich Menschen trotz Krankheit wohlfühlen oder konträr Gesunde unwohl fühlen. Die Gefahr hinter der Gleichstellung von Gesundheit mit einem Glückszustand liegt im Potential, jede Abweichung des individuellen Wohlbefindens als krankhaft zu kategorisieren. Dadurch könnten unnötige Medikalisierungen auf dem Gesundheitsmarkt etabliert werden.[25] Medikalisierung lässt sich kurzgefasst bezeichnen als „[...] Behandlungen ohne Krankheitsbezug [...]“[26] und kann in mehrere Bereiche aufgegliedert werden. Beispielsweise wird unter Medikalisierung die medizinische Indikation bei somatischen oder mentalen Zustände verstanden, die *neuerdings* als medizinisch relevant gelten, wobei sie zu einem früheren Zeitgeist als normale Umstände interpretiert worden sind, wie beispielsweise die Glatzenbildung bei Männern.[27] Demgemäß ist der Status der Behandlungsbedürftigkeit schneller erteilt. Diese Pathologisierung bezieht sich auf psychische wie auch körperliche Zustände, die zwar von einer medizinisch definierten Norm abweichen, jedoch für Betroffene keine Abweichung normaler Vorgänge bedeutet. Beispielsweise ist die Glatzenbildung eines Mannes im Laufe seines Lebens ein normaler somatischer Vorgang, könnte jedoch im Rahmen pathologisierter Medizin als krankhaft eingestuft werden, woraus der Versuch einer Heilungsfindung wächst. In diesem Kontext steht ferner der Begriff *disease mongering*,

24 Vgl. Maio [2011] 2017: S. 132.

25 Vgl. ebd.

26 Karsch, F. (2015): *Medizin zwischen Markt und Moral. Zur Kommerzialisierung ärztlicher Handlungsfelder*; Bielefeld: transcript Verlag.

Vgl. dazu auch: Zentrale Ethikkommission (ZEKO) der Bundesärztekammer 2012: Ärztliche Behandlung ohne Krankheitsbezug unter besonderer Berücksichtigung der ästhetischen Chirurgie; in: *Deutsches Ärzteblatt*, Jg. 90/Heft 40; A2000–2004.

27 Vgl. Wehling, P./Viehöver, W./Gündel, H. (2012): Medikalisierung und Krankheitsidentität; in *Deutsches Ärzteblatt*; Jg. 109/Heft 18; S. 339–340.

zu Deutsch: *Krankheitserfindung* beziehungsweise „Handel mit Krankheiten"[28]. Hiermit „[...] wird das künstliche Aufbauschen von Prävalenzzahlen[29] als Auswuchs der Medikalisierung [...] von nur grenzwertig krankhaften Symptomen oder überhaupt von physiologischen Zuständen beschrieben [...]"[30]. *Das heißt, dass eigentlich gesunde Menschen in ein bestimmtes Krankheitsbild hineingepresst werden, indem diverse körperliche oder psychische Erscheinungen als Symptome der angeblichen Krankheit eingestuft werden.* Dadurch erhöhen sich Prävalenzzahlen *künstlich.* Eigentlich normale menschliche Körperveränderungen (wie beispielsweise Glatzenbildung, Wechseljahre) werden dementsprechend als krankhaft dargestellt. Beispielsweise ist mittlerweile der natürlich vorkommende weibliche Prozess einer Hormonminimierung im Alter als Krankheitsbild des Hormonmangels definiert.[31]

Die Beschreibung von Medikalisierung-Vorgängen ist für unsere Überlegungen insofern interessant, da sich hier eine veränderte Wahrnehmung von natürlichen Prozessen ergeben kann, indem der Fokus der Krankheitsdefinition auf dem Leid der Betroffenen liegt. *Aus diesem Grund gelingt das erfundene Krankheitsbild, indem Leid für Krankheit steht und Auflösung dieses Leids als Krankheitsheilung.* Dadurch nehmen wir jedoch implizit an, Körpererscheinungen wie Hormonveränderungen im Alter wären krankhaft und nicht mehr Teil eines normalen Lebensabschnittsprozesses des Körpers. Durch diese Wahrnehmungsverschiebung funktionieren Krankheitserfindungen auch beim Endverbraucher beziehungsweise beim dann „gemachten" Patienten. Wenn mentales/körperliches Leiden oder mentale/körperliche Veränderungen als medizinisch kategorisiert werden, können sie auch behandelt werden.[32] Zudem können in diesem Kontext auch ästhetische Eingriffe als ärztliche

---

28 Siehe dazu Schott, G. (2015): Erfundene Krankheiten? Zur aktuellen Problematik des Disease Mongering; in: *Arzneiverordnung in der Praxis*, Jahrgang 42/Ausgabe 4; S. 178–183. Hier Seite 178.

29 Anm.: Prävalenzzahlen sind neben Inzidenzwerten eine Form der Krankheitshäufigkeitsermittlung. Inzidenzwerte veranschaulichen die Anzahl von *Neu*erkrankten in einem bestimmten Zeitraum. Prävalenz hingegen veranschaulicht zu einem bestimmten Zeitpunkt die Häufigkeit von Krankheitsvorkommen oder bestimmten Symptomen.

30 Deisenhammer, E.A./Hinterhuber, H. (2010): Grundbedingungen der Psychopharmakotherapie; in: Laux, G./Riederer, P.F. (Hrsg.): *Grundlagen der Neuro-Psychopharmakologie. Ein Therapiehandbuch*; Wien, New York: Springer Verlag; S. 1–9. Zitat auf Seite 7.

31 Vgl. Franke, A. [2006] 2012: *Modelle von Gesundheit und* Krankheit; Bern: Verlag Hans Huber. Hier Seite 29. Anm.: Indem dieser natürliche, nicht zu verhindernde Vorgang als krankhaft eingestuft worden ist, konnten Gesundheitsindustrien durch Hormonpräparats-Verschreibungen profitieren, wohingegen Langzeitstudien eine gesundheitliche Verschlechterung der Frauen aufgrund der Hormontherapien aufzeigten. Vgl. ebd.

32 Vgl. Schott 2015: S. 178.

Behandlung ohne Krankheitsbezug oder sogar mit Krankheitsbezug aufgrund der Leidangabe des Betroffenen aufgrund optischen Aussehens, definiert werden. Dadurch ergibt sich wiederum die Gefahr, Enhancement-Eingriffe in Heilung zu übersetzen. Hierfür müssen wir annehmen, dass Schönheitseingriffe als Verbesserung des Menschen zu kategorisieren sind. Es könnten ästhetische Eingriffe als Beseitigung eines Leidens argumentiert werden, wodurch der Verbesserungsfaktor nun Krankheitsheilung meint. Dieses Problem ergibt sich durch die Dehnbarkeit der Begriffe Krankheit und Verbesserung und der daraus folgenden Möglichkeit, permanent neue Leiden als angebliches Symptom einer Krankheit zu rechtfertigen.[33] Dies ist ganz allgemein ein Problem der schwierigen Differenzierung zwischen Enhancement und Heilung und wird im anschließenden Kapitel ausführlicher erörtert.

Bevor dieses Kapitel startet, sei noch ein weiterer Bereich innerhalb der Medikalisierung genannt, welcher sich auf die Schaffung eines künstlichen Medikamentenmarktes durch *präventive* Medikalisierung, bezieht. Bei dieser Form ist Krankheitserfindung nicht unbedingt notwendig. Sondern die Medikation greift während eines normalen Gesundheitszustands mit dem Versprechen, dadurch Krankheiten abwenden zu können. Diese zweite Medikalisierungsform ist also im präventivem Sektor angesiedelt. Ein gängiges Beispiel sind hierfür Nahrungsergänzungsmittel, welches die mögliche Stärkung des Immunsystems und Abwehr von Infektionskrankheiten zusagt. Somit können im präventiven Kontext Krankheitsrisiken als Behandlungselement definiert werden.[34] Auch hier sehen wir Verbindungen und unscharfe Abgrenzungen zu Prävention, Heilung und Enhancement, so dass im anschließenden Kapitel eine Klärung versucht wird.

1.3 Gesundheit als Prävention, Heilung und Enhancement

Wenn Gesundheit als Prävention verstanden wird, ist ein gesunder Zustand nur durch dessen Erhalt ersichtlich. Folglich wären eingetretene Krankheitszustände ein Versagen des Präventionsverhaltens des Patienten. Somit kann im Präventionsgedanken implizit die Behauptung enthalten sein, dass Krankheit durch ein vorheriges Fehlverhalten ausgelöst wurde. Wenn Prävention

33 Vgl. dazu Juengst [2000] 2020: S. 504.

34 Damit einher geht zudem die menschliche Angst vor Krankheiten, wodurch Krankheitserweiterung mit anschließendem Heilungsversprechen oder auch das Versprechen, Krankheiten abwenden zu können, für Pharmaindustrie und Lobbyisten leicht umsetzbar ist. Vgl. Franke [2006] 2012: S. 31.

Gesundheit bewahren kann, bestimmt sich die Präventionsdefinition durch verschiedene Prämissen, die sich durch ihre Einhaltung offenbaren. Dementsprechend meint Prävention im Kern handlungswirksame Maßnahmen, die Gesundheit erhalten. Umgekehrt ist so Krankheit als Ergebnis unterlassener präventiver Handlungen, interpretiert.

Schauen wir uns Präventionszuteilung mithilfe eines Beispiels aus der Coronazeit an, da sich hierbei die potentiell versteckte Problematik von Präventionsverhalten andeutet. Hierfür blicke ich auf den in der Coronapandemie verwendeten Begriff des *Präventionsparadox*. Der Präventionsparadox-Begriff wurde bereits 1981 von Geoffrey Rose eingeführt („prevent paradox“[35]) und bezieht sich auf den medizinischen Nutzen einzelner Individuen innerhalb einer Gruppe bei präventivem Verhalten. Genanntes Paradox liegt vor, weil jeder Einzelne aus einer Gruppe, bei der keiner der Einzelnen ein risikobelastetes Mitglied ist, durch eigenes präventives Verhalten potentiell Nachteile erhält, die Gruppe im Gesamten jedoch größeren Nutzen erzielt. Präventionsmaßnahmen bringen demnach in der Regel dem Einzelnen wenig, der Gruppe jedoch viel. Wie bereits erwähnt wurde das Präventionsparadox während der Coronakrise benutzt, dabei jedoch beispielsweise von Christian Drosten unkorrekt angewendet. Allerdings sei erwähnt, dass Drosten behauptete, ein Konzept entwickelt zu haben, für welches er den Begriff Präventionsparadox formuliert. So sagte er in einem Interview im britischen Guardian: „Now, *what I call* the ‚prevention paradox‘ […]“[36]. Dies lässt Unwissenheit über das von Rose entworfene Konzept des Präventionsparadox vermuten, so dass Drosten eine korrekte Anwendung des Begriffs unmöglich ist. Drostens Konzept sah folgendermaßen aus: Anders als zu Beginn der Pandemie vermutet, wurde im April 2020 keine Überlastung der Krankenhäuser festgestellt. Drosten unterstellte Lockdown-Kritikern, sie würden mit deren Hinweis auf diesen Fakt einem Irrschluss auferlegen. Laut ihm sind die Krankenhäuser nicht belastet, da der Lockdown seine gewollte Wirkung zeigt: Weniger Menschen stecken sich an, werden krank und krankenhausreif. Drosten bezeichnet demnach als Präventionsparadox, dass die Effekte der Maßnahmen wie Schul- und Geschäftsschließungen bei den Bürgern nicht wahrgenommen werden konnten, da es eben zu keiner Viruskatastrophe gekommen ist und aus diesem Grund der

35 Rose, G. (1981): Strategy of Prevention: Lessons from cardiovascular Disease; in: *British Medical Journal*, Vol. 282, No. 6279; S. 1847–1851. Zitat auf Seite 1850.

36 Drosten, C. interviewt von Spinney, L. (2020): Germanys Covid19 expert: „For many I'm the evil guy crippling the economy“; in: *The Guardian*; 26. Apr 2020 https://www.theguardian.com/world/2020/apr/26/virologist-christian-drosten-germany-coronavirus-expert-interview [21.09.2023]. Hervorhebung von mir.

logische Fehlschluss abgeleitet werden würde, dass die Maßnahmen nicht nötig gewesen wären. Der Erfolg der Schadensvermeidung ist laut Drosten nicht sichtbar, wodurch sich das Paradox ergibt. Daher ist er der Überzeugung, dass Maßnahmenkritiker einen logischen Irrschluss aus ihrer Argumentation der nutzlosen Maßnahmen ableiten.[37]

Allerdings kann auch Drostens Argumentation einem kausalen Fehlschluss unterliegen. Mein Argumentationsziel ist nicht die Widerlegung Drostens Argumentation, sondern ein Verweis auf eine falsche Kausalitätsmöglichkeit innerhalb seiner Behauptung. Letztendlich können wir nicht bestimmen, ob der Krankenhausleerstand durch die Maßnahmen bewirkt wurde. Drosten müsste einen weiteren Schritt in seinen Überlegungen gehen, zumal auch erst dann ein Paradox ersichtlich werden würde. Seine Überlegung stoppt ab dem Punkt, ab dem er vermutet, die Lockdown-Maßnahmen erzielten Wirkkraft und für die Bevölkerung wäre dieses Wirken aufgrund des Ausbleibens einer Virus-Katastrophe nicht bemerkbar. Doch an dieser Stelle sind noch nicht alle Möglichkeiten ausgeschöpft. Bei Betrachtung aller Potentiale, müssten wir in einem weiteren Schritt einsehen, dass selbst Drostens Erklärung nicht vollständig verifizierbar ist. Auch er könnte sich irren und die leeren Krankenhäuser während der Lockdownzeit wären schlussendlich ein Zufall. Drosten muss einen impliziten Nutzen der Maßnahmen annehmen, indem eine Maßnahme (zum Beispiel Schulen schließen) einen eindeutig bestimmbaren positiven Effekt erzielt. *Allerdings besteht die Möglichkeit der falschen Annahme dieses Effekts*. Denn es ist nicht möglich, einen impliziten Erfolg festzumachen und gerade aus dieser Tatsache ergibt sich das Paradox. In Drostens Benutzung des Wortes Präventionsparadox ist dementsprechend erstens kein Paradox vorhanden und zweitens wäre ein Paradox erst ersichtlich, wenn er wie von mir angeführt auch den Zufall in der Kausalitätsrolle mit einbeziehen würde. Paradox ist es nämlich deshalb, weil eine Präventionsmaßnahme den Sinn hat, einen noch nicht-existenten Zustand zu verhindern, der wiederum paradoxerweise dann nicht entsteht und paradoxerweise nicht identifiziert werden kann als das Ergebnis der Prävention. Das Paradox entsteht durch die nicht mögliche Zuordnung eines Zustandes, der nicht eingetreten ist. Wie erwähnt, möchte ich nicht behaupten, dass es sich tatsächlich um ein zufälliges Zusammenspiel gehandelt hat, sondern lediglich auf die Unvollständigkeit der Überlegung Drostens hinweisen. Schlüssiger wäre es gewesen, wenn Drosten nicht von einem Beweis der Wirkkraft der Maßnahmen gesprochen hätte, sondern von einem *Indiz*. Somit: Leere Krankenhäuser sind ein Indiz für das Wirken der

37 Vgl. ebd.

Maßnahmen und kein impliziter Beweis. Im Kontext dieser Arbeit zeigt dieses Beispiel: Wir müssen vorsichtig sein, medizinische Maßnahmen oder auch präventive Behandlungsmöglichkeiten am Patienten als von vornherein eindeutig effektiv anzunehmen. Gerade bei Überlegungen über potentielle Präventionselemente sollten die möglichen Wirkkräfte genau untersucht werden. Nur so können wir Präventionen sinnvoll einsetzen, um unseren Gesundheitsstatus auf weitestgehend korrekte Art auf einem positiven Level zu erhalten.

Betrachten wir nun, wie das Präventionsparadox eigentlich gemeint ist: Aus sozialökonomischer Perspektive heraus ergibt es Sinn, sich als Einzelner präventiv zu verhalten, auch wenn der Einzelne dadurch einen Nachteil erhält. Paradox sind solch präventiven Situationen, da trotz zahlreicher individueller Nachteile im Gesamten ein Vorteil entsteht. Bleiben wir direkt bei der Coronasituation: So hat beispielsweise Person P beim Maskentragen den individuellen Nachteil, schlecht Luft zu bekommen und durch das Einatmen der eigenen Keime ein erhöhtes Risiko, krank zu werden. Gemeinschaft G hat jedoch einen Nutzen erzielt, da das Maskentragen möglicherweise die weitere Verbreitung von Viren erschweren kann, wodurch im Gesamten weniger Krankheitsfälle auftreten. Wir müssen uns bei dieser Betrachtung die Frage stellen, ob trotz des Nutzenpotentials für G, die Forderung eines individuellen Körperumgangs (auch im präventiven Sinn) an P legitim ist. Dürfen Individuen in den persönlichen Entscheidungen über den eigenen Gesundheitsstatus eingeschränkt werden, um den Gesamtnutzen der Gemeinschaft zu steigern? Problematisch sind hierbei nicht nur Einschränkungen und potentielle Schädigungen Einzelner. Auch die Schwierigkeit der Feststellung von sinnvollen Präventionsmaßnahmen, die einen Nutzen für die Gemeinschaft ergeben, ist ernst zu nehmen.

Im Rahmen dieser Frage sind zudem Betrachtungen über die Begriffe *Heilung* und *Verbesserung* (*Enhancement*) fruchtbar. Heilung durch medizinische Eingriffe ist nötig, sobald sich Körper oder Psyche in einem krankhaften Zustand befinden. Heilung kann definiert werden als Rückführung zu einem vorherigen Ist-Zustand, wobei der vorherige Ist-Zustand einen norm-normalen Zustand meint. Demgegenüber finden sogenannte Enhancement-Interventionen bei gesunden Organismen statt, demnach bei einem bereits vorgefundenen norm-normalen Zustand.[38] Bevor ich die Problematik einer Grenzziehung zwischen Heilung und Enhancement erörtere, soll der Fokus zunächst auf Enhancement und Prävention liegen, da Prävention bei Untersuchung zum Heilungsbegriff unverzichtbar ist. Führen wir uns nochmal vor Augen: Gesundheitsprävention meint Gesundheitserhaltung. Demnach

38 Vgl. dazu beispielsweise Juengst, E.T. [2000] 2020: Was bedeute Enhancement?; in: Wiesing, U. (Hrsg.): *Ethik in der Medizin. Ein Studienbuch*; Stuttgart: Reclam Verlag; S. 504–510.

einen gewollten Ist-Zustand zu erhalten. Heilung wirkt somit im Moment der Abweichung dieses Ist-Zustandes bei gleichzeitigem Wunsch, den vorherigen Ist-Zustand wieder zu erreichen. Demgegenüber steht das sogenannte Enhancement, das eine Verbesserung des Ist-Zustandes anstrebt und somit keinen Erhalt und auch kein Wiedererhalten. Enhancement-Therapie strebt eine *Verbesserung* des Organismus an, wohingegen der Sinn bei Prävention im *Erhalt* des gesunden Organismus liegt. Ihre Gemeinsamkeit liegt darin, dass bei beiden kein pathologisches Merkmal besteht, sondern die Therapie bei *gesunden* Körperorganismen stattfindet. Außerdem kann festgehalten werden, dass durch körperbezogene Verbesserung der Körper automatisch präventiv gefördert wird. Wer beispielsweise ausreichend Sport treibt und somit seine Fitness *verbessert*, kann zugleich, aufgrund des durch Sport gestärkten Immunsystems, auf *präventiver* Ebene den Körper vor Krankheiten schützen. Auch die Versicherungsagentur Generali verknüpft Enhancement und Prävention in ihrem Programm, in dem erstens ihr Slogan „Aus Versicherung wird Verbesserung"[39] lautet und sie zweitens ihre Versicherten zu präventivem Verhalten mithilfe von Bonusprogrammen anreizt.

Zusätzlich zum Präventionsgedanken kann für potentielle Gesundheitsdefinition die Analyse der Gemeinsamkeiten, Grenzen, Unterschiede und mögliche Probleme zwischen Heilung und Verbesserung fruchtbar sein. Es sei angemerkt, dass der Fokus in dieser Arbeit weniger auf der Untersuchung liegt, ob und inwiefern Enhancement-Eingriffe ethisch legitim sein können. Sondern mehr auf der Analyse, inwieweit sich Enhancement von anderen medizinischen Therapiebegriffen unterscheidet und welche Einflussnahme diese Begriffssetzungen für potentielle Nutzsteigerungen haben können.

Allgemein wird Enhancement gerne als die Abgrenzung zur erstens notwendigen medizinischen Intervention (demnach Heilung) und zweitens präventiver Medizin interpretiert beziehungsweise definiert. Das heißt, medizinische Eingriffe ohne Notwendigkeit gelten als Enhancement-Eingriffe. Ein in diesem Kontext gerne diskutiertes Beispiel sind die bereits erwähnten Schönheitsoperationen.[40] Somit fungiert Enhancement als Gegenbegriff zu gängigen und anerkannten medizinischen Eingriffen.[41] Wenn wir annehmen, dass sich Enhancement-Eingriffe von medizinisch notwendigen unterscheiden,

39 Generali: https://www.generali.de/privatkunden [02.10.2023].

40 Anm.: Wobei die Diskussion herrscht, ob jeder schönheitschirurgische Eingriff als Enhancement gezählt werden kann. Es ist zu fragen, ob die Verbesserung des psychischen Wohlempfindens nach einem Schönheitseingriff eine Rolle spielen sollte zur Beantwortung der Frage, ob Schönheitschirurgie als Enhancement oder Heilung kategorisiert werden sollte.

41 Vgl. Juengst [2000] 2020: S. 505.

bedarf es zumindest der Eingrenzung, was Krankheit bedeutet. Als groben Umriss können wir Krankheit definieren als eine Abweichung vom Ist-Zustand, wobei dieser Ist-Zustand norm-normaler Zustand ist. Beispielsweise ist eine Wachstumshormonen-Therapie legitim, wenn der Patient an Wachstumshormonmangel leidet. Hierbei würden wir von einer gängigen und anerkannten medizinischen Behandlung sprechen. Dagegen wäre die Verschreibung von Wachstumshormonen an eine Person ohne Wachstumshormonmangel eine sogenannte *positive Gentherapie*, die als Enhancement-Eingriff bewertet wird.[42] Jedoch umschließt die Definition einer medizinischen Behandlung als Heilungsverfahren eines Defizits möglicherweise auch die Verbesserung eines gesunden Zustands. Beispielsweise ist im Bereich der Genetik die Diskussion rege, ab wann ein Embryo mit potentiellem Gendefekt bei Intervenieren verbessert oder geheilt wird. Der „kranke" Embryo ist schließlich in einem Ist-Zustand, der vorher nicht anders war. Wenn wir also annehmen, dass Heilung die Rückkehr zum vorherigen Ist-Zustand ist, schließen wir dadurch Zustände aus, die von Anfang an medizinisch als krankhaft eingestuft werden. Auch in diesem Beispiel fällt die Formulierungsschwierigkeit einer adäquaten Krankheitsdefinition auf. Der von der Norm abweichende Embryo wird *aufgrund unserer gesetzten Kriterien von Norm-Abweichungen als krank eingestuft*. Daher ist ferner die Kategorisierung der Änderung des Ist-Zustandes des Embryos als Heilung oder Verbesserung gewichtig. Wenn wir annehmen, dass Heilung die Rückkehr zu einem vorherigen Ist-Zustand ist, so ist die Änderung aller von der Norm abweichenden Zustände, die in ihrem Ist-Zustand norm-abweichend sind, automatisch immer bereits eine Verbesserung. In unserem Beispiel ist der Embryo in seinem primären Ist-Zustand von der Norm abweichend. Eine Änderung zu einem Zustand, der interpretiert wird als von der Norm nicht-abweichend, wäre damit eine Verbesserung. Auch wenn der neue Zustand im Vergleich zu anderen Embryonen oder zu anderen bereits geborenen Menschen keine Verbesserung ersichtlich macht, sondern nur den norm-normalen Zustand herbeiführt.

In eben genanntem Beispiel lässt sich der nahe Zusammenhang von Verbesserung und Heilung, aber auch seine Abgrenzung voneinander erkennen. Ferner liegt hierbei der Fokus auf einem Individuum (wenn wir den Embryo als potentiellen Menschen anerkennen) im Vergleich zu sich *selbst* sowie zu *anderen*. Wir können ganz allgemein Enhancement erstens als *Selbstverbesserung* einstufen, dementsprechend solche Verbesserungen, die im Vergleich zu uns selber zu einem früheren Zeitpunkt ersichtlich werden. Beispielsweise

42 Vgl. ebd.: S. 506.

die steigende Leistungsfähigkeit eines Sportlers nach mehreren Trainingseinheiten. Der Sportler kann seine jeweiligen Ist-Zustände miteinander vergleichen und demnach eine Verbesserung oder Verschlechterung seiner Fitness feststellen. Diese Optimierung kann er zweitens mit der Leistungsfähigkeit anderer vergleichen. Ist er zu mehr als der Durchschnitt fähig, liegt auch eine Verbesserung im Kontext der Norm vor.

Dennoch bleibt der Enhancement-Begriff problematisch, wenn er sich am Krankheitsbegriff orientiert und sich als davon abgrenzend definiert. Wir müssten lediglich gesunde Zustände als krankhafte einstufen, wie beispielsweise die Glatzenbildung beim Mann, um so Enhancement-Eingriffe als Heilverfahren zu übersetzen. Wie bereits erwähnt, kann solch Einstufung in krankhaft recht banal durch die Definitionssetzung von Krankheit als Leideliminierung erfolgen. Dementsprechend wäre jedes erfahrene Leid nicht mehr Symptom von Krankheiten oder auch gesunden Zuständen (beispielsweise sind Hitzewallungen in den Wechseljahren ein leidbehaftetes Symptom, die jedoch noch kein Symptom einer Krankheit ausmachen), sondern direkt als Krankheit festgelegt. Somit könnte eigentliches Enhancement, beziehungsweise medizinische Verfahren, die zu einer Verbesserung führen, als Heilung übersetzt werden. Dieser Kategorienfehler kann ferner zum bereits erörterten Phänomen der problematischen *Krankheitserfindung* (*disease mongering*) führen, wodurch sich Verbesserungs-Eingriffe rechtfertigen lassen und sich das Missbrauchspotential erhöht.[43]

1.4 Gesundheit als Gut

Wir können den Begriff der Gesundheit nicht nur rein medizinisch auffassen. Prinzipiell wird Gesundheit auch oft als bestimmte Form von Gut betrachtet. Dabei konzentriert man sich auf die Frage, welche Kriterien für den Status Gesundheit erfüllt sein müssen, um die Art des Gutes daraus bestimmen zu können. Demnach: welches Gut ist Gesundheit? Ein Gut meint ein „[…] materielles oder immaterielles Mittel zur Befriedigung von menschlichen Bedürfnissen […]“[44]. Wasser ist beispielsweise ein Gut, um unseren Durst zu löschen und uns am Leben zu erhalten. Im ökonomischen Sinn sind Güter solche, die von Menschenhand produziert werden oder auch Faktoren, die zur Güterherstellung benötigt werden. So ist beispielsweise der Arbeiter in einer

43 Vgl. Juengst [2000] 2020: S. 510.

44 Springer Fachmedien Wiesbaden (2013) (Hrsg.): *Kompakt-Lexikon Wirtschaftspolitik*; Wiesbaden: Springer Fachmedien. Zitat auf Seite 170.

Handyfirma ein ökonomisches Gut, wobei dieser wiederum das wirtschaftliche Gut „Handy“ produziert. Wenn wir nun Gesundheit als Gut verstehen wollen, so können wir das Gut selber jeweils in unterschiedliche, vor allem auch wissenschaftliche Sphären unterteilen und demgemäß untersuchen. So kann Gesundheit unter anderem als ökonomisches Gut, ebenso als soziales Gut gelten.

Für die Kategorisierung der Gesundheit als ökonomisches Gut spricht zunächst einmal, dass Gesundheit als immaterielles Gut interpretiert werden kann, das zur Befriedigung unserer Bedürfnisse dient, wie beispielsweise einer Lebensplanverwirklichung. Ohne Gesundheit bleiben uns viele Möglichkeiten verwehrt und unter Umständen ist eine Auslebung unserer Vorstellung von einem guten Leben beeinträchtigt oder sogar verhindert. Allerdings ist Gesundheit keine knappe Ressource und wird auch nicht auf einem Markt gehandelt. Auch können wir unsere Gesundheit nicht verkaufen oder verschenken. Unser Gesundheitszustand ist nicht übertragbar. Was wir allerdings als handelbar zählen können, sind *medizinische Ressourcen* oder auch solche Ressourcen, die den Gesundheitszustand beeinflussen, wie beispielsweise Laufschuhe oder Vitamin-Präparate. Als medizinische Ressource wird jede erdenkliche Form zur Verbesserung eines Krankheitszustandes, zur Gesundheitswiederherstellung oder zur Gesundheitserhaltung bezeichnet. Konkret sind solche Ressourcen beispielsweise menschliche Organe, Arzneimittel, der Arzt, das Krankenhaus, ein Krankenhausbett, AIDS-Tests, die Kompetenz des Arztes, ein Stethoskop, Verbandsmaterial und so weiter. Dabei ist interessant, dass sich medizinische Ressourcen nicht ausschließlich in eine Güterform kategorisieren lassen. So wäre beispielsweise ein positiver Umgang mit eigenen Erkrankungen ein immaterielles Mittel, wohingegen der Arzt materiell wie immateriell aufgefasst werden könnte. Beziehen wir uns auf rein ökonomische Güter, so sind diese durch Knappheit gekennzeichnet. In diesem Kontext wäre Gesundheit nicht als Gut zu verstehen, sondern als medizinische Ressource. Beispielsweise stellt eine menschliche Niere materielles Mittel da, um das Bedürfnis Gesundheit befriedigen zu können. Dennoch sind medizinische Ressourcen verstanden als ökonomische Güter für den letztendlichen Verbraucher, nämlich den Patienten, in der Anwendung meist keine transparenten. Patienten müssen sich auf die Fachmeinung des Arztes verlassen, da sie selber kaum medizinische Behandlungen mit entsprechenden Qualitätsinhalten, Nutzen und Leistungen überprüfen und untereinander vergleichen können. Somit sind die Kriterien eines normalen Wettbewerbs bei Gesundheitsleistungen nicht erfüllt. Ferner kann sich der Patient bei (potentieller) Anwendung von medizinischen Leistungen in einer existentiellen Ausnahmesituation befinden, die Entscheidungen erschweren kann. Oder es ist sogar ausschließlich der Arzt, der das weitere (Behandlungs-)Vorgehen entscheidet.[45] Auch sind wir meist bei der Entscheidung, von welchem Arzt wir uns behandeln lassen, nicht frei. Wir gehen zu den Ärzten, die wir erstens ortsgebunden vorfinden und die uns zweitens einen Termin geben. Besonders im Bereich der Fachärzte gibt es kaum genug Behandlungsmöglichkeiten, so dass die Arzt-Wahl nicht aufgrund eigener Präferenzen passiert, sondern, ob ein Termin bekommen und somit überhaupt eine Behandlung erfolgen wird.

Ludger Honnefelder vermutet den Bezug zu impliziten Gütern bei der Frage nach Recht oder Verantwortung im Kontext der persönlichen Gesundheit.[46] Da es sich bei Gesundheit um ein fundamentales Gut handelt, könne mit Gesundheit nicht über markt-mechanistische Anwendungen gehandelt werden, so dass Gesundheit beziehungsweise Gesundheitserhaltung nicht rein auf Ebene der privaten Versorgung stattfindet.[47] Der fundamentale Charakter von Gesundheit zeigt sich in der Auswirkung eines mit Krankheit zu lebenden Lebens. In dieser Sphäre ließe sich auch von sozialem Gut sprechen, da Gesundheitsbeschwerden unwillkürlich die Gesellschaftsteilnahme behindern: „Ein gesundheitlich nicht beeinträchtigtes Leben gilt […] als wichtigstes soziales Gut, ist es doch Basis für gesellschaftliche Integration, soziales Wohlergehen und individuelle Selbstentfaltung."[48] Persönlicher Gesundheitszustand beeinflusst die Qualität des eigenen Lebens und inwiefern diese Stabilität gegeben ist, hängt mitunter mit unserem sozialen Status zusammen. Somit ist Gesundheit als soziales Gut auch ein persönliches, das von bestimmten Gesellschaftsstrukturen beherrscht wird: Unser sozialer Status beeinflusst unseren Gesundheitszustand. Wenn wir also nach einer Gesundheits*pflicht* verlangen, kann dies nur im Kontext des sozialen Umfelds geschehen. Ebenso ist Gesundheit als soziales Gut vom Solidaritäts-Gedanken abhängig. Im Zustand der Gesundheitsabwesenheit bedarf es Solidarität unserer Mitmenschen, wodurch

45 Vgl. Marckmann, G. [2000] 2020: Einführung Kapitel 10 Mittelverteilung im Gesundheitswesen; in: Wiesing, U. (Hrsg.): *Ethik in der Medizin. Ein Studienbuch*; Stuttgart: Reclam Verlag; S. 287–301. Hier Seite 291.

46 Vgl. Honnefelder, L. (2007a): Gesundheit als Gut – die anthropologische Perspektive; in: Schumpelick, V./Vogel, B./Konrad-Adenauer-Stiftung (Hrsg.): *Was ist uns Gesundheit wert? Gerechte Verteilung knapper Ressourcen*; Freiburg: herder Verlag; S. 16–33. Hier S. 21f.

47 Vgl. ebd.: S. 22.

48 Boeckh, J. (2016): Gesundheit als soziale Ungleichheit; in: Luthe, E.-W. (Hrsg.): *Kommunale Gesundheitslandschaften*; Wiesbaden: Springer Fachmedien; S. 213–224. Zitat auf Seite 213.

Vgl. dazu auch: Boeckh, J./Huster, E.-U./Benz, B./Schütte, J. (2016): *Sozialpolitik in Deutschland. Eine systematische Einführung*; Wiesbaden: Springer.

Gesundheit als soziales Gut laut Honnefelder „[…] ein Gegenstand der kollektiven Für- und Vorsorge […]“[49] ist.

Durch den Zusammenhang von Gesundheit, persönlichem Leben und sozialer Interaktion ergibt sich vielmehr die Interpretation der Gesundheit als transzendentales Gut. Bereits Schopenhauer kam in seinen Aphorismen zur Lebensweisheit zu der Ansicht: „Besonders überwiegt die Gesundheit alle äußern Güter so sehr, daß [sic!] wahrlich ein gesunder Bettler glücklicher ist, als ein kranker König.“[50] Dementsprechend denkt Schopenhauer Gesundheit als etwas, dass *vor* allem Äußerem, vor allem Materiellen steht und somit unabhängig, ob als Gut interpretiert, immer schon wichtiger als jedes (andere) Gut ist. Nida-Rümelin formuliert: „Gesundheit ist ein zentrales natürliches Grundgut.“[51] Seine Aussage steht im Kontext nach der Frage um Rationierung im Gesundheitssystem und der damit verbundenen Überlegung des Wertes Gesundheit innerhalb eines Sozialstaates. Dementsprechend ist Gesundheit als Grundgut ein Gut, dessen Zugangsmöglichkeit für alle Bürger sichergestellt sein muss.[52]

49 Honnefelder 2007a: S. 27.

50 Schopenhauer [1851]: Zitiert aus Ausgabe: Haack, H.P./Haack, C. (2013): Schopenhauer. Aphorismen der Lebensweisheit; Leipzig: Antiquariat und Verlag Dr. Haack. Zitat auf Seite 15.

51 Nida-Rümelin, J./Rechenauer, M. 2006: S. 114.

52 Vgl. Nida-Rümelin, J./Rechenauer, M. 2006: S. 114.

KAPITEL 2

Gesundheitswesen und Gesundheitsbezug

Im Rahmen dieser Arbeit beziehe ich mich beim Begriff des Gesundheitswesens unter anderem auf unser strukturell aufgebautes Gesundheitssystem inklusive Krankenversicherung und sozialer Sicherung. Aus diesem Grund erachte ich es als dienlich, einen kurzen Überblick über die wichtigsten Eckpfeiler des (deutschen) Gesundheitssystems zu erläutern. Anschließend folgt eine knappe Darstellung der praktisch ausgerichteten Systeme im Gesundheitswesen.

2.1 Systembezogener Bezug

Dieses Kapitel umfasst einerseits unseren systembezogenen Bereich des Solidaritätsprinzips, sowie das des Finanzierungssystems der Fallkostenpauschalen in Krankenhäusern. Anschließend sind gängige ärztliche Behandlungsformen aufgezeichnet.

2.1.1 *Solidaritätsprinzip und Eigenverantwortung*

Im Gesundheitswesen treffen Eigenverantwortung und Solidarität aufeinander und es müssen Grenzen, Zusammenspiele und Umgangsweisen beider Begriffe diskutiert werden. Eigenverantwortung findet bei Diskussionen rund um das Gesundheitssystem insbesondere im Rahmen getätigter Überlegungen über mögliche Sanktionierungen oder auch Belohnungen des personalen Verhaltens statt. Auch wird argumentiert, ein eigenverantwortliches Verhalten entspreche einem solidarischen. Doch hier muss erst mal grundlegend differenziert werden, von welchen Begriffen genau die Rede ist. Allgemein wird innerhalb einer freiheitlichen Grundordnung den Bürgern Eigenverantwortung für ihr Handeln zugesprochen, so dass Bürger in ihren Entscheidungen frei und somit für daraus potentiell abgeleitete Konsequenzen verantwortlich sind. Demnach steht es jedem zu, das eigene Leben selbstbestimmt zu gestalten und gegenüber sich selbst verantwortlich sein zu *dürfen*. Jeder kann sich gemäß des individuellen Risikoermessens verhalten und ist für die daraus resultierenden Folgen eigenverantwortlich, so dass die Verantwortung nicht abgegeben werden kann. Somit kann Eigenverantwortung zunächst nicht nur als Forderung interpretiert werden, sondern auch als Erlaubnis.

 | DOI:10.30965/9783969753330_003

Bezüglich gesundheitsbezogener Belange herrscht in der Bundesrepublik Deutschland „[...] eine staatliche Verpflichtung zur Daseinsversorgung [...]“[1], woraus sich dementsprechend auch die Versorgung bei Krankheitsfall ergibt. Diese Verpflichtung ergibt sich aus dem Sozialstaatsprinzip, welches aus dem Grundgesetz der Bundesrepublik Deutschland und einer Rechtsprechung des Bundesverfassungsgerichts resultiert.[2] Unter welchen Rahmenbedingungen oder in welchem Kontext die Bundesrepublik dem Sozialstaatsprinzip nachgeht ist nicht genau definiert. Festzuhalten ist jedoch, dass die Bundesrepublik generell die Verantwortung trägt, die Daseinsversorgung ihrer Bürger sicherzustellen. Daraus leitet sich das Recht zur Genesung und Krankheitsbehandlung ab. Bezüglich der Verpflichtung zur Daseinsversorgung können wir demnach noch kein Element der Eigenverantwortung der Bürger festhalten.

Das sogenannte Solidaritätsprinzip ist im Rahmen der gesetzlichen Krankenkassen fundamentales Prinzip und bedeutet im Kern „Die Gesunden helfen den Kranken.“[3] Es sichert demnach jedem Bürger den Zugang zu medizinischen Ressourcen, wobei alle Versicherten prozentual zum persönlichen Einkommen gemeinschaftlich die Kosten für die Aufwendungen solcher Medizinressourcen tragen. Dabei bleibt die tatsächliche Nutzung des Systems unbedeutend. Heißt, jeder zahlt in das System ein, unabhängig davon, ob von diesem System Gebrauch gemacht wird. Werfen wir nun bezüglich der gesetzlichen Krankenversicherungen einen Blick in unser Sozialgesetzbuch (SGB), Fünftes Buch (V) – Gesetzliche Krankenversicherung – (Artikel 1 des Gesetzes v. 20. Dezember 1988, BGBI. S. 2477):

> Die Krankenversicherung als Solidargemeinschaft hat die Aufgabe, die Gesundheit der Versicherten zu erhalten, wiederherzustellen oder ihren Gesundheitszustand zu bessern. Das umfasst auch die Förderung der gesundheitlichen Eigenkompetenz und Eigenverantwortung der Versicherten. Die Versicherten sind für ihre Gesundheit mitverantwortlich; sie sollen durch eine gesundheitsbewußte [sic!] Lebensführung, durch frühzeitige Beteiligung an gesundheitlichen Vorsorgemaßnahmen sowie durch aktive Mitwirkung an Krankenbehandlung und Rehabilitation dazu beitragen, den Eintritt von Krankheit und Behinderung zu vermeiden oder ihre Folgen zu überwinden. Die Krankenkassen haben den Versicherten dabei durch Aufklärung, Beratung und Leistungen zu helfen und unter Berücksichtigung von geschlechts-, alters-, und behinderungsspezifischen Besonderheiten auf gesunde Lebensverhältnisse hinzuwirken.[4]

---

1 Simon, M. (2017): *Das Gesundheitssystem im Wandel. Eine Einführung in Struktur und Funktionsweise*; Bern: Hogrefe Verlag. Zitat auf Seite 60.

2 Vgl. ebd. Und dazu konkret, woraus Simon zitiert: GG Art. 20 Abs. 1 GG. BverfGE Bd. 5, S. 85; bd. 22, S. 180 ff. Bd 35, S. 348 ff.; Bd. 59, S. 231 ff.

3 Bundesministerium für Gesundheit 2015: *Solidarität:* www.bundesgesundheitsministerium.de/ [25.09.2023].

4 SGB V §1.

Demnach formuliert sich die gesetzliche Krankenversicherung nicht nur aus *Solidarität*, sondern auch aus *Eigenverantwortung*, wobei Eigenverantwortung bereits definiert wird als „[...] eine gesundheitsbewusste Lebensführung, [...] frühzeitige Beteiligung an gesundheitlichen Vorsorgemaßnahmen sowie [...] aktive Mitwirkung an Krankenbehandlung und Rehabilitation [um] den Eintritt von Krankheit und Behinderung zu vermeiden oder ihre Folgen zu überwinden [...]“[5]. Es lässt sich jedoch fragen, inwiefern sogenannte eigenverantwortliche Gesundheits-Handlungen, Ergebnisse einer *gesundheitspolitischen* Entscheidung sind. Mit Ausnahme der soeben erörterten festgelegten Pflicht aus dem Sozialgesetzbuch[6] zum eigenverantwortlich gesundheitsbewusstem Verhalten sind bisher private, gesundheitsschützende Handlungen keine politische Verordnung.

2.1.2 *Patient als Fallpauschale im Krankenhaus*

Seit 2004 sind Krankenhäuser dazu verpflichtet, ihre Leistungen am Patienten per DRG-Fallpauschalen (DRG: Diagnosis Related Groups) abzurechnen. Hierzu zählen jedoch nicht alle krankenhausspezifischen Einrichtungen. Sogenannte „besondere Einrichtungen“ werden teilweise nicht über das DRG-System vergütet, wobei jedes Jahr „[...] zwischen den Partnern der gemeinsamen Selbstverwaltung auf Bundesebene vereinbart [...]“[7] wird, welche Vergütung über welches System abzulaufen hat. Insgesamt ist das Finanzierungssystem durch seine vielen Ausnahmen und permanenten Umstellungen sehr komplex. Das heißt, dass es zusätzlich zu den DRGs weitere Finanzierungsmöglichkeiten gibt. Nichtsdestoweniger ist für diese Arbeit eine Betrachtung der Grundstruktur des DRG-Fallpauschalensystems interessant. Dieses System nimmt nämlich im Kern an, dass Krankheitsverläufe der einzelnen Patienten relativ identisch sind, so dass individuelle Behandlung und das Eingehen auf die individuellen Bedürfnisse der Patienten schwierig sind. Grund hierfür ist das Fallgruppensystem, das die Grundlage des DRG-Fallpauschalensystems ausmacht. Gemäß dieser, auch als Patientenklassifikationssystem genannten Struktur, werden Patienten aufgrund bestimmter Kriterien in Fallgruppen eingeteilt. Dabei entscheidet nicht etwa das Krankenhauspersonal darüber, in welche Fallpauschalen Patienten eingeordnet werden, sondern eine Gruppierungssoftware (die sogenannte *Grouper*).[8] Grundsätzlich ist eine Fallpauschale ein fester Betrag, also eine Vergütungsform, nach

5 Ebd.

6 Vgl. ebd.

7 Simon, M. 2017: S. 242.

8 Anm.: Dabei überprüft das System sogar, ob es sich überhaupt um einen für das Krankenhaus notwendig zu behandelnden Fall handelt.

der alle anfallenden Leistungen für jeden Behandlungsfall gleich honoriert werden. Das heißt, eine Krankheitsbehandlung im Krankenhaus wird nicht nach individuellem Ressourcenverbrauch abgerechnet, sondern anhand der Durchschnittskosten der jeweiligen Krankheitsbehandlung und des Schweregrads der Krankheit. Vereinfacht ausgedrückt: Wenn beispielsweise ein Patient ins Krankenhaus kommt, dem der Blinddarm entfernt werden muss, ist die Blinddarm-Entfernung eine zugeordnete DRG. Das heißt, dass das Krankenhaus nur über diese (und nicht über mehrere) Fallpauschale abrechnen kann. Zudem hat die Behandlung „Blinddarm-Entfernen“ die Durchschnittskosten X, die wiederum als Fallpauschale im DRG-System festgesetzt wurden. Demnach hat das Krankenhaus nur ein bestimmtes Budget, eben eine Fallpauschale, zur Behandlung ihres Patienten zur Verfügung.

Ziel dieser Reform war es, mithilfe der gleichen Fallpauschalen für jeden Leistungserbringer (Krankenhäuser), mehr Wirtschaftlichkeit, Wettbewerb und Transparenz bezüglich der Krankenhausleistungen zu schaffen. Durch die Möglichkeit des Vergleichs sollte der Anreiz geschaffen werden, medizinische Behandlungen wirtschaftlicher zu gestalten, wie beispielsweise durch Abschaffung unnötiger Therapiemaßnahmen. Auch ohne Wettbewerb sind Krankenhäuser gezwungen, Behandlungen im Rahmen des Budgets zu gestalten. So war beispielsweise eine implizierte Zielsetzung die Minimierung der Verweildauer der Patienten in den Krankenhäusern.

Doch gerade diese Vorteile bringen auch erhebliche Nachteile mit sich, die zu einer Abwärtsentwicklung der Behandlungsqualität führen können. Offensichtlich versuchen Krankenhäuser pro Behandlungsfall Kosten einzusparen, um Gewinne zu erwirtschaften, die wiederum für potentielle Fälle benötigt werden, für die der vorgegebene Finanzplan nicht ausreicht. Der von mir vorgestellte Fall des „Blinddarm-Entfernens“ ist sehr vereinfacht dargestellt. Ausschlaggebend für die Fallpauschalen-Zuordnung ist nämlich nicht nur die Hauptdiagnose, sondern auch die Bestimmung des Schweregrads, denn bei Fallpauschalen handelt es sich vorrangig um ökonomische Größen.[9] Hierbei werden Krankenhausfälle mit ungefähr gleichen Kosten in eine Gruppe zusammengebracht, denn „[p]rimäre Anforderung an DRG-Fallgruppen ist [...], dass die in einer DRG zusammengefassten Fälle möglichst gleich hohe Kosten aufweisen [...]“[10]. Dies wird als *Kostenhomogenität* bezeichnet und ist wesentliche Anforderung an die jeweiligen Fallpauschalen. Umso weniger Kostenhomogenität innerhalb einer Fallpauschale erreicht wird, umso höher ist jedoch das Risiko der sogenannten *Rosinenpickerei* oder *Risikoselektion*.

9 Vgl. Simon, M. 2017: S. 248. Vgl. zur Komplexität der Fallgruppeneinteilung auch S. 242–248.

10 Ebd.: S. 248.

Dabei werden aufwendigere Behandlungsfälle eher abgelehnt, sowie leichte Behandlungsfälle eher aufgenommen. Ein ernstzunehmender Vorwurf an das Fallpauschalensystem ist überdies die Ausklammerung des psychischen Befindens und die ausschließliche Konzentration auf somatische Zustände der Patienten. So werden mentale Verfassungen der körperlich leidenden Patienten in Krankenhäusern unberücksichtigt gelassen. Hinzu kommt, dass Behandlungen von chronischen Erkrankungen aus dem System ausgeklammert sind. Dieser Umstand ist allerdings nicht ausschließlich dem DRG-Fallpauschalensystem zu unterstellen, sondern auch ein davon unabhängig steigendes Problem innerhalb der Gesundheitsversorgung. Teilweise ist nicht genügend Zeit und Kapazität vorhanden, um Patienten in vollem Umfang zu pflegen. Dass jedoch sogar im somatischen Bereich die Kapazitäten zu knapp werden, ist teilweise dem Fallpauschalensystem vorzuwerfen. Bei der geplanten Anreizschaffung einer Verweildauerminimierung von Krankenhausbetten wurde offenbar nicht berücksichtigt, dass Patienten zur Genesung zwar eine durchschnittliche Tagesanzahl im Krankenhaus verbringen müssen, dieser Durchschnitt jedoch zum Problem werden kann. Krankenhäuser sind jedoch aufgrund des Kostendrucks mehr oder weniger dazu gezwungen, Kosten einzusparen, wodurch Patienten vorzeitig aus dem Krankenhaus entlassen werden. Können Krankenhäuser bei bestimmten Behandlungsfällen Geld einsparen, indem sie das Fallbudget nicht komplett ausschöpfen, können sie mit diesem eingesparten Geld Krankheitsfälle finanzieren, bei denen das vorgegebene Budget nicht ausreicht. So werden Patienten teilweise früher entlassen, um dadurch erstens Kosten zu sparen, die dann zweitens zu einer finanziellen Rücklage für andere Patienten werden.

2.2 Behandlungsbezogener Bezug

Konkretere Analysen über das Gesundheitssystem können behandlungsbezogene Kontexte liefern, wie beispielsweise der Umgang von Ärzten mit ihren Patienten. Ich konzentriere mich nun im behandlungsbezogenen Kontext auf einerseits den hippokratischen Eid und dabei insbesondere auf das Phänomen möglicher Behandlungsverweigerungen. Andererseits scheint mir eine Darstellung der personalisierten Medizin für die Einordnung weiterer Ergebnisse in dieser Arbeit hilfreich.

2.2.1 *Behandlungsverweigerung*

Eines der essentiellen Fundamente ärztlichen Ethos ist der sogenannte hippokratische Eid. Dieser besteht aus neun Paragraphen, in denen die Forderung der Selbstverpflichtung des Arztes genannt ist und unter anderem Gebote und

Verbote ärztlichen Handelns aufgelistet sind.[11] Hierbei ist wohl der bekannteste Anspruch an den Arzt, dass jener bei seiner Behandlung Schaden zu vermeiden (nil nocere) und ärztliche Fürsorge (bonum facere) zu geben hat. Oft wird die unkorrekte Aussage getroffen, gemäß der aus dem hippokratischen Eid ein ärztliches Verbot zur Behandlungsverweigerung hervorgehen würde. Richtig ist zwar, dass in Deutschland Ärzte Patienten in Notsituationen (lebensbedrohliche Situationen, bei denen Patienten ohne ärztliche Hilfe sterben würden) nicht abweisen dürfen. Dieses Gebot ist allerdings nicht im hippokratischen Eid vermerkt, sondern ist im deutschen Medizinrecht festgehalten.[12] Ein Behandlungsverweigerungs-Verbot ist demnach nicht, wie meist angenommen, aufgrund des Hippokratischen Eids gegeben. Eine allgemeine Behandlungspflicht gibt es in Deutschland nicht. Demnach können Ärzte Behandlungen ablehnen, allerdings nur aus den folgenden Gründen: keine Kapazität zur Behandlung aufgrund hohen Patientenaufkommens, Arzt hat kein ausreichendes Fachwissen, Arzt stuft die verlangte Behandlung als medizinisch nicht notwendig ein, kein angemessenes Vertrauensverhältnis zum Patienten.[13] Im Besonderen sind die zwei letztgenannten Gründe bezüglich des Arzt-Patient-Verhältnisses nicht unbedenklich. Der letztgenannte Grund ist durch die schwierige Differenzierung zwischen tatsächlich vorkommenden Vertrauensbrüchen und Meinungsverschiedenheiten zwischen Arzt und Patient problematisch. Zwar gibt es eindeutig feststellbares Missverhalten von Patienten gegenüber Ärzten. Allerdings sollte medizinische Hilfe unabhängig des persönlichen Empfindens gegenüber Patienten gegeben werden. Die Gefahr liegt in der Ablehnung aufgrund subjektiver Eindrücke, die meines Erachtens nach im Rahmen einer medizinischen Indikation zunächst irrelevant sein sollten. Es ist leicht möglich, eine Behandlung mit der Begründung, es läge hierbei kein Vertrauensverhältnis vor, zu verweigern, obwohl andere Gründe hinter der Patientenablehnung stecken. Theoretisch kann so jeder Arzt aus Sympathiegründen oder finanziellem Interesse potentielle Patienten ablehnen. Auch der vorletzt genannte Behandlungsverweigerungsgrund (medizinisch nicht notwendig) birgt bei genauerer Analyse Schwierigkeiten. Es ist nämlich der Arzt, der eine Behandlung als medizinisch nicht notwendig einstuft. Hierbei kann auch die Abwägung der finanziellen Last gegenüber dem potentiellen Nutzen der Behandlung eine Rolle spielen.

---

11 Vgl. Maio [2011] 2017: S. 104ff.

12 Vgl. §7 II 2 MBO. Vgl. dazu auch Janda, C. (2016): *Medizinrecht*; Konstanz/München: UVK Verlagsgesellschaft. Hier Seite 110.

13 Vgl. Ehresmann, J. (2021): Wann dürfen Ärzte Patienten ablehnen?; in: *praktischArzt*; https://www.praktischarzt.de/magazin/aerztliche-behandlungspflicht/ [16.09.2023].

Wie bereits die Analyse über das DRG-Fallkostenpauschalensystem zeigte, kann es in Krankenhäusern zum sogenannten Rosinenpicken kommen. Dementsprechend werden Behandlungsfälle, die zu kostenintensiv erscheinen, abgelehnt. Auch kann es auf der anderen Seite zu medizinisch unnötigen Behandlungen kommen. Da das System für jeden Krankheitsfall eine Pauschale zahlt, setzt dies den Anreiz, eigentlich nicht notwendige Operationen umzusetzen, von denen die Erfahrung zeigt, dass die Pauschalen hierfür meist höher sind als die tatsächlichen Behandlungskosten, so dass Gewinne erwirtschaftet werden können. Wie bereits erwähnt, sind solche Maßnahmen weniger in der finanziellen Gier des Krankenhauses begründet, sondern durch den Druck, wirtschaften zu *müssen*, da sonst nicht genügend finanzielle Mittel für schwerere Krankheitsfälle zur Verfügung stehen.

2.2.2 *P4-Medizin*

Die sogenannte P4-Medizin ist Ergebnis eines Paradigmenwechsels innerhalb der Gesundheitsversorgung von im Krankheitsfall heilender zu einer *präventiven, prädiktiven, personalisierten* und *partizipativen* Behandlungsform.[14] Ich beginne diesen Abschnitt mit der Unterscheidung zwischen *Prädiktion* und *Prävention*, da diese Formen erste Anwendungen personalisierter Medizin sind und zusätzlich Krankheit und Gesundheit als behandlungsbezogene Begriffe, zwischen prädiktiver und präventiver Behandlungsstrategie, reflektiert werden können. Personalisierte Medizin ist hierbei prädiktive Medizin beziehungsweise ist prädiktive Behandlung als Teilbereich der personalisierten Medizin etabliert. Präventive Medizin hat, wie im ersten Kapitel herausgearbeitet, die Gesundheitserhaltung als Ziel. Auch wird im Bereich der sogenannten Tertiärprävention versucht, bei bereits eingetretenen Krankheiten weitere Schäden präventiv zu verhindern. Beispielsweise wird einer bereits an Diabetes erkrankten Person dennoch eine strikte Diät verordnet, damit weitere Krankheitsfolgen (wie etwa der sogenannte „diabetische Fuß") abgewendet werden können. Auch können Erweiterungsverhinderung zu chronischen Krankheiten oder Lebensqualitätsverbesserung Ziele tertiärpräventiver Maßnahmen sein. Dennoch beziehen sich präventive Behandlungsformen in der Regel auf einen Gesundheitsstatus und weniger auf Krankheitsstatus, ganz im Gegensatz zur prädiktiven Therapie und trotzdem meint prädiktive Medizin

---

14 Vgl. Paul, N.W./Münch, N./Mahdiani, H. (2023): Zur (De-)Differenzierung von Prädiktion und Prävention: Begriffliche und ethische Überlegungen; in: *Zeitschrift für medizinische Ethik*; 69/3; S. 333–355. Vgl. dazu auch Flores, M./Glusman, G./Brogaard, K./Price, N.D./Hood, L. (2013): P4 medicine: how systems medicine will transform the healthcare sector and society; in: *Personalized medicine* 10(6), S. 565–576.

Maßnahmen, die auch *vor* Krankheitseintritt stattfinden. Prädiktiv können einerseits behandlungsbezogene Maßnahmen sein und andererseits können wir *prädiktive Krankheitsbegriffe* identifizieren. In der Regel handelt es sich bei prädiktiven Maßnahmen um sogenannte prädiktive Tests, die eine prädiktive Diagnostik bilden „[…] anhand derer das Vorliegen einer genetisch bedingten Disposition vor dem Ausbruch einer Krankheit diagnostiziert werden kann […]"[15]. Es handelt sich dementsprechend um Tests, die zunächst einmal nur genetische Dispositionen erkennen. Ob eine Krankheit schlussendlich eintritt, liegt letztendlich an der Manifestationswahrscheinlichkeit der Mutationen. Hat der Test einen prädiktiv positiven Wert bei beispielsweise der Huntingtonschen Erkrankung, so liegt die Manifestationswahrscheinlichkeit bei fast 100%. Ist der Test positiv im Wert der „Alzheimersche Erkrankung bei heterozygoten ApoE4-Trägern"[16] liegt die Manifestationswahrscheinlichkeit hingegen nur bei 6–13%.[17] Interessant ist, dass noch nicht ausgebrochene Krankheiten per Prädiktion nun als *wahrscheinlichkeitsorientierter Krankheitsbegriff* fungieren können. Ein prädiktiv diagnostizierter Möglichkeits-Patient auf Huntington-Krankheit ist keine an Chorea-Huntington erkrankte Person, wird es aber zu einer Wahrscheinlichkeit von fast 100% werden. Träger des ApoE4-Proteins hingegen sind weniger potentiell krank, sondern tragen einen Risikofaktor[18] in sich. Durch die Identifikation von prädiktiven Krankheiten kann auf der (noch vorhandenen) Gesundheitsebene nun präventiv gearbeitet werden, so dass möglicherweise die prädiktive Krankheit schon vor Ausbruch eine Heilung erfährt, wodurch sie paradoxerweise nie geheilt worden ist. Daher ist es zunächst einmal sinnvoll, prädiktive Krankheiten nicht als tatsächliche Krankheiten zu betrachten, sondern als *Manifestationswahrscheinlichkeiten*, wobei prädiktive Tests erstens solche Risikofaktoren und zweitens die Krankheitseintritts-Wahrscheinlichkeit zu einem späteren Zeitpunkt erkennen können.

Prävention und Prädiktion sind sich insofern ähnlich, da beide die Abwendung eines noch nicht eingetretenen Zustands zum Ziel haben. Dennoch fungieren prädiktive Krankheitsbegriffe als Anstoß für präventive Maßnahmen. Wobei hier allerdings das Problem der Beweisbarkeit und des Nutzens

15 Deutsches Referenzzentrum für Ethik in den Biowissenschaften (2022): *Prädiktive genetische Testverfahren*; www.drze.de/de/ [01.06.23].

16 Bericht Bundesärztekammer 2003: *Richtlinien zur prädiktiven Diagnostik*; https://www.bundesaerztekammer.de/bericht2002-2003/pdf/130510.pdf [01.06.23].

17 Vgl. ebd.

18 Vgl. Brenner, H./Mons, U./Perna, L. (2016): Alzheimer-Risikofaktor APOE-E4. Hat der Cholesterinspiegel Einfluss auf die Kognition?; in: *Deutsches Ärzteblatt*, 113 (37): [28]; S. 28–29.

von präventiver Medizin besteht.[19] Nichtsdestoweniger ist die Tendenz zu vorverlagerten Krankheitsbehandlungen erkennbar. Durch prädiktive Verfahren werden potentielle Krankheiten aufgedeckt, die wiederum durch präventive Maßnahmen am Ausbrechen gehindert werden sollen.[20] Medizinisch präziser ausgedrückt wird präventiv versucht, per Prädiktion das *Krankheitseintrittsrisiko* zu *minimieren* („prädiktive Risikodiagnostik"[21]).

Prädiktive Behandlungsformen können wir dementsprechend als individuumszentrierte ausmachen, wodurch solche Therapien gleichzeitig Teil der P4-Komponente „personalisiert" sind. Dazu zählt auch der elektronische Zugang zum eigenen Gesundheitsstatus inklusive möglicher Daten wie gesammelte Blutwerte oder auch Lebensstil-Veränderungen.[22] In Deutschland haben Patienten seit dem 01. Januar 2021 die Möglichkeit, eine elektronische Patientenakte zu erhalten. Durch das Datensammeln und deren Analyse lassen sich gegebenenfalls Informationen ableiten, die eine präventive Maßnahme obligat werden lassen, um so einem potentiellen Krankheitsausbruch entgegenwirken zu können. So könnten beispielsweise Betroffene mit genetischer Veranlagung zu Diabetes, bei denen die aktuellen Blutuntersuchungen erhöhte Blutzuckerwerte aufweisen, präventiv gegen einen Diabetes-Ausbruch arbeiten.[23]

Und zu guter Letzt schließt eine *partizipative* Behandlungsform die P4-Medizin ab. Diese Charakteristik bezieht sich auf die Arzt-Patient-Beziehung und soll eine gleichberechtigte Entscheidungsfindung garantieren. Nach dem Modell der partizipativen Entscheidungsfindung teilen sich Arzt und Patient gegenseitig alle ihnen zugänglichen Informationen und ihre Behandlungspräferenz mit. Ziel ist das gemeinsame Erarbeiten des Behandlungsziels sowie Behandlungsart, woran sich beide Parteien halten.[24]

---

19 Vgl. Paul, N.W. (2010): Medizinische Prädiktion, Prävention und Gerechtigkeit: Anmerkungen zu ethischen Dimensionen eines biomedizinischen Ideals; in: *Ethik in der Medizin*, 22; S. 191–205. Hier S. 195.

20 Vgl. ebd.: S. 196.

21 Ebd.

22 Vgl. Flores et al. 2013: S. 569.

23 Vgl. ebd.

24 Vgl. Bieber, C./Gschwendtner, K./Müller, N./Eich, W. (2016): Partizipative Entscheidungsfindung (PEF) – Patient und Arzt im Team; in: *PPmP*, Volume 66 (05): S. 195–207.

TEIL II

Philosophische Untersuchung der zentralen Begriffe und Ergebnisse normativer Konzeptionen

KAPITEL 3

Autonomie

Für Analyse und Bestimmung der Eigenverantwortungs-Definition ist der Autonomiebegriff wesentlich. Ich behaupte, dass nur, wenn Autonomie vorhanden ist, auch Eigenverantwortung als Begriff gesetzt werden und deren Vorhandensein identifiziert werden kann. *Autonomie ist dementsprechend ein Verantwortungskriterium.* Da der Eigenverantwortungsbegriff eine personenbezogene Idee ist (Verantwortung bezieht sich auf „eigen“), ist es vernünftig, die Autonomieanalyse im Wesentlichen auf personenbezogene und den damit teils zusammenhängenden Autonomieüberlegungen im philosophisch-politischen Bereich zu vollziehen.

3.1 Methodische Analyse zum Begriff Autonomie

Sophokles‘ Antigone wird bei ihrer Hinrichtung vom Chor besungen mit den Worten „Du lebst nach eignem Gesetz.“[1] Interessant an diesem Stück ist die für die in der Antike untypische Darstellung der Autonomie als eine individuelle. „Autonomie“ griechischen Ursprungs bedeutet Selbstbestimmung, Selbstgesetzgebung[2] oder laut Jan Beckmann auch „Selbstgesetzlichkeit“[3]. Dennoch ist das antike Autonomieverständnis zudem politisch geprägt und beinhaltet „[…] das Recht auf staatliche Unabhängigkeit und die Setzung eigener Rechtsnormen.“[4] Demgegenüber spielt sich unser modernes Autonomieverständnis nun nicht mehr (nur) in politischer Sphäre ab, sondern Autonomie meint einen psychologischen und zwangsunabhängigen Zustand. Autonomie ist dementsprechend personale Autonomie. Ich stelle nun zunächst einige personenbezogene Autonomietheorien vor, auch um mithilfe und in Abgrenzung zu den beschriebenen Konzepten zu einer eigenständigen Interpretation und Theorie des Autonomiebegriffs gelangen zu können.

1 Sophokles [2003] 2007: Antigone; in: Willige, W. (Hrsg.): *Sophokles. Dramen*; Düsseldorf: Patmos Verlag. Zitat auf Seite 229. Vgl. dazu auch Dietz, K.-M. (2013): Die Entdeckung der Autonomie bei den Griechen; in: *Forum Classicum*, Nr. 4; S. 256–262. Hier Seite 256.

2 Vgl. Pieper, A. (1998): Autonomie; in: Beck, L./Korff, W./ Mikat, P. (Hrsg.): *Lexikon der Bioethik. Band 1, A-F*; Gütersloh: Gütersloher Verlagshaus; S. 289–293. Hier Seite 289.

3 Beckmann, J.P. (2020): *Autonomie. Aktuelle ethische Herausforderungen der Gesellschaft*; Freiburg/München: Verlag Karl Alber.

4 Pieper 1998: S. 289.

© BRILL MENTIS, 2025 | DOI:10.30965/9783969753330_004

3.1.1 *Autonomie als personale Selbstbestimmung*

Klaus Günther macht auf die widersprüchlich erscheinende Rhetorik in der Öffentlichkeit aufmerksam, nach der Eigenverantwortung immer mehr gefordert wird, wobei gleichzeitig angeblich determinierende Ergebnisse innerhalb der Hirnforschung zunehmend Raum in öffentlichen Debatten finden. Wir haben also auf der einen Seite die Forderung, für sich selber Verantwortung zu übernehmen und auf der anderen Seite die angebliche Beweislast, dass der Mensch auf naturwissenschaftlicher Ebene für sein Verhalten nicht verantwortlich gemacht werden kann.[5]

Nicht nur der Verantwortungsbegriff wird durch angebliche Belege in der Hirnforschung auf den Prüfstand gestellt, sondern insbesondere auch der Autonomiebegriff. Die Annahme ist, dass Personen mit ihren sie determinierenden Gehirnen keine eigentliche Selbstbestimmung erfahren, sondern lediglich einer Illusion aufsitzen. Dieser Punkt ist insofern interessant, da die Forderung nach Eigenverantwortung im Zusammenhang mit vorheriger Schaffung autonomer Akteure, ein naturwissenschaftliches Ziel hat, nämlich den menschlichen Körper durch gesundheitsförderndes Verhalten zu stärken. Aus naturwissenschaftlicher Perspektive kann hier ein Widerspruch stattfinden: Auf der einen Seite, so die Argumentation, wird der Mensch durch seine Körperfunktionen (Gehirn) determiniert, so dass freier Wille unmöglich ist. Auf der anderen Seite soll Autonomie gefördert werden, um so eigenverantwortlich gesundheitsbewusste Entscheidungen zu treffen, wodurch der menschliche Körper geschützt wird. Ich werde später in dieser Arbeit auf die Problematik der naturwissenschaftlichen Ablehnung von gegebener Autonomie bei Wahlsituationen noch näher eingehen und dabei gegen Harry Frankfurts Behauptung, es gäbe Situationen in denen keine Wahlmöglichkeiten vorhanden wären und wir dennoch verantwortlich sind, argumentieren. Dies vorweggegriffen konzentriere ich mich zunächst auf charakteristische Autonomiebeschreibungen.

3.1.1.1 Personale Autonomie bei Kant vs. heute

In der Aussage „personale Autonomie[6] als Selbstbestimmung“ stecken zwei zu untersuchende Aspekte: Erstens *personal* und zweitens *Selbstbestimmung.*

---

5 Vgl. Günther, K. (2002): Zwischen Ermächtigung und Disziplinierung. Verantwortung im gegenwärtigen Kapitalismus; in: Honneth, A. (Hrsg.): *Befreiung aus der Mündigkeit. Paradoxien des gegenwärtigen Kapitalismus*; Frankfurt/Main: Campus Verlag; S. 117–140. Hier Seite 119, Fußnote 1.

6 Anm.: „Person“ oder „personal“ meint persönliche beziehungsweise individuelle Form des Menschen. Mit „personal“ ist das Anzusprechende gemeint, der jeweils individuelle Mensch, der durch seine Person festgestellt werden kann. Bei Betrachtungen mancher Theorien wird

jedoch der Status Person-Sein (unabhängig, ob daraus ein moralischer, rechtlicher, etc. Status folgt oder nicht) eine Rolle spielen und ist dementsprechend von mir erwähnt. Manche von mir analysierten Theorien machen sich sogar zur Aufgabe, *Person* zu definieren, wobei für uns interessante Ansätze von Autonomiephänomenen in diesen Theorien inkludiert sind und daher von mir aufgegriffen werden.

Im Rahmen dieser Arbeit sind Personendebatten, wie im Folgenden kurz aufgeführt, kein zentrales Element, sind jedoch vollständigkeitshalber kurz zusammengefasst: Personale Autonomie ist unter Bezug innerer kognitiver Zustände, unter anderem aufgrund des versuchten Findens neuer Kriterien zur Ableitung von Rechten, in den Fokus gerückt. Dabei nehmen insbesondere die Diskussionen um den Personen-Status und dessen Eigenschaften großen Raum ein. Insgesamt können die Untersuchungen im Rahmen der Personendebatte grob in drei Ebenen gegliedert werden. Zum einen wird allgemein untersucht, unter welchen Umständen überhaupt von einer Person gesprochen werden kann. Eine andere Forschungsfrage lautet, welche Bedingungen nötig sind, um als Person autonom zu sein. Vgl. allgemein zur Person-Sein-Debatte (ohne moralischen Status) u.a.: Betzler, M. (2013): *Autonomie der Person*; Münster: mentis Verlag. Quante, M. (2007): *Person*; Berlin: Walter de Gruyter Verlag. Drittens beziehen sich manche Untersuchungen nach der Definitionsfindung von Personen auf moralische und rechtliche Ableitungen des Status Person-Sein in Verbindung mit der Definition von Person. Einige Autoren plädieren für die Einführung eines Person-Sein-Status, der von bestimmten kognitiven Fähigkeiten, wie beispielsweise Ich-Bewusstsein, abhängig ist. Vgl. hierzu u.a.: Hoerster, N. (1991): *Abtreibung im säkularen Staat*; Frankfurt am Main: Suhrkamp Verlag. Quante, M. (2002): *Personales Leben und menschlicher Tod. Personale Identität als Prinzip der biomedizinischen Ethik*; Frankfurt am Main: Suhrkamp Verlag. Singer, P. (1979): *Practical Ethics*; Cambridge: Cambridge University Press. Tooley, M. (1972): Abortion and Infanticide; in: *Philosophy & Public Affairs*, Vol. 2, No. 1, S. 37–65. Laut genannten Autoren ergibt kognitive Fähigkeiten oder die Abwesenheit dieser Fähigkeiten den Status, ob ein Wesen Person ist oder nicht. Aus diesen Fähigkeiten und dem zugeordneten Status Person-Sein ergeben sich wiederum Rechte wie beispielsweise das Recht auf Leben. Meist wird der Status Person-Sein gleichgesetzt mit Träger von Personenwürde. Hier ist der Versuch unternommen, Menschenwürde durch Personenwürde abzulösen, wodurch eben auch nicht-menschliche Wesen Würdeträger, sowie menschliche Wesen Nicht-Würdeträger sein können. Vergleiche für die Debatte um den moralischen Status des Begriffs Person u.a.: Beckmann, J.P. (1996): Über die Bedeutung des Person-Begriffs im Hinblick auf aktuelle medizinethische Probleme; in: Beckmann, J.P. (Hrsg.): *Fragen und Probleme einer medizinischen Ethik*; Berlin: Walter de Gruyter; S. 279–306. Rager, G. (1996): Embryo – Mensch – Person: Zur Frage nach dem Beginn des personalen Lebens; in: Beckmann, J.P. (Hrsg.): *Fragen und Probleme einer medizinischen Ethik*; Berlin: Walter de Gruyter; S. 254–278. Spaemann, R. (1996): *Personen: Versuche über den Unterschied von „etwas" und „jemand"*; Stuttgart: Klett-Cotta Verlag.

Auch sei erwähnt, dass im Rahmen der Person-Sein-Diskussion menschliche Identität beziehungsweise konkret personale Identität Untersuchungsgegenstand zur Personen-Definition oder zur Überlegung der Beschaffenheit von Personen sein kann. Hier können Überschneidungen zur moralischen Ableitung stattfinden. Es geht zentral um die Frage, was unsere Identität ausmacht und teilweise auch, inwiefern die Identifikation von Identität Personen (oder bewusstseinsfähigen Wesen) von Sachen (oder bewusstseinsunfähigen Wesen) unterscheidet. Vgl. dazu u.a. Parfit, D. [1984] 1991: *Reasons and Persons*; New York: Oxford University Press. In diesen Kontext bezieht sich auch oft das, was eine Person ausmacht hinsichtlich ihrer Identität auf die Frage des zeitüberdauernden Individuums, auf die narrative

Selbstbestimmung bezieht sich demnach auf Individuen, die wir identifizieren können. Jeder Einzelne ist Träger von Autonomie oder ist autonom, durch Anwendung der auf ihn als Individuum bezogenen Selbstbestimmung, die er selbst wählt. Dementsprechend ist ein Individuum autonom, wenn es erstens sich selbst bestimmt, zweitens zu dieser Selbstwahl in der Lage ist und drittens nicht von außen gehindert wird. In diesem Kontext kann Selbstbestimmung als individuelles Recht verstanden werden, wodurch die personale Identität gebildet wird.[7] Auch eines unserer Grundrechte im Deutschen Grundgesetz kann als Selbstbestimmungsrecht interpretiert sein: „Jeder hat das Recht auf die freie Entfaltung seiner Persönlichkeit, soweit er nicht die Rechte anderer verletzt und nicht gegen die verfassungsmäßige Ordnung oder das Sittengesetz verstößt."[8]

Philosophisch-historisch ist wesentlich durch Immanuel Kant das Autonomieverständnis in eine *personale* Vorstellung übergegangen, wobei bei Kant Autonomie als moralische Entität fungiert.[9] Dadurch ist „personal" nicht in „persönlich" zu übersetzen, wodurch Autonomie als Indiz für persönliche Selbstbestimmung verstanden werden würde und meint auch nicht die freie Entfaltung der eigenen Identität. Dementsprechend ist Autonomie in normative Sphäre eingebunden (nicht an subjektive Wünsche) und meint die Fähigkeit, gemäß dem kategorischen Imperativ wählen zu wollen.[10] Kants kategorischer Imperativ besagt: „[...] handle nur nach derjenigen Maxime, durch die du zugleich wollen kannst, daß [sic] sie ein allgemeines Gesetz werde."[11] Wir müssen die Pflicht wollen *können*, wobei eine Überprüfung von

---

Person. Dadurch kann sich auch die Unterscheidung zwischen einer Sache und einer Person ergeben. Siehe dazu u.a. beispielsweise Crone, K. (2016): *Identität von Personen: eine Strukturanalyse des biographischen Selbstverständnisses*; Berlin/Boston: de Gruyter.

7 Vgl. Steinbrück, A. (2020): *Identitätsverwaltung in IKT-Systemen;* Freiburg: Nomos Verlagsgesellschaft. Hier Seite 61.

8 GG I, Art. 2 (1).

9 Vgl. dazu Kant: *Grundlegung zur Metaphysik der Sitten*; aus der Ausgabe: Weischedel, W. [1974] 2014 (Hrsg.): Frankfurt am Main: Suhrkamp. Hier abgekürzt mit GMS.

10 Kant, GMS, BA87/88: „Das Prinzip der Autonomie ist also: nicht anders zu wählen, als so, daß [sic] die Maximen seiner Wahl in demselben Wollen zugleich als allgemeines Gesetz mit begriffen sein."

11 GMS, BA 52.

Anm.: Im Übrigen ist mit Kants kategorischem Imperativ *nicht* die sogenannte Goldene Regel gemeint. Gemäß dieser sollen Individuen sich gegenüber anderen so verhalten, wie sie selber behandelt werden wollen. Kants kategorischer Imperativ ist jedoch subjektunabhängig, wodurch es irrelevant ist, wie ein Subjekt behandelt werden möchte. Ferner kann solch eine Regel nicht universal sein, da die Behandlung anderer gemäß eigener Wünsche unterschiedlich ausfällt. Kants kategorischer Imperativ hat jedoch den Anspruch, normativ universal zu sein. Beispielsweise zählt das Nicht-Lügen universal

Handlungsmöglichkeiten über Kants kategorischen Imperativ erfolgt und Pflichtwahrnehmung von personalen Erfahrungen *un*abhängig ist. Dementsprechend ist Autonomie kein empirisches Prinzip, sondern ein Prinzip, das *vor* jeder Anschauung schon existiert.[12] Diese *Autonomie des Willens*[13] muss bei Handlung gegeben sein und besagt, dass Handeln aus Pflicht gemäß der Sittlichkeit heraus geschieht. Im Umkehrschluss bildet die *Heteronomie des Willens*[14] jene Handlungen ab, die nicht aus Prinzipien der Sittlichkeit heraus ausgeführt werden. Autonomie bedeutet laut Kant, gemäß der Pflicht (die Kant in seinem kategorischen Imperativ formuliert) handeln zu wollen und es auch tatsächlich tun. Aus diesem Grund meint personale Autonomie nicht das Handeln nach eigenem Belieben. Sondern das Handeln nach dem Sittlichen zu wollen, somit im Sinne der praktischen Vernunft, selbst, wenn persönliche Neigungen und andere Impulse sich in einem dagegen wehren. Gemäß Kant ist dementsprechend Autonomie Grund für Menschenwürde: „Autonomie ist also der Grund der Würde der menschlichen und jeder vernünftigen Natur.“[15]

Auch wenn wir den Begriff Autonomie in der Antike bereits vorfinden und Kant ihn als moralisches Instrument in seine These einfließen lässt, ist personale Autonomie in modernen Autonomietheorien meist als persönliche Autonomie zu verstehen und bezieht sich insbesondere auf personale Selbstbestimmung und weniger auf moralische Inhalte. Personale Selbstbestimmung ist dabei individuumszentriert und fragt nach den Kriterien, wie wir Personen kennzeichnen und ob Autonomiecharakter Teil dieser Identifikationsfeststellung ist. Wenn wir diese Sichtweise mit Kants Grundlegung zur Metaphysik der Sitten vergleichen, können wir einen Paradigmenwechsel konstatieren. Wenn Personen gemäß Kants Selbstzweckformel[16] handeln, wodurch sie niemanden als Objekt behandeln, handeln sie autonom. Personen handeln autonom, weil sie sich für das allgemein gültige Gesetz entscheiden. Somit fokussiert Autonomiebegründung den Handelnden. Demgegenüber sind im modernen Autonomieverständnis Personen autonom, wenn sie von anderen nicht als Objekte behandelt werden. Demensprechend konzentriert sich Kants moralischer Autonomiebegriff auf die Bewertung des Handelns gegenüber anderen und

---

gegenüber jedem Menschen, unabhängig, ob man selber ein Problem mit Lügen hätte oder nicht.

12 GMS, BA 90.

13 GMS, BA 87/88.

14 GMS, BA 88, 89.

15 GMS, BA 79, 80.

16 „Handle so, daß [sic] du die Menschheit, sowohl in deiner Person, als in der Person eines jeden andern, jederzeit zugleich als Zweck, niemals bloß als Mittel brauchest.“ GMS BA67.

die moderne Autonomieauffassung nimmt sich zur Aufgabe, was die personale Autonomie im Kontext von äußeren Bedingungen und kognitiven Fähigkeiten ausmacht. Kants Autonomiebegriff setzt bei Handeln des Subjekts gegenüber anderen Subjekten an. Moderne Autonomiebegriffe konzentrieren sich meist auf personal-psychologische Sphäre und auf die Abwesenheit von Zwang. So wird Autonomie oft auch als Fähigkeit definiert, die sich als kognitives Können präsentiert. Wohingegen Kants Autonomie eine Fähigkeit meint, gemäß der wir Pflichterfüllungen *wählen wollen.* Gemäß der modernen Vorstellung findet Autonomie im Kognitionsraum von Personen statt, wodurch sich die Frage ergibt, ob wir zudem äußere Autonomie feststellen können und ob es überhaupt einer Unterscheidung von innerer und äußerer Autonomie bedarf. Dies ist Untersuchungsgegenstand des nachfolgenden Kapitels.

3.1.1.2 Innere vs. äußere Autonomie

Bei Untersuchungen zur potentiellen Unterscheidung zwischen innerer und äußerer Autonomie geht es meist um die Beantwortung, ob Autonomie noch vorhanden bleibt, wenn eine sogenannte äußere Autonomie wegfällt. Dementsprechend bräuchte es für innere Autonomie keine äußere. Gemäß meiner später formulierten Autonomiedefinition gibt es keine Unterscheidung zwischen äußerer und innerer Autonomie. Eine Differenzierung kann allerdings formal beziehungsweise rhetorisch durchaus Sinn haben, um dadurch erstens spezifischer ausdrücken zu können in welchem Kontext eine Diskussion stattfindet und/oder zweitens die Überprüfung eines Autonomievorhandenseins zugänglicher zu machen.

Innere Autonomie soll die *Fähigkeit* autonom denken zu können ausdrücken. Also beispielsweise Entscheidungen treffen, eine eigene Meinung bilden, sich selbst als Ich denken, abwägen zu können, und so weiter. Als äußere Autonomie wird die Abwesenheit eines Zwangs oder auch Manipulationsabwesenheit ausgedrückt. Demnach lokalisiert sich innere Autonomie *im* autonomieausübenden Subjekt und äußere Autonomie hat Einfluss *auf* das Subjekt. Dieser Lokalitätsunterschied zwischen äußerer und innerer Autonomie kann zudem in die Begriffe „Autonomie" und „Freiheit" differenziert werden. Nach diesem Konzept setzt Autonomie lokal in der Mentalität an (innen), wohingegen Freiheit lokal der jeweils vorgefundenen Situation (außen) zugeordnet wird. Gemäß dieser Überlegung wäre eine gefesselte Person zwar unfrei, dennoch weiterhin autonom.[17] Philip Pettit formuliert

17 Anm.: Gerald Dworkin nimmt überdies an, dass Freiheit für Autonomie dementsprechend nicht relevant sei und sich beide Begriffe sogar in ihrem Geltungsbereich differenzieren: „Freedom is neither necessary nor sufficient for autonomy. Not only are they different

Autonomie als „[...] psychological ideal of freedom [...].“[18] So beschrieben könnte Autonomie einem inneren Ideal entsprechen, gemäß dem wir keinem Zwang unterlegen sind, auch keinem von uns selbst gemachten.[19] Pettit geht es jedoch nicht um einen Autonomiebegriff. Seine Argumentation bezieht sich auf einen Freiheitsbegriff, der sich durch Dominanzabwesenheit auszeichnet. Laut Pettit ist Freiheit die Abwesenheit von Dominanz („Freedom as non-domination“[20]) und findet eher im politischen Bereich Anwendung. Auch ließe sich Autonomie als *Weiterentwicklung* des Freiheitsbegriffs verstehen. Beate Rössler formuliert passend: „Die Idee der Autonomie bildet den Kern des modernen Freiheitsverständnisses [...].“[21] Das mag zwei Gründe haben: Zum einen kann unter Bezug eines „neuen“ Begriffs die Debatte um den Freiheitsbegriff erweitert werden. Zum anderen verlagert sich die Diskussion um Freiheit zentriert auf Individuen, auch bezüglich geistiger Aktivität. Personale Autonomie kann somit verstärkt im Hinblick auf individuelles Verhalten untersucht sein.

Schauen wir uns die getätigte Unterscheidung von äußerer und innerer Autonomie und deren Bedeutung für autonome Zustände genauer an. Dementsprechend würde bei einer gefesselten Person X die Argumentation lauten, dass X äußerlich nicht autonom (oder unfrei), jedoch weiterhin innerlich autonom ist, aufgrund ihrer nach wie vor vorhandenen kognitiven Fähigkeiten. X kann zwar nicht aufstehen, dennoch beispielsweise die Entscheidung treffen, aufzustehen. X kann zwar diese Entscheidung *nicht umsetzen,* allerdings darüber *nachdenken* und die Entscheidung *treffen*. Die Behauptung lautet, dass aufgrund der inneren Fähigkeit, Entscheidungen treffen zu können, Autonomie vorhanden ist und diese unabhängig von tatsächlich möglichen Ausführungen besteht. X ist ausschließlich rein äußerlich unfrei.

Doch genau dieser Widerspruch zwischen einer innerlich ausgebildeten Entscheidung und der Unmöglichkeit, diese Entscheidung in der Realität

---

concepts, their scope is different. Freedom is a local concept; autonomy is a global one. The question of freedom is decided at specific points in time.“ Dworkin, G. (1981): The Concept of Autonomy; in: *Grazer philosophische Studien*, Volume 12, Issue 1; S. 203–213. Zitat auf Seite 211.

18 Pettit, P. (2012): *On the People's Terms. A Republican Theory and Model of Democracy*; Cambridge: Cambridge University Press. Zitat auf Seite 48.

19 Vgl. ebd.: S. 12. Anm.: Pettit formuliert genanntes Zitat einleitend zur Beschreibung bestimmter Autonomietheorien, wie unter anderem die Theorie von Harry Frankfurt.

20 Ebd.: S. 26.

21 Rössler, B. (2003): Bedingungen und Grenzen von Autonomie; in: Pauer-Studer, H./Nagl-Docekal, H. (Hrsg.): *Freiheit, Gleichheit und Autonomie*; Wien: R. Oldenbourg Verlag; S. 327–357. Zitat auf Seite 327.

auszuführen, ist auf mehreren Ebenen problematisch. So ist es fraglich, ob durch externe Zwangseinwirkungen die innere Kognition überhaupt autonom bleiben kann. Zwanghafte Situationen verändern den gängigen inneren Entscheidungs- und/oder Denkprozess. X wird durch den erzwungenen körperlichen Zustand (permanentes Sitzen, gefesselte Hände) unweigerlich gefoltert. Nehmen wir an, Folterer Y bezweckt damit, X zu einer bestimmten Aussage zu bewegen. Zunächst scheint X zwar autonom, da X nach wie vor *beschließen* kann, dem Peiniger nichts zu verraten. Die gegebene handlungseffektive Einschränkung von X würde nichts an der Entscheidungsmöglichkeit ändern. Nehmen wir weiter an, X handelt zudem gemäß der getroffenen Entscheidung und verrät Y keine für Y wichtigen Informationen. Nichtsdestoweniger sollten wir detaillierter darauf achten, inwiefern innere Autonomie durch den äußeren Umstand betroffen sein kann. Beispielsweise ist das Anhören eines freundschaftlichen Ratschlags, um diesen in die eigene Entscheidungsstruktur einbauen zu können, *freiwilliger* Natur. Auch die Einbettung eines Rats in die Entscheidungsstruktur *ohne* explizites Fragen nach einem Rat, erfolgt freiwillig. Denn selbst bei einem unaufgeforderten Rat können Personen selber entscheiden, ob dieser Rat Dimension in der eigenen Deliberation erhält. In einer Situation wie der oben geschilderten ändert sich jedoch die innere Entscheidungsstruktur in eine *unfreiwillige*. Es ist stark zu bezweifeln, ob durch die Bedrängnis des Folterers die gefällten Entscheidungen gehalten werden können und ferner, ob unter diesen Umständen überhaupt Gründeabwägen möglich ist. Der Zweck der Folter liegt schließlich gerade darin, die Autonomie und den Willen des Gefolterten zu brechen[22], um den Willen des Gefolterten zum Willen des Folterers werden zu lassen, wodurch dem Gefolterten die Gründedeliberations-Fähigkeit abhandenkommt und somit keine eigenen Gründe mehr handlungsaktiv werden können. Obwohl Folter eine Ausnahmesituation darstellt und im alltäglichen Leben in der Regel nicht vorkommt, kann geschlussfolgert werden, dass die bloße Möglichkeit innerer Abwägung für Autonomie-Vorhandensein nicht ausreichend ist. Beziehungsweise konkreter formuliert: Die Möglichkeit innerer Deliberation ist unter Beeinflussung bestimmter äußerer Faktoren nicht oder nicht ausreichend gegeben.

Ferner übersieht die Argumentation, dass der Handlungsaspekt für tatsächliche Autonomiegegebenheit relevant ist. Der bloße innere Deliberationsprozess führt zu keinem Ergebnis, da die getroffene Entscheidung nicht handlungsaktiv werden kann. Eine nicht-handlungsaktive Entscheidung ist paradoxerweise keine Entscheidung. Nida-Rümelin beschreibt diesbezüglich

---

22 Vgl. Dworkin, R. (2012): *Gerechtigkeit für Igel*; Berlin: Suhrkamp Verlag. Hier Seite 427.

beispielhaft ein Paar, welches sich in Zeitpunkt t1 entschlossen hatte zu heiraten und in Zeitpunkt t2 plötzlich nicht mehr heiraten möchte. Laut ihm hat das Paar letztendlich niemals die Entscheidung zu heiraten getroffen, da dieser Beschluss nicht handlungsaktiv wurde.[23] Entscheidungen sind Deliberationsabschlüsse, die sich in ihrer Wahrhaftigkeit erst *ex post* zeigen. Entschließe ich mich beispielsweise, Jura zu studieren und schreibe mich dann doch für Kunstgeschichte ein, lag schlussendlich die Entscheidung, Jura zu studieren nicht vor. Eine Entscheidung manifestiert sich im Getan-haben. Angenommen, ich entscheide mich, Jura zu studieren und breche im dritten Semester ab, habe ich dennoch die Entscheidung getroffen, da ich tatsächlich Jura studiert habe. Hätte ich die Entscheidung getroffen, das Studium abzuschließen, wäre diese Entscheidung keine tatsächliche gewesen. Ich würde ferner noch hinzufügen, dass es für das Bestimmen einer Entscheidung nicht relevant ist, ob die getroffene Entscheidung von mir oder von anderen verhindert wird, für die Autonomiebestimmung jedoch schon. Wenn eine sitzende Person die Entscheidung per Deliberation trifft, aufzustehen, jedoch sitzen bleibt, ist es für die Bestimmung der nicht-getroffenen Entscheidung irrelevant, ob sie selber einfach sitzen bleibt oder ob Fesseln sie daran hindern. Letzteres hat jedoch Auswirkungen auf den Autonomiezustand, indem die gefesselte Person daran gehindert wird, ihre Entscheidung auszuführen.

Somit ist Autonomie auch von äußeren Umständen abhängig und kann folglich nicht als reine Selbstbestimmung verstanden sein. Dementsprechend kann keiner der Autonomiezustände für sich stehen und es müssen mehrere Kriterien erfüllt sein, unabhängig, ob sich diese auf äußere oder innere Zustände beziehen. Allerdings lässt sich auf rhetorischer Ebene eine sinnvolle Unterscheidung feststellen, die gerade für diverse Betrachtungen von Beispielen (wie etwa die oben genannten) hilfreich sein kann. Ferner könnte es sinnvoll sein, wenn wir anstatt der sogenannten äußeren Autonomie, treffender von *äußeren Faktoren* sprechen, die auf die Autonomieauslebung eines Individuums oder dem Zustand einer autonomen Situation *einwirken.*

3.1.1.3 Isaiah Berlin: negative vs. positive Freiheit

Eine Möglichkeit, den politischen Autonomiebegriff in zwei Sphären zu unterscheiden, ist die bekannte Unterscheidung Isaiah Berlins in *positive Freiheit*

---

23 Vgl. Nida-Rümelin, J. (2016): Die Macht der Reflexion. Über das Verhältnis philosophischer und politischer Rationalität; in: Hastedt, H. (Hrsg.): *Macht und Reflexion*; Hamburg: Felix Meiner Verlag; S. 147–164.

und *negative Freiheit*.[24] Dabei ist bei positiver Freiheit die kurzgefasste Interpretation, die Freiheit etwas zu tun, also Freiheit „um zu". Negative Freiheit hingegen meint die Freiheit „von", somit frei von äußeren Zwängen oder anderen äußeren Einwirkungen zu sein. Beispielsweise ist eine an einen Stuhl gefesselte Person weder positiv noch negativ frei, da sie nicht positiv frei ist, aufzustehen, wann sie möchte (frei, *um* zu tun, was sie will), sowie zudem nicht negativ frei, da ein äußerer Umstand (gefesselt sein) sie *davon* abhält, aufzustehen. An diesem Beispiel lässt sich direkt ein erster Kritikpunkt erkennen, wonach positive und negative Freiheit letztendlich das Gleiche seien. Das *Ergebnis* nicht aufstehen zu können, bleibt bei positiver, wie bei negativer Freiheitsinterpretation *gleich*.

Doch Berlin geht es insbesondere um *äußere Rahmenbedingungen*, die auf die Autonomie des Einzelnen einwirken. Auch, wenn Berlins Theorie meist innerhalb eines philosophisch-politischem Kontext Beachtung findet, geht Berlins Beschreibung beider Freiheitsbegriffe tiefer als die soeben grob aufgeführte Unterscheidung, wodurch sich seine Theorie im Rahmen einer „Autonomie-als-Selbstbestimmungs-Theorie" lesen lässt. Er formuliert negative Freiheit, beziehungsweise genauer *die politische Freiheit in einem negativen Sinn* als etwas Involviertes in Fragen, wie beispielsweise „What is the area within which the subject – a person or group of persons – is or should be left to do or be what he is able to do or be, without interference by other persons?"[25]. Positive Freiheit hingegen spielt eine Rolle bei Fragen wie: „What, or who, is the source of control or interference that can determine someone to do, or be, this rather than that?"[26]. Das, was die Freiheit einer Person absteckt, bezieht sich demnach bei negativer Freiheit auf einen bestimmten Bereich (area), in dem Personen frei handeln können. Dieser Bereich umfasst die Freiheit als „Freiheit von ...", wie beispielsweise „in Bereich X ist die Freiheit von staatlichen Eingriffen gegeben". Positive Freiheit hingegen fokussiert nicht Bereiche, sondern den freiheitseingreifenden Gegenstand (source of control). Somit wäre beispielsweise nicht der Bereich zentral, in dem staatlicher Eingriff herrscht (negative Freiheit), sondern der Staat macht das freiheits-ansprechende Element aus. So ergibt sich „Freiheit um zu/zu etwas ...", wie beispielsweise die Freiheit ohne staatliches Intervenieren, selbstbestimmt zu leben. Um die

---

24 Berlin, I. (1969): *Four Essays on Liberty*; Oxford/England: Oxford University Press. Anm.: in diesem Buch findet sich der Essay „Two concepts of liberty", in welchem Berlin seine zwei Freiheitsbegriffe beschreibt. Bereits im Jahr 1958 hatte Berlin das Konzept während seiner Antrittsvorlesung an der Universität Oxford vorgestellt.

25 Berlin 1969: S. 121f.

26 Ebd.: S. 122.

Trennung beider Freiheitsbegriffe zu verdeutlichen, meint Berlin, dass es doch einen Unterschied mache bei den Fragen „Who governs me?“[27] und „How far does government interfere with me?“[28]. Auch, wenn sich die Antworten auf beide Fragen überschneiden können, stellt Berlin dennoch einen deutlichen Unterschied fest, den er sogar als Grund für den Kampf zwischen Ideologien sieht.

Wenn wir negative Freiheit, wie Berlin es beschreibt, als Zwangsabwesenheit in einem bestimmten Bereich interpretieren, ergibt sich für die Freiheitsanalyse daraus die Untersuchung, wie weit dieser Bereich geht. Berlin vermutet hinter den Arbeiten der klassischen politischen Philosophen deren implizite Annahme, dass umso größer der Bereich der äußeren Nichteinmischung („non-interference“[29]) abgesteckt wird, desto größer wäre die individuelle Freiheit und letztendlich ginge die Diskussion hauptsächlich um die Frage nach der *Größe des Freiheitsbereichs*.[30] Es dreht sich um die Frage, wo die Grenze zwischen der öffentlichen Gewalt und dem zu schützenden Privatleben zu setzen ist. Berlin plädiert für die Betrachtung und Verwendung von Freiheit in einem negativen Sinn. Durch die Konzentration auf freiheits-existierende *Bereiche*, ließen sich Zwang und Unterdrückung erkennen, da bei ihnen der freie Entscheidungsbereich zu klein ist. Dabei ist nicht die bloße Unfähigkeit einer bestimmten Handlungsausführung gemeint. Sonst wären auch Tatsachen wie, dass niemand beispielsweise vier Meter in die Luft springen oder eine gehörlose Person nicht hören kann, zwanghaft oder Ausdruck von Sklaverei. Aber „[c]oercion implies the deliberate interference of other human beings within the area in which I could otherwise act.“[31]. Dementsprechend ist nur bei Einmischung externer Personen, die mich absichtlich an der Erfüllung meines Ziels hindern, politische Freiheit *nicht* gegeben.

Als Verfechter der negativen Freiheit misstraut Berlin der positiven Freiheit, da er ihr unterstellt, sie könnte im Deckmantel der Tyrannei fungieren. So könnten im Namen der positiven Freiheit, Personen für die Umsetzung des Willens anderer instrumentalisiert werden. Wie kommt Berlin zu dieser Aussage? *Positive Freiheit ist in einem weiteren Sinn die Freiheit zur Selbstbestimmung*. Es ist mein Wunsch, dass gewählte Entscheidungen, ausgeführte Handlungen, etc. in meiner Hand liegen. Ich bin frei darin, dieses oder jenes Leben zu wählen und das bedeutet auch, dabei nicht von äußerer Quelle daran

---

27 Ebd.: S. 130.

28 Ebd.

29 Vgl. ebd.: S. 123.

30 Vgl. ebd.

31 Ebd.: S. 122.

gehindert zu werden. Das hört sich zunächst so an, als wäre nun doch negative Freiheit (keine äußere Quelle) in der positiven Freiheit (Selbstbestimmung) involviert. Doch Berlin will auf ein konkretes Problem hinaus: Er meint, es gäbe eine Eigendynamik hinter der Ansicht, dass jeder Mensch sein eigener Herr wäre, weil gerade diese Freiheitsinterpretations-Annahme instrumentalisiert werden kann. Äußere Instanzen oder Personen können in die Freiheit anderer eingreifen, mit der Behauptung, dieses Eingreifen wäre zum Wohl der determinierten Person. Denn gerade die angebotene Hilfestellung für das Finden beziehungsweise Herausfinden des eigenen Ichs als *autonomes Wesen* könnte in dem Sinn instrumentalisiert werden, dass entweder übergriffig behauptet wird, besser zu wissen, was für die suchende Person gut wäre oder die Hilfestellung in Wahrheit gar keine ist, sondern nur der Interessenserfüllung der hilfestellenden Person dient. Wir können hier Kritik an paternalistischer Struktur erkennen, nach der nicht das Wohl der betroffenen Person Ziel ist, sondern das Umsetzen von Eigeninteressen (Berlin gibt die Beispiele öffentliche Gesundheit oder Gerechtigkeit)[32]. Diese Zielverfolgung geschieht auch über die Behauptung, nicht nur das Wohl der Person im Auge zu haben, sondern auch *besser* zu wissen, was dieses Wohl ausmacht. Letztendlich läuft es darauf hinaus, dass argumentiert wird, wir Menschen wären mit zwei Persönlichkeiten ausgestattet, von denen die eine wünschenswert und die andere nicht wünschenswert ist und äußere Instanzen oder Personen behaupten, sie würden uns dabei helfen, die wünschenswerte Persönlichkeit zu werden. Dabei ist die wünschenswerte Persönlichkeit die eigentlich Vernünftige, die wir angeblich immer erstreben würden. Die nicht-wünschenswerte Persönlichkeit wäre irrational und nur eine empirische Anzahl an Begierden und Wünschen, die gebremst werden sollten.[33] Problematisch wird es hierbei, wenn außenstehende Quellen behaupten, zu wissen, dass Personen immer eigentlich „wünschenswerte" Personen sein wollen. In der Argumentation ist die Verbindung von Freiheit zu Selbstbestimmung elementar, weil es eben darum geht, dass Personen im Namen dieser freiheitlichen Selbstbestimmung eigentlich fremdbestimmt werden. Jemanden vor Augen zu führen, wie man zu mehr oder zu wahrer Autonomie gelangen kann, hat letztendlich dies nicht zum Ziel. Somit meint die Person nur Träger der eigenen Autonomie durch die äußere Hilfestellung zu werden, während sie in Wirklichkeit als Mittel für die Erfüllung eines anderen Zwecks benutzt wird. Denn ebenso passiert die Definition eines sogenannten wünschenswerten Charakters über äußere Instanz. Was als wünschenswert gilt, wird von außen bestimmt. Problematisch ist

32 Vgl. ebd.: S. 132.

33 Vgl. ebd.: S. 134.

auch, dass unter solchen Umständen Manipulationsmechanismen stattfinden können. Hierbei muss es sich nicht nur um Erfüllung eigener Ziele handeln. Auch Manipulation aus „guten Absichten“ wäre möglich. Der Faktor Manipulation wird im nachfolgenden Kapitel genauer erörtert. An dieser Stelle können wir zunächst festhalten, dass bei Berlins Argumentation bereits die Gefahr des missbräuchlichen Gebrauchs der Autonomie als Selbstbestimmung deutlich zu erkennen ist. Selbstbestimmung repräsentiert sich als das *gute Ziel*, das angeblich und ausnahmslos immer zu erstreben wäre. Wir stehen also vor dem Problem, dass im Namen der Selbstbestimmung eigentlich Fremdbestimmung umgesetzt wird, die sich entweder als Wohlwollen gegenüber dem Bestimmten tarnt oder der Kontrolleur tatsächlich meint zu wissen, was für den Bestimmten besser wäre.

3.1.1.4 Manipulation und relationale Autonomie

Für das Autonomievorhandensein sind nicht-manipulative Beeinflussungen entweder irrelevant oder können für das Autonomiegeschehen sogar vorteilhaft sein, indem Autonomie durch den dadurch vergrößerten oder minimierten Raum der Gründe gesteigert wird, wodurch die Entscheidungsfindung vereinfacht werden kann. Äußere Faktoren können demzufolge auf die Autonomieauswirkung positiven Einfluss haben. Um vom Nutzen der äußeren Faktoren profitieren zu können, ist es jedoch im Umkehrschluss wichtig, manipulative Zustände von nicht-manipulativen Beeinflussungen zu identifizieren. Diese äußeren Faktoren können auch im Kontext der relationalen Autonomie stattfinden, nach der soziale Gegebenheiten in den Autonomiegedanken miteinfließen.

Aus Kapitel 3.1.1.2 geht die Einheit von äußerer und innerer Autonomie hervor oder genauer formuliert, dass Autonomie immer schon gleichzeitig äußere wie innere meint und nur rhetorisch, nicht jedoch begrifflich, differenziert werden kann. Dennoch ist festzuhalten, dass Autonomie zentral als vom geistigen Innenleben eines Individuums abhängige Fähigkeit verstanden werden kann. Um diesen Zustand gewährleisten zu können, ist auch die Beschaffenheit äußerer Faktoren relevant. Gerade auch durch die Gewichtung externer Faktoren zeigt sich paradoxerweise, dass es keine Unterscheidung zwischen äußerer und innerer Autonomie braucht. Wie bereits angemerkt und teils argumentiert, kann es keine innere Autonomie geben, sobald äußere Beeinflussungen den Anschein einer nicht-gegebenen äußeren Autonomie abbilden. Anders formuliert: Äußere Faktoren, die Autonomieabwesenheit offenlegen, beeinflussen Autonomie als Deliberation. Demzufolge kann die Beschaffenheit externer Rahmenbedingungen ausschlaggebend für Autonomiemöglichkeit sein.

Manipulation bildet hierbei einen dieser externen Faktoren ab, der Autonomiephänomene einschränken oder im extremsten Fall aushebeln kann. Gerade auch bezüglich paternalistischer Überlegungen, auf die in dieser Arbeit besonderer Fokus liegt, sind Manipulationsmechanismen und dessen Auswirkungen interessanter Untersuchungsgegenstand. Paul Benson stellt unter anderem einen Modus externer Beherrschung über Individuen vor, wobei in diesem Modus ein für das zu kontrollierende Subjekt unbewusster Manipulationscharakter impliziert wird.[34] Damit der Manipulationsfaktor greifen kann und somit für das zu manipulierende Subjekt unerkannt bleibt, muss laut Benson der *wahrgenommene Selbstwert* des Manipulierten demoliert werden. Der Autonomieverlust greift aufgrund des Abhandenkommens des fundamentalen Zutrauens in sich selbst, sowie der eigenen Wahrnehmung und kognitiven Fähigkeit. Infolgedessen sind autonome Entscheidungen und Handlungen für das Manipulationsopfer nicht mehr möglich. Um seine Behauptung zu untermauern, führt Benson beispielhaft die Handlung des Films *Gaslight* (*1944*)[35] auf, in welchem der Protagonist Gregory seine Frau Paula durch Lügen und Manipulationstaktiken so lange missbraucht, bis Paula ihren eigenen Wahrnehmungen nicht mehr traut. Dies gelingt Gregory, indem er Paula einredet, sie hätte Halluzinationen und ihr daraus ableitend Geisteskrankheit unterstellt. Er verändert absichtlich den Zusammenhang ihrer äußeren und inneren Welt, indem er beispielsweise das Gaslicht zum Flackern bringt, dabei jedoch das Sehen des Flackerns abstreitet, sobald ihn seine Frau darauf aufmerksam macht. Er lügt sie strukturiert an, indem er behauptet, sie würde sich das Gaslichtflackern einbilden und deswegen stimme etwas mit ihrem Bewusstsein nicht. Da Paula ihrem Mann vertraut, wird sie Opfer seiner Manipulationsspiele und glaubt schlussendlich ihm und nicht mehr ihren eigenen Wahrnehmungen. Benson ist der Überzeugung, dass Paula aufgrund der Manipulationsstrukturen einen Verlust ihrer Handlungsfreiheit erleidet, obwohl die „prozedural definierten Fähigkeiten“[36], die es für Freiheit benötigt, nach wie vor in ihrem Kognitionsraum gegeben sind. Der Freiheitsverlust meint hier nicht das Einsperren von Paula, sondern „[...] dass sie [Paula] Sinn für ihren Status als achtenswert Handelnde verloren hat“[37]. Obwohl Paula weiterhin kognitive Fähigkeiten besitzt, mit Hilfe derer sie selbstbestimmt handeln könnte, kann sie laut Benson nicht handlungsfrei sein, da sie kein Vertrauen

34 Vgl. Benson, P. (2013): Handlungsfreiheit und Selbstwert, in: Betzler, M. (Hrsg.): *Autonomie der Person*; Münster: mentis Verlag; S. 131–148.

35 Anm.: Im Deutschen bekannt als „Das Haus der Lady Alquist“. Der Film Gaslight beruht auf dem Theaterstück mit gleichem Titel von Patrick Hamilton.

36 Benson 2013: S. 136.

37 Ebd.: S. 138.

mehr in ihre Sinneswahrnehmung hat, wodurch keine innere Autonomieauslebung mehr möglich ist. Ihr wird eingeredet, ihre kognitiven Fähigkeiten wären beschädigt, wodurch sich ihr Bewusstsein letztendlich tatsächlich destruiert. Dadurch limitiert sich ihr Selbstwert und Paula ist trotz freier Bewusstseinsphänomene eine Unfrei-Handelnde und Unfrei-Denkende.

Benson stellt zwar primär die These auf, dass eine autonom handelnde Person ein gewisses Maß an Selbstwert verspüren muss.[38] Autonom handelnde Personen sind demnach selbstbewusst darin, ihren eigenen Wahrnehmungen, Entscheidungen und ihren Reflexionsgaben zu glauben.[39] In Bensons Beispiel wird jedoch zudem sehr deutlich, inwiefern Manipulation massiv in den Autonomieraum von Personen eindringen kann. Manipulierte Personen können ihren eigenen Wahrnehmungen nicht mehr trauen, wodurch Gründe abwägen und das Vertrauen in diesen Prozess nicht mehr möglich sind. Angenommen eine Person wird zum Wählen einer bestimmten Option manipuliert. In

---

38 Vgl. Benson 2013: S. 138.

39 Anm.: Ich vermute beim bekannten Milgram-Experiment aus dem Jahr 1961 einen ähnlichen Grund, der das erschütternde Ergebnis erklären könnte. In besagtem Experiment wurden die Versuchsteilnehmer (immer nur einer gleichzeitig) hinter einem Schalter positioniert. In einem anderen Raum befand sich ein sogenannter „Schüler", der Teil des Experiments war. Die Aufgabe für den Versuchsteilnehmer bestand nun darin, den Schüler jedes Mal per Elektroschock zu bestrafen, wenn dieser eine Frage falsch beantwortete. Eine erschreckend hohe Zahl an Teilnehmern hörte selbst bei starken Schmerzensschreien der Schüler und deren Bitten mit dem Experiment aufzuhören, nicht auf, weiterhin Elektroschläge in immer höherer Voltzahl auszuteilen, wenn sie eine Autoritätsperson zu dieser Tat drängte (Vgl. für die genauen Zahlen: Günther, U. [1983] 1987: Gehorsam bei Elektroschocks: die Experimente von Milgram; in: Frey, D./Greif, S. (Hrsg.): *Sozialpsychologie. Ein Handbuch in Schlüsselbegriffen*; München/Weinheim: Psychologie Verlags Union; S. 445–452.) Demnach wurden die Versuchsteilnehmer auf Befehl zum Foltern gedrängt. Mit diesem Experiment meinte man zu zeigen, wie sich Menschen unter Autoritätspersonen beziehungsweise unter Gruppenzwang verhalten und ihren eigenen moralischen Maßstäben nicht mehr folgen. Ich vermute, dass die Versuchsteilnehmer bei diesem Experiment durch den von außen erzeugten Druck eine Art Überprüfungsverlust der eigenen Taten erlitten. Dies wird offensichtlich, wenn wir uns deren körperliche Reaktionen während des Versuchs anschauen: „[…] extreme psychische Anspannung wie Zittern, Schwitzen, Stottern, nervöses Lachen, deren Interpretation als Normkonflikt (dem VI gehorchen vs. einen Wehrlosen nicht quälen) naheliegt." (Günther [1983] 1987: S. 446f.). Ich vermute, dass aufgrund dieses Normenkonflikts autonome Entscheidungen und Handlungen stark beeinträchtigt wurden. Zudem leidet die personale Autonomie durch das permanente Pochen auf Gehorsam der Autoritätsperson. Analog zum Gaslight-Beispiel wird hier Personen die *Kompetenz* der *eigenen Überprüfung* der Situation *abgesprochen*. Dies wird auch durch die Aussagen der Autoritätsperson deutlich, sobald die Versuchsperson abbrechen wollte. Dabei wurden sie mit Ermahnungen konfrontiert wie beispielsweise: „Sie müssen unbedingt weitermachen" (Günther [1983] 1987: S. 446). Durch die äußere Aberkennung verliert die Person das Vertrauen in ihr eigenes Urteilsvermögen und so dem Urteil ihrer Handlungen.

diesem Fall liegen zwar nach wie vor Gründe für getätigte Handlung vor, die die Person theoretisch nennen könnte. Dennoch haben diese Gründe nicht den Ursprung in der Person, die Gründe kommen *nicht* von der Person selber, sondern vom Manipulierer. Der Deliberationsprozess ist entweder unterbrochen oder bereits von Beginn an nicht vorhanden.

Es lässt sich der Einwand formulieren, dass keine Entscheidung absolut frei von äußeren Einflüssen sei, wie den Ratschlag eines Freundes bekommen und gegebenenfalls annehmen. Und im Rahmen dieser Behauptung könne sogar von *vornherein* der Deliberationsprozess nie komplett autonom sein, da die eigenen Gründe immer schon mit äußeren Faktoren verflochten sind. Doch ich halte dieser Behauptung entgegen, dass es durchaus äußere Beeinflussungen gibt, die personale Autonomie nicht unterbindet. Wenn dies nicht der Fall wäre, könnten wir aufgrund unserer Nicht-Isoliertheit in der Lebenswelt zu keinem Zeitpunkt jemals autonom sein oder Autonomie wäre nur Illusion. Nach meiner Einschätzung ist erstens Autonomie nicht bloße Illusion und zweitens nicht der wesentliche Grund, warum sich genanntes Problem aufmacht. Wichtig ist die Identifizierung der Unterscheidung zwischen unproblematischen Außenfaktoren und Manipulation gegenüber der individuellen Informationsaufnahme aufgrund äußerer Faktoren. Diese Differenz manifestiert sich in der Tatsache, dass im Falle einer Manipulation, ähnlich dem bereits erörterten Beispiel der Folter, das Abwägen von Gründen *prospektiv* verhindert ist. Im Gegensatz dazu führt der Ratschlag eines Freundes nicht zur Verhinderung des Gründeabwägens, sondern Gründe werden *erweitert*. Ratschläge können in das Gründeabwägen mit aufgenommen werden und als Entscheidungsresultat fungieren, müssen sie aber nicht. Das bleibt dem Entscheidungsträger überlassen. Manipulationsmomente hingegen können nicht in das Gründeabwägen miteinbezogen werden, da Manipulationsmomente das *Ergebnis erzeugen*. In den Fällen, in denen die Manipulation wirkt, ist das Ergebnis durch die Manipulation bereits bekannt. Bei der autonomen Gründedeliberation bleibt das Ergebnis unbekannt, bis die Entscheidung tatsächlich getroffen worden ist. Um jedoch als autonomes Wesen gelten zu können, müssen es die eigenen Gründe sein, von denen man sich leiten lässt. Es sind die eigenen Gründe von denen wir geleitet werden *wollen* und nicht von Ursachen, die von außen auf uns einwirken. Ebenso wollen wir nicht von Gründen geleitet werden, die bloß den Anschein geben, die eigenen zu sein, jedoch von außen gesetzte sind und nur *scheinbar* eigene Gründe sind.[40] *Dabei ist der Unterschied zwischen Manipulation und guter Ratschlag an der Absicht einer*

40 Hier berühren sich ferner das Erkennen von manipulativen Zuständen mit Ansätzen von Berlins Theorie, nach der Vorsicht vor der Instrumentalisierung von Individuen durch das Angeben von angeblich autonomen Zuständen, geboten ist.

bestimmten Ergebnissetzung zu erkennen. Unabhängig, ob der Manipulierer eine böswillige Absicht hegt oder nicht, möchte er sein Ergebnis als Ergebnis bei seinem Opfer wissen. Dahinter können auch „gute“ Absichten stehen, wie beispielsweise Manipulation zur gesünderen Ernährungsweise.

Auch bei sogenannten *gemeinsamen Deliberationen* („Joint Deliberation“[41]) ist der Einzelne zu respektieren und nicht durch eingeredete Meinung zu einem bestimmten Resultat zu lenken. John Christman zufolge wäre beispielsweise die Verpflichtung und Loyalität eines Paares zueinander verletzt, wenn einer der beiden beschließt, nicht gemeinsam per Deliberation zu einer Entscheidung zu gelangen, die wiederum beide als einzelne Individuen betrifft.[42] Christman führt das Beispiel eines Paares auf, das gemeinsam über die Möglichkeit, Kinder zu bekommen abwägt, wobei einer der beiden per Manipulationsstrategie den Partner zum eigenen Wunschergebnis lenkt. Ohne eigennützige Gedanken sind die Deliberationspartner jedoch an Handlungen beteiligt, die jeweils auch Autonomie und Autonomieausübung des Partners unterstützen oder sogar begründen können.[43]

Das Miteinbeziehen sozialer Tatsachen ist Kriterium von Theorien der sogenannten *relationalen Autonomie.* Solchen Ansichten stehen Ansätze von individuumszentrierten Autonomieverständnissen gegenüber. Gemäß relationaler Autonomie bilden sich persönliche Werte oder auch Präferenzen nicht ausschließlich isoliert vom Subjekt selbst heraus.[44] Unsere Mitmenschen fungieren im Alltag permanent als Informationsquelle für eigene Handlungen, sowie als Quelle, die dem Hinterfragen eigener Wahrnehmung dient. Demgegenüber gehen klassische liberal-individualistische Autonomiekonzepte im Kern davon aus, dass Autonomie wesentlich eine individuelle Unabhängigkeit von externen Gegebenheiten meint. Hierfür wird ein bewusstes Selbst beansprucht, es muss sich also ein Individuum identifizieren lassen. Autonome Entscheidungen gehen dementsprechend immer vom Individuum aus und jede Bedrohung autonomer Zustände ist immer im Außen zu verorten.[45] Bei der relationalen Autonomie handelt es sich ferner um einen Sammelbegriff,

---

41 Christman, J. (2022): Autonomy, Respect and Joint Delibertion; in: Quante, M./Childress, J.F. (Hrsg.): *Thick (Concepts of) Autonomy. Personal Autonomy in Ethics and Bioethics*; Schweiz: Springer Verlag; S. 67–85.

42 Vgl. Christman 2022: S. 68.

43 Vgl. ebd.

44 Vgl. Ach, J.S./Schöne-Seifert, B. (2013): Relationale Autonomie. Eine kritische Analyse; in: Wiesemann, C./Simon, A. (Hrsg.): *Patientenautonomie: Theoretische Grundlagen, praktische Anwendungen*; Münster: mentis Verlag. Hier Seite 49.

45 Vgl. Anderson, J. (2013): Relationale Autonomie 2.0; in: Wiesemann, C./Simon, A. (Hrsg.): *Patientenautonomie: Theoretische Grundlagen, praktische Anwendungen*; Münster: mentis Verlag. S. 61–76. Hier Seite 62.

der im Kern sagt, dass wir in sozialen Gefügen leben und aufgewachsen sind, so dass auch unsere Charaktereigenschaften sowie personale Präferenzen mitunter vom sozialen Kontext beeinflusst sind.[46] Anhänger relationaler Autonomietheorien behaupten, dass eben diese personale Identität, die laut individuumszentrierter Autonomietheorien durch äußere Faktoren in Gefahr wäre, durch diese äußeren Faktoren miterschaffen wird. Entscheidungs- und Handlungssubjekte sind zwangsläufig durch die Beziehungen mit anderen beeinflusst. Konsequenterweise sollten somit innerhalb der Autonomiedebatte Individuen nicht ausschließlich als separate Entitäten wahrgenommen werden. Daraus ergeben sich unterschiedliche Formulierungen relationaler Theorien. Wir können Bensons Beispiel der Manipulation insofern interpretieren, dass hier ersichtlich wird, inwiefern die Verknüpfung des Vertrauens in die eigene Wahrnehmung und des Vertrauens in das Umfeld für autonome Zustände notwendig ist und dementsprechend eine bloße individuelle Unabhängigkeit unmöglich ist.

Ein typischer Ansatz innerhalb der relationalen Autonomietheorie ist die Vorstellung einer Verbindung von *individuellem Willen* und dem *Wohl der Gemeinschaft*. Diese Beziehung kann dabei in unterschiedlichen Sphären stattfinden, wie beispielsweise in einer gesellschaftlichen Ordnung, in einer Partnerschaft, in einer Freundschaft, in einer Mitarbeiter-Chef-Konstellation und so weiter. Die Verbindung ergibt sich durch das, was sich das Individuum *als Teil* von der jeweiligen Gemeinschaft erhofft.[47] Dadurch ist das, was der restliche Teil der Gemeinschaft möchte automatisch auch das, woran das Subjekt angeschlossen ist. Dadurch, dass ein Subjekt Teil der Gemeinschaft ist, ist das Gemeinschaftsinteresse auch das Interesse des Subjekts. Anderson formuliert diese These der relationalen Autonomie als die ursprüngliche und fasst zusammen:

> Die ursprüngliche relationale These könnte [...] so formuliert werden: da das Selbst oder die Identität autonomer Handlungssubjekte unvermeidbarer- und angemessenerweise durch deren Beziehungen zu anderen konstituiert wird, muss eine Theorie der Autonomie Formen der Lebensführung zulassen, in denen das, was man als Individuum will, untrennbar mit dem verbunden ist, was man etwa als Teil einer Gemeinschaft oder Partnerschaft will.[48]

Das Subjekt als autoritäres Selbst steht nicht für sich alleine und dieses autoritäre Selbst ist mit anderen verbunden. Zum einen machen Beziehungen auch

46 Vgl. Ach/Schöne-Seifert 2013: S. 48f.

47 Vgl. Anderson 2013: S. 63.

48 Anderson 2013: S. 63.

das eigene Wohlergehen aus, zum anderen können wir durch Kontakt zu anderen uns selbst besser verstehen.[49] Anderson gibt als Beispiel die untereinander gegebene Nierenspende von Eheleuten. So könnte die Frage bei einer potentiellen Organspende eines Ehepaars sein, was beide mit dem für beide verfügbarem Organ machen wollen. Bleibt das Organ beim potentiellen Spender oder verlässt es den Spender und kommt zum Empfänger? Anderson meint, dass das Stellen dieser Frage für beide als einzelne Subjekte zentral Identität ausmachen kann, wobei sie als „wir" gestellt ist. So geht es weniger um einen individuellen Interessensaustausch, als um Identitätswahrung *als* Gemeinschaft und personale Identität innerhalb dieser Gemeinschaft.[50] Solche Vorgänge können wir als *relationale Dialogthese* bezeichnen.[51] Ich würde dem hinzufügen, dass man auch vereinfacht formulieren könnte, dass wir innerhalb bestimmter Beziehungen oder Gemeinschaften sogenannte Rollen ausmachen, die aber letztendlich keine Rolle im Sinne einer gespielten Identität meint. Sondern erstens durch das Miteinander sich eigene Identität bilden kann und zweitens macht der eigene Teil, das Ich innerhalb der Gemeinschaft auch mitunter die eigene Identität aus. Beispielsweise identifiziere ich mich als Geschwisterteil. Ich habe die Rolle einer Schwester und ich bin eine Schwester. Hätte ich keine Geschwister, würde und könnte ich mich nicht als Schwester wahrnehmen, wodurch ein Teil meiner jetzigen Identität niemals vorhanden wäre. Autonomie verbindet sich in diesem Kontext mit der Selbsterkenntnis durch autonomes Überlegen des eigenen Ichs. In solchen relationalen Ansätzen müssen wir dementsprechend von einer Autonomie als Selbsterkenntnis oder von Prozessen dieser Selbsterkenntnis ausgehen, die unter anderem im „interpersonale[n] Dialog"[52] stattfinden können. Laut Anderson würden liberale Autonomiepositionen den Gedanken der Hilfestellung des Dialogs mit anderen Personen für eine Autonomiefindung (im Sinne der Selbsterkenntnis) nicht leugnen.[53] Ihre Grenzziehung läge an der Behauptung, Individuen könnten ohne den Austausch mit anderen nicht autonom sein, dem Liberale erstens nicht zustimmen würden. Zweitens meinen Liberale, laut Anderson, dass eben auch eine Dialogabweisung Ausdruck autonomen Verhaltens sein kann. Der Zwang zum Dialog „[...] liefe aus liberaler Sicht auf eine Form von paternalistischer Manipulation hinaus, auf einen

49 Vgl. Anderson 2013: S. 63.
50 Vgl. ebd.: S. 64.
51 Vgl. ebd.: S. 65.
52 Ebd.
53 Vgl. ebd.

Versuch, Personen autonomer zu machen, als sie es selber sein wollen […]"[54]. Ich vermute jedoch das Problem weniger im Dialog oder in der potentiellen Autonomiesteigerung, die angeblich von den Akteuren gar nicht gewünscht wäre. Sondern eher in der Möglichkeit, innerhalb des Dialogs auf die Person manipulierend einzuwirken. Anderson schreibt vom Dialog und der Ablehnung von Liberalen, dass diese den „[…] Versuch, Personen autonomer zu machen […]"[55] als paternalistische Manipulation einstufen.

Meines Erachtens liegt die größere Gefahr nicht darin, jemanden gegen dessen Willen „autonomer" zu machen, sondern in erster Linie, zu meinen, *was* das Gegenüber denn autonomer machen würde. Ferner vermute ich, dass kaum jemand etwas dagegen hätte, „autonomer" zu sein. Doch meist sind mit dem Status Autonomie bestimmte Kriterien verbunden, denen möglicherweise nicht jeder zustimmen möchte. So wäre beispielsweise ein Kranker zunächst autonomer, wenn er über seine Krankheit Bescheid wissen würde als nur seine Symptomatik zu kennen. Seine Autonomiesteigerung würde sich durch das zusätzliche Wissen ergeben, wodurch ihm möglicherweise mehr Behandlungsmöglichkeiten, durch das Sammeln von Informationen und die eigene Verhaltensänderung, offen stünden.[56] Laut Anderson würden Liberale argumentieren, Kranke hätten jedoch ein Recht, diese Autonomiesteigerung zu verneinen. Ich argumentiere an dieser Stelle, dass es sich weniger um ein Recht auf keine (erwünschte) Autonomie handelt, sondern je nach Situation andere Rechte vorherrschen. In diesem Beispiel wäre dies ein Recht auf Nichtwissen. Das Recht auf Nichtwissen über die eigene Krankheit kann ebenso Ausdruck personaler Autonomie sein. Ein zwanghaftes, dem Kranken auferlegtes Diagnose-Erzählen wäre Missachtung seiner personalen Autonomie. Auch dann, wenn dies aus guten Absichten heraus geschieht, demnach also nach paternalistischem Wohlwollen. Zu einem späteren Zeitpunkt in dieser Arbeit werden wir die Problematik des Zusammenhangs des Autonomieprinzips mit dem Prinzip der von außen auferlegten Wohltätigkeit feststellen.

Soeben aufgeführte Bedenken, die sich durch den Wohlwollens-Charakter relationaler Theorien ergeben könnten, sind nicht ganz unbegründet. Zumal eine weitere relationale Autonomie-Betrachtungsweise besagt, dass das Außen das jeweilige Subjekt zu autonomen Entscheidungen *befähigen* soll.[57] Dem-

54 Ebd.: S. 65. Anm.: Anderson verweist beispielsweise auf Christman, J. 2009: *The Politics of Persons: Individual Autonomy and Socio-Historical Selves*; Cambridge: Cambridge University Press.

55 Ebd.

56 Beispielsweise könnte ein Patient durch das Wissen leberkrank zu sein, in dem Sinne autonomer agieren, indem er eine leberschonende Lebensweise beginnt.

57 Vgl. Ach/Schöne-Seifert 2013: S. 49.

nach stünde das Subjekt für sich und es wäre die Aufgabe des Umfelds, dem Individuum Hilfestellung für dessen Entwicklung eines autonomen Charakters zu geben. Mögliche Gefahren, die solch eine Vorstellung mit sich bringen können, hat uns bereits die Analyse über Berlins Skepsis gegenüber der positiven Freiheit gezeigt.[58] Wie wir schon öfter festgestellt haben, kann es für personale Autonomie förderlich sein, sich mit anderen auszutauschen. Somit ist die relationale Dialogthese sinnvoll für den personalen Autonomiegedanken. Innerhalb dieser stattfindenden Dialoge ist jedoch Vorsicht geboten, um nicht zu stark in die Entscheidungsgewalt der Person einzugreifen. Dies gilt insbesondere für Manipulationsmechanismen. Die Grenze zu manipulativen Übergriffen liegt, wie bereits erwähnt, an der Absicht des Manipulierers, die Autonomie des Manipulierten nicht fördern zu wollen. Dabei ist die moralische Intention dahinter irrelevant. Jede Struktur, die über einen Ratschlag oder Warnung hinausgeht, ist nicht mehr im Sinne der Wahrung personaler Autonomie. Auch wohlwollende Absichten mit der Behauptung, durch das eingreifende Handeln die Person autonomer zu machen, sind keine annehmbaren Strukturen für Autonomie. Bei den später folgenden Untersuchungen zu paternalistischen Formen wird deutlich werden, aus welchen Gründen die Absichten in ihrem moralischen Gehalt unbedeutend sind. Es wird sich zeigen, dass auch eine gute Absicht letztendlich eine schlechte sein kann. An dieser Stelle sei noch ein weiterer Aspekt angemerkt: Wir sollten nicht mit den Schicksalen anderer „spielen". Selbst Ratschläge, unabhängig der wohlwollenden Absichten, sollten immer mit einer gewissen Vorsicht gegeben werden.

Daher kann schlussendlich festgehalten werden, dass wir erstens keine isolierten Wesen sind und zweitens relationale Autonomieansätze auch im Hinblick auf die Beschreibung personaler Identitäten sinnvoll sein können. Ferner können in diesem Kontext auch relationale Dialoge für die Bildung autonomer Zustände nützlich sein. Mein großes *Aber* bezieht sich auf Manipulationsvorgänge, selbst, wenn diese in positiver Absicht passieren. Relationale Dialoge sind nur autonomiestiftend, wenn sie währenddessen auch Autonomie schützen und jeder Dialogpartner die jeweilige Autonomie des Gegenübers anerkennt.

3.1.2 *Autonomie als Wahlmöglichkeit*

Wer auf einem Stuhl gefesselt sitzt, wird sich kaum als frei interpretieren. Gefesselte werden *gezwungen*, sitzen zu bleiben, wobei es irrelevant ist, ob

---

58 Vgl. Kapitel 3.1.1.3.

betreffende Personen aufstehen möchten oder nicht. Wir sehen uns selber demnach erst dann als autonom, wenn wir eine Wahl haben. Wir wollen die Wahl haben, aufstehen zu *können*, selbst wenn wir nicht aufstehen wollen. Innerhalb der potentiell nicht möglichen Wahlfreiheit kann in Handlungs- und Willensfreiheit unterschieden werden. Gefesselte sind nicht vollständig *handlungsfrei*, da ihnen die unter normalen Umständen normalen Handlungen verwehrt bleiben. Eine alkoholkranke Person hingegen kann in ihrer *Willensfreiheit* eingeschränkt sein, wenn sie nicht trinken möchte, die Sucht ihr jedoch nur die Wahl des Willens zu Trinken lässt. Wahlmöglichkeiten und das Vorhandensein davon spielen demnach eine nicht kleinzuredende Rolle bei Autonomieidentifikation. Auch für den von mir entwickelten Autonomiebegriff sind Wahlmöglichkeiten und ihre Beschaffenheit zentrale Elemente. Dieses Kapitel beschäftigt sich daher zum einen mit der bloßen Wahl*menge*, die wir bei einer Entscheidung zur Verfügung haben. Zum anderen ist von mir eine Kritik an Harry Frankfurts Theorie der alternativen Möglichkeiten und Willenshierarchien herausgearbeitet. Diese Kritik wird insbesondere für eine weitere Untersuchung von Wahlmöglichkeiten als Wahl*qualität* wichtig: der, der adäquaten Optionenmenge, welche bei der Autonomiedefinition Platz finden wird.

3.1.2.1 Optionenanzahl

Wir können überprüfen, ob das Vorhandensein von Wahlmöglichkeiten ein Kriterium für Autonomie bieten kann. Isaiah Berlin formuliert Wahlfreiheit sogar als *Bedingung* für Wahl. Er illustriert hierfür im Rahmen seiner negativen Freiheitstheorie ein Szenario, in dem jemandem alle Türen verschlossen werden bis auf eine. Auch wenn dies aus guten Absichten heraus geschieht, indem die eine noch übriggebliebene Türe die „richtig" zu wählende wäre, bleibt dies, laut Berlin, eine Verneinung gegenüber der Freiheit der wählenden Person.[59] Die Freiheit des Türwählers ist determiniert, unabhängig, ob die Wahlverengung zu einem positiven Ergebnis führt oder nicht. Auch Thomas Hurka bezeichnet das Vorhandensein von Wahlmöglichkeiten als intrinsischen Wert von Autonomiephänomenen, so dass dieser Wert nicht von der Qualität der gegebenen Optionen abhängt. Er begründet seine These zunächst mithilfe zweier Szenarien, in denen eine Person Präferenz-Wertungen gegenüber zu wählenden Optionen hat. Wir sollen uns eine Situation A vorstellen, in der einer Person zehn Wahlmöglichkeiten gegeben sind und eine Situation B,

---

59 Vgl. Berlin 1969: S. 127.

in der alle Wahlmöglichkeiten, bis auf die von der Person präferierten, wegfallen.[60] Sagen wir beispielsweise Person X möchte sich an der Eisdiele ein Erdbeereis holen und gemäß Hurkas Gedankenexperiments wäre nun in Situation A die Sorte Erdbeere, sowie zusätzlich neun weitere Sorten, vorhanden. In Situation B hingegen gäbe es keine Wahlmöglichkeit und X kann ausschließlich das Erdbeereis wählen. Dementsprechend wird X in Situation A wie auch in Situation B ihre präferierte Eissorte erhalten. Das Ergebnis bleibt also immer gleich. Laut Hurka ist das Szenario A jedoch intrinsisch fundamental für Autonomievorhandensein, unabhängig der Präferenzen von X.[61] Autonomieauslebung hängt nicht mit Konsequenzen zusammen, in dem Sinne, dass es nur um die wählbaren Präferenzen geht oder besser: dass es nur um die von uns erwünschte Präferenz als gegeben geht. Somit meint Autonomie nicht personale Wunscherfüllung, sondern den Prozess dahinter. Denn Hurka zufolge sind Entscheidungs-Situationen für unsere Deliberations-Schulung förderlich.[62]

Allerdings kann eine Optionenmengen-Vergrößerung einen negativen Effekt bewirken. So argumentiert Gerald Dworkin mithilfe eines Beispiels, in dem es zunächst zwei Wahlmöglichkeiten gibt: Entweder durch Türe A gehen, hinter der eine Frau wartet oder durch Türe B gehen, hinter der ein Tiger lauert. Steht nun Person X vor Türe A und Türe B und muss sich für eine der Türen entscheiden, wird X nicht die zusätzlichen Optionen „Türe 3: noch ein Tiger", „Türe 4: noch ein Tiger" und „Türe 5: noch ein Tiger" wünschen. Daraus schlussfolgert Dworkin zunächst, dass wir uns nur mit den Optionen befassen (wollen), die uns auch bekannt sind.[63] Zudem handelt es sich bei den zusätzlichen Wahlmöglichkeiten offensichtlich um nicht willentlich wählbare. Doch Dworkin geht es nicht ausschließlich um die Qualität der Wahlmöglichkeiten, die als zusätzliche Optionen die Wahlsituation verschlechtern können. Sondern allgemein, dass sich zusätzliche Optionen negativ auf das wählende Subjekt auswirken können. Angenommen Y droht X mit dem Tod, wenn X mehr Optionen zur Verfügung hätte. Dann ist die zusätzliche Optionenmenge, unabhängig der Wahlmöglichkeitsinhalte für X, nicht wünschenswert. X meidet nicht aufgrund der Optionenart zusätzliche Möglichkeiten, sondern die

---

60 Vgl. Hurka, T. (1987): Why Value Autonomy?; in: *Social Theory and Practice*; Vol. 13, No 3, S. 361–382.

61 Vgl. ebd.: S. 362.

62 Vgl. ebd.: S. 363. Vergleiche auch Seite 365: „Someone with many life options can deliberate about them, and in so doing exercise his rational powers. [...] [D]eliberation is an intellectual activity, concerned with assessing the merits of possible actions."

63 Vgl. Dworkin, G. [1988] 1997: *The Theory and Practice of Autonomy*; United Kingdom: Cambridge University Press. Hier Seite 65.

zusätzlichen Optionen verursachen X zusätzliche Kosten.[64] Ich füge an dieser Stelle noch hinzu, dass eben gerade die zusätzlichen Optionen im ersten Beispiel die Wahlsituation durch die verschlechterte Wahrscheinlichkeitsverteilung verschärfen. Bei bloßen Optionen schlecht vs. nicht-schlecht liegt die Wahrscheinlichkeit des positiven Ergebnisses immerhin bei 50%. Kommen nun nochmal drei Mal schlecht (Tiger) zur Entscheidungsmenge hinzu, liegt die Wahrscheinlichkeit, die gute Türe zu wählen nur noch bei 20%. Dworkin behauptet ferner, dass jede Wahl aus einer Optionenmenge mit Kosten verbunden ist und „[...] the assessment of whether one's welfare is improved by having a wider range of choices is often dependent upon an assessment of the costs involved in having to make these choices."[65]. Dworkin meint, in vielen Fällen ist es vorteilhafter, nur *eine* Wahl zu haben und gibt beispielhaft die damals gegebene „Wahl" der Autofarbe schwarz von Henry Ford an. Dadurch fielen laut Dworkin für den Autokäufer viele zu beantwortende Fragen weg, wie zum Beispiel welche Farbe im Straßenverkehr die sicherste sei, wodurch sich die personalen Kosten (durch Überlegungen) minimierten. Jeder, der schon mal vor Entscheidungen stand wie der Wahl des Studiengangs oder der Ausbildung, welches Haus oder Auto am besten zu kaufen wären, kann Dworkins Argument der Entscheidungsaufwandskosten nachvollziehen. Zudem können laut Dworkin diese Kosten selbst nach gefällter Entscheidung und ausgeführter Handlung bestehen bleiben, indem wir uns darüber Sorgen machen, auch tatsächlich die richtige Entscheidung gefällt zu haben. Da es sich um unsere Entscheidung handelt, betreffen alle sich daraus (potentiell) ergebenen Auswirkungen auch immer uns. Selbst, wenn diese Entscheidung nicht direkt unser Leben betrifft. Genau in diesen Fällen vermutet Dworkin eine zusätzliche Kategorie zu identifizieren, nach der es besser ist, *weniger* Wahlmöglichkeiten zu haben: die Kategorie der Verantwortung. Angenommen werdende Eltern erfahren, dass ihr Kind potentiell mit dem Down-Syndrom zur Welt kommen wird. Die Eltern sind verantwortlich gegenüber ihrem ungeborenen Kind im Rahmen einer zu treffenden Entscheidung aus zwei Möglichkeiten: Entweder ihr Kind kommt mit dem Down-Syndrom zur Welt mit allen potentiellen Nachteilen oder ihr Kind wird zwar ohne potentielle Nachteile, dafür aber niemals auf die Welt kommen. Ohne die ärztliche Untersuchung wäre die Optionenmenge nicht vergrößert worden. Durch die zusätzliche Wahlmöglichkeit steigt nun jedoch, so Dworkin, die *Verantwortung* der Eltern.[66]

Meines Erachtens nach argumentiert Dworkin die mögliche Kostensteigerung durch zusätzliche Wahlmöglichkeiten schlüssig. Ich selber werde

64 Vgl. ebd.
65 Dworkin, G. [1988] 1997: S. 66.
66 Ebd.: S. 67f.

im Rahmen der Paternalismusanalyse ein ausführliches Beispiel skizzieren, welches unter anderem als Beleg für eine Kostensteigerung durch zusätzliche Wahl interpretiert werden kann. Wir müssen ferner bedenken, dass *nicht* jede Öffnung von Wahlmöglichkeiten Autonomie *schaffen* kann. Dennoch denke ich nicht, dass ausschließlich die Optionen*menge* als Kriterium von Autonomieminimierung (Dworkin sagt Kostensteigerung) zu bestimmen ist. Die Frage ist doch, *warum* manche zusätzlichen Wahlmöglichkeiten oder manche Wahlmöglichkeiten-Situationen eine Kostensteigerung beziehungsweise Autonomieabwesenheit zur Folge haben. Nach meiner Beurteilung hat dies etwas mit der *Beschaffenheit* von gegebenen Optionen zu tun. Sind die gegebenen Optionen adäquat, also angemessen, kommt es zu keiner Minimierung der Autonomie. Ich werde diesen Punkt an einem späteren Abschnitt dieser Arbeit aufgreifen und ausführlich erörtern. An dieser Stelle können wir zunächst festhalten, dass nicht jede (zusätzliche) Optionenmenge eine Autonomiesteigerung impliziert.

3.1.2.2 Harry Frankfurts Prinzip der alternativen Möglichkeiten – eine Kritik

Harry Frankfurt vollzieht seine Autonomieanalyse über die Frage, durch welche Gegebenheiten eine *Person* identifiziert werden kann. Demnach die klassische Frage, was eine Person ist. Laut Frankfurt definieren sich Personen[67] durch ihre Fähigkeit, einen wahrgenommenen Wunsch (erster Wunsch) auf einer höherstufigen Ebene reflektieren zu können.[68] Dementsprechend kann eine Person darüber reflektieren, ob sie ihren Wunsch überhaupt wünschen beziehungsweise ob sie nach diesem Wunsch handeln will. Somit können wir ferner autonome Wünsche erkennen, indem ein erster Wunsch auf höherer Ebene auch tatsächlich gewünscht wird. Umgekehrt sind nicht-autonome Wünsche solche, die wir wünschen nicht zu haben.[69] Ein Beispiel zur Illustration: Lisa steht im Supermarkt und hat den plötzlichen, spontanen Wunsch, eine Schokolade zu kaufen. Nun kann sich Lisa hinterfragen, ob sie diesen Wunsch tatsächlich wünschen möchte und somit handlungsaktiv werden lassen will. Beispielsweise könnte Lisa den Wunsch *erster Ordnung* haben, sich die Schokolade zu kaufen, jedoch gleichzeitig den Wunsch *zweiter Ordnung* haben, den Wunsch

67 Vgl. Frankfurt, H. (1971): Freedom of the Will and the Concept of a Person; in: *The Journal of Philosophy*, Vol. 68, No.1, 1971; S. 5–20). Anm. 1: Ich zitiere in meiner Arbeit aus der deutschen Ausgabe: Frankfurt H.: Willensfreiheit und der Begriff der Person; in: Betzler, M. (Hrsg.) (2013): *Autonomie der Person;* Münster: mentis Verlag.

68 Vgl. Frankfurt 2013: S. 42.

69 Vgl. dazu Baumann, H. (2004): Autonomie und Biografie; in: Bluhm, R./Nimtz, C.: *Ausgewählte Texte zu den Sektionen der GAP .5*; Münster: mentis Verlag; S. 668–678; hier insbesondere Seite 668.

nach Schokolade *nicht* zu haben, da sie (beispielsweise aufgrund ihres Ziels einer gesünderen Ernährung) keine Schokolade essen möchte. Einem personalen Akteur ist es also möglich, seinen ersten Wunsch (was auch ein Impuls sein könnte) durch einen zweiten Wunsch, der dem ersten Wunsch gegenüber höherstufig steht, zu überprüfen und somit den ersten Wunsch als tatsächlich wünschenswert oder nicht wünschenswert zu identifizieren. Somit *bewertet* der zweite den ersten Wunsch. Man könnte auch sagen, dass eine Person einen ersten Wunsch hat, von dem sie auf zweiter Ebene den Wunsch hat, ihn nicht zu haben. So möchte Lisa zwar Schokolade essen und hat aus diesem Grund den Wunsch nach Schokolade, möchte aber diesen Wunsch eigentlich nicht wünschen. Auch kann ein Wunsch bereits handlungsaktiv sein, während auf zweiter Ebene das Aufhören dieser Aktivität gewünscht wird. Ich kann beispielsweise gerade eine Serie anschauen, wobei ich gleichzeitig lieber wünsche, den Wunsch zu haben und handlungsaktiv werden zu lassen, spazieren zu gehen. Frankfurt bezeichnet solche zweiten Wünsche, die als Wille gewollt und auch tatsächlich handlungsaktiv werden als *Volition zweiter Ordnung* („volition second order"[70]). Eine Volition zweiter Ordnung ist der Wunsch, dass ein *bestimmter* Wunsch, der einen ersten Wunsch reflektiert, der eigene *Wille* ist oder wird. Es ist wichtig den Unterschied zu verstehen zwischen einem Wunsch zweiter Ordnung zu haben und einer Volition zweiter Ordnung. Ein Wunsch zweiter Ordnung wäre zu wünschen, spazieren zu gehen, während ich gerade dabei bin, eine Serie anzuschauen. Volition zweiter Ordnung wäre demgegenüber, wenn ich auch möchte, dass spazieren gehen mein Wunsch ist. Ich möchte einen Wunsch (oder die Vorstellung von einem Wunsch) als meinen Wunsch wünschen. Also „[...] dass ein bestimmter Wunsch sein Wille sei."[71] Jedes Lebewesen, das diese Reflektions-Fähigkeit nicht besitzt, ist laut Frankfurt keine Person. Solche Wesen, die nur nach ihren Affekten handeln, bezeichnet Frankfurt als sogenannte „wantons"[72], also sogenannte Triebhafte, die dementsprechend keine Personen sind. Denn die hierarchiebildenden Wünsche bilden den autonomen Zustand von Personen. Hierbei wird Frankfurts Fokus auf Willensfreiheit und nicht auf Handlungsfreiheit deutlich. Jemand ist laut Frankfurt willensfrei, wenn er das wollen kann und darin frei ist, was er auch tatsächlich wollen möchte.[73] Oder in der Semantik Frank-

70 Frankfurt 2013: S. 42. Im Original auf Seite 10.

71 Ebd.

72 Ebd. Wantons sind demnach das Gegenteil von Personen und gemäß dieser Theorie würden dazu Tiere zählen, jedoch auch Menschen, die nur nach ihren Affekten, also Wünsche erster Ordnung, handeln beziehungsweise leben.

73 Vgl. ebd.: S. 46.

furts formuliert: Willensfreiheit ist gegeben, wenn Wünsche erster Stufe handlungswirksam werden, von denen wir auf zweiter Stufe wollen, dass sie handlungswirksam werden.[74] Ähnlich wie eine Person handlungsfrei ist, wenn sie das tun kann, was sie auch tun möchte.

Gegen Frankfurts Theorie der Wünsche-Hierarchie als Identifikation autonomer Personen wendet Nida-Rümelin ein, dass Wünsche-Reflektionen keine Letztbegründung für Handlungen sein können, da *vor* Wünschen immer schon das Begründen stattfindet.[75] Wünsche sind „[...] in der Regel nicht gegeben, sondern das Ergebnis von Abwägungen [...] oder anders gesprochen: durch normative und empirische Überzeugungen erst bestimmt."[76]. *Auch Wünsche lassen sich begründen.* Demnach besteht schon *vor* den Stufen der Volitionen Fundamentaleres, so dass Wünsche nicht Letztbegründung für Handlungen sein können.

Meines Erachtens nach hat erstens Nida-Rümelin mit seinem Einwand recht und zweitens vermute ich, dass die Anwendung von Frankfurts Willensstruktur nur bei zeitlich eng fixierten Situationen möglich ist. So hat beispielsweise oben erwähnte Lisa einen Grund, nicht zu wünschen Schokolade zu essen. Ob eine Person einen Wunsch tatsächlich wünschen will oder nicht, liegt immer schon in ihren Gründen verankert, wodurch Gründe vor Wünschen stehen. Ferner versäumt Frankfurt gerade durch das Unberücksichtigtlassen der Gründe, den *überdauernden* Charakter von Willensfreiheit zu bilden. Denn mit der Willenshierarchie kann nur gezeigt werden, inwiefern und ab welchem Zeitpunkt von einem freien Willen gesprochen werden kann. Allerdings nicht, *woher* die *inhaltliche Struktur* des Willens kommt. Beispielsweise wird ein strenger Utilitarist aus der Überzeugung, beim Utilitarismus handele es sich um den richtigen moralischen Kompass, als Utilitarist handeln. Seine Entscheidungen und damit verbundenen Handlungen sind Folge seiner Moralvorstellungen und je nach Strenge auch Folge seines Ichs als gefestigte Person. Nehmen wir an, ein solcher Utilitarist ist unglücklich nikotinabhängig. Er könnte sich dennoch dafür entscheiden, an einem bestimmten Moment eine Zigarette anzuzünden, weil er aufgrund seiner utilitaristischen Struktur dem Genussmoment einen höheren Nutzen zuschreibt als der Abstinenz. Bei Frankfurt würde allerdings nur die schon vorhandene Willensstruktur zählen und nicht woher und woraus sich diese Struktur herausgebildet hat.

---

74 Vgl. ebd.: S. 48.

75 Vgl. Nida-Rümelin, J. (2007): Freiheit als naturalistische Unterbestimmtheit; in: Buchheim, P./Pietrek, T. (Hrsg.): *Freiheit auf Basis von Natur?*; Paderborn: Mentis Verlag; S. 141–154. Hier Seite 145.

76 Nida-Rümelin [2005] 2012: S. 88.

Eine weitere Illustration soll den kurzweiligen Charakter der vorhandenen Willensfreiheitsstruktur nach Frankfurt veranschaulichen: Nehmen wir an, eine Person X steht an drei verschiedenen Tagen vor dem Süßigkeitenregal im Supermarkt und X hat das längere Ziel, gesünder zu leben, demnach also eine Übercen (T) folgendermaßen:

T1 Person X hat den Wunsch Schokolade zu kaufen, kann aber ihr Handeln an ihrem Wunsch zweiter Ordnung „keine Schokolade zu essen" ausrichten und kauft keine Schokolade. X kann dementsprechend gemäß ihrer Überzeugung und nicht ihrer Wünsche handeln.

T2 X steht vor dem Süßigkeitenregal und schnappt sich eine Tafel Schokolade. Dieses Mal handelt X dementsprechend gemäß ihrem spontanen Wunsch.

T3 T1 wiederholt sich.

Zum einen wäre laut Frankfurt X nur bei T1 und T3 eine Person, aufgrund des Prinzips des wantons. X handelt an T2 ohne Reflektion ihrer Wünsche. Frankfurt äußert sich zwar nicht dazu, inwiefern der Personen-Status ab- und wieder zugesprochen werden kann. Jedoch scheint die Möglichkeit des ständigen Verlusts des Personen-Status implizit in seiner Theorie der Willensbildung zu bestehen. Denn Frankfurt sagt nicht, dass die reine Fähigkeit zur Reflektion der eigenen Wünsche ausschlaggebend ist, um Wesen als Personen zu erkennen, sondern das tatsächliche Umsetzen der Wünsche zweiter Ordnung. Doch selbst ohne die Perspektive des Personenstatuswechsels, sollte der Ausdruck einer (kurzfristigen) Willensschwäche nicht das ausschlaggebende Kriterium sein, um den Status Person-Sein abzusprechen.[77] Denn über diesen situativen Momenten stehen immer Gründe einer Person, die wiederum Rationalität konstituieren.[78]

Zum anderen würde unter Anwendung Frankfurts Theorie an T2 die *Willensbildung* von X *fehlen*. Dem entgegne ich, dass nur, weil eine Person in einer kurzweiligen Situation und zu einem bestimmten Zeitpunkt nicht gemäß dem höherstufigen Wunsch handelt, das nicht bedeutet, dass diese Person nicht willensfrei wäre. Denn der höhere Wunsch ist mit dem eigentlichen Grund verknüpft, nämlich in diesem Beispiel, gesünder zu leben. Frankfurt müsste zeitlich überdauernde Elemente in seine Theorie einbauen, um

77 Vgl. dazu auch Nida-Rümelin 2020: S. 227.

78 Vgl. dazu Nida-Rümelin 2020: S. 227: „it's reasons, not desire, that constitutes rationality."

Personen als zeitlich dehnbare Wesen begreifen zu können. Der Wunsch (oder eigentlich Grund), gesünder zu leben bleibt handlungsaktiv, auch wenn X für einen kurzen Moment nicht demgemäß handelt. Zwar handelt X an T2 situativ irrational, da sie gute Gründe hat, die Schokolade nicht zu kaufen und trotzdem nicht nach diesen Gründen handelt. Dennoch folgt aus ihrer kurzweiligen Willensschwäche nicht das Abhandensein des Person-Seins und auch nicht eine generelle Willens*un*freiheit. Wenn X ihr Ziel Y „gesund leben" im größeren Kontext einhält, also um Y zu erreichen ihre dafür gesetzten Gründe („keine Schokolade kaufen") im Großen und Ganzen einhält, handelt sie dennoch vernünftig. *Für die Kohärenzbestimmung einer Person oder das, was eine Person anstrebt braucht es zeitlich weiter gefasste Strukturen als die von Frankfurt vorgegebenen.* Wünsche und die Überprüfung der eigenen Wünsche können und kann nur zeitlich eng fixiert Anwendung finden, so dass davon erstens kein Personen-Status abhängig und zweitens Willensstärke oder Willensfreiheit nicht daran gebunden sein sollten.

Unabhängig meiner Kritik an Frankfurts Theorie lässt sich an seiner Grundstruktur der Bezug zwischen Freiheit und verschiedenen Wahlmöglichkeiten erkennen. Frankfurts Kategorisierung in wantons und Personen hängt von der tatsächlichen Umsetzung des Willens der Akteure ab. Jedoch braucht es laut Frankfurt für das Vorhandensein von Freiheit und Verantwortung nicht zwangsläufig das Vorhandensein einer anderen Handlungsmöglichkeit oder einer anderen Wahlmöglichkeit. Diese Prinzipien werden in der Diskussion umschrieben als *Prinzip der alternativen Möglichkeiten* (principle of alternative possibilities, kurz PAP) und „X hätte anders handeln können"[79] (could have done otherwise, kurz CDO). Gemäß dieser Maxime handelt eine Person X ausschließlich dann verantwortlich (PAP), wenn sie bei Situation Y anders hätte agieren können (CDO).[80] Es ließe sich auch formulieren, dass das anders handeln können und moralisches Handeln sich im PAP implizieren. Dementsprechend wäre jemand nicht verantwortlich für eine Tat, wenn diese Person keine andere Wahl hatte, als so zu handeln, wie sie es tat. Beispielsweise, wenn eine Person zu einer Handlung gezwungen wurde. Doch Frankfurt behauptet, dass CDO nicht notwendig für Freiheit und PAP nicht notwendig für Verantwortung ist.[81] Laut Frankfurt kann eine Person frei handeln und sogar

79 Betzler/Guckes 2001: S. 2.

80 Anm.: Ich verwende die Abkürzungen PAP und CDO gemäß der von Betzler und Guckes formulierten Abkürzungen in ihrer Einleitung zu Harry Frankfurts Willensfreiheit. Sie beschreiben ihre Abkürzungen PAP und CDO auf Seite 2 in Betzler, M./Guckes, B. (2001): *Harry G. Frankfurt. Freiheit und Selbstbestimmung. Ausgewählte Texte*; Berlin: Akademie Verlag.

81 Vgl. Frankfurt 2013: S. 53.

verantwortlich für das Ergebnis ihrer Handlung sein, obwohl sie keine andere Wahl hatte. Das Prinzip der alternativen Möglichkeiten ist somit für moralische Zuordnung nicht relevant.

Frankfurt begründet seine Behauptung anhand der zwei Personen Black und Jones, wobei Black Jones auf unterschiedliche Weise immer im Moment des Entscheidungsfällens manipuliert, so dass Jones sich so entscheiden wird, wie es Black möchte. In der Literatur werden die Ausführungen Frankfurts meistens in einem Beispiel zusammengefasst, welches so von Frankfurt selber nicht aufgestellt wurde, seine Argumentation jedoch gut zusammenfasst, so dass auch ich es erläutern werde: Eine Person namens Black möchte, dass eine andere Person namens Smith stirbt. Black möchte Smith jedoch nicht selber töten. Daher implantiert Black einer weiteren Person namens Jones ein Gerät in dessen Gehirn, wodurch Black die gefällten Entscheidungen Jones gegebenenfalls manipulieren kann. Entscheidet sich Jones von sich aus Smith zu töten, wird Black nicht intervenieren. Black wird jedoch über das Implantat eingreifen, wenn sicher sein wird, dass Jones sich entschließen würde, Smith nicht zu töten. Wichtig ist hierbei, dass die Entscheidung noch nicht getroffen wurde, aber sicher ist, welche Entscheidung gefällt werden wird. Demzufolge wird sich das Ergebnis nie ändern. Smith wird in jedem Fall von Jones getötet werden. Laut Frankfurt hätte Jones in diesem Szenario keine Wahlmöglichkeit, aber wäre dennoch im Falle des Handelns ohne Manipulation, moralisch verantwortlich für den Tod von Smith. Somit ist gemäß Frankfurt auch ohne PAP moralische Verantwortung möglich.

Frankfurts Argumentation geht allerdings nur auf Basis seiner Theorie der Willenshierarchie und der daraus gebildeten Entscheidungen auf. Auch muss Frankfurt davon ausgehen, dass die Entscheidung noch nicht getroffen wurde. Doch diese Prämissen sind zweifelhaft. Was Frankfurt nämlich übersieht, ist die *Struktur* der Willenshierarchie. Vor jeder (von ihm behaupteten) ausgereiften Willenshierarchie (also beispielsweise wie oben bereits erläutert: Wunsch Schokolade zu essen wird vom Wunsch 2. Ordnung übertroffen, gemäß dem der Wunsch existiert, nicht den Wunsch zu haben, Schokolade zu essen und dementsprechend keine Schokolade zu essen) steht die Deliberation von Gründen, das Abwägen der eigenen Gründe. Zwar ist im Falle des Intervenierens von Black die Entscheidung determiniert, die Entscheidungs*findung* jedoch nicht. Nida-Rümelin verweist darauf, dass eben gerade auch, wenn die tatsächlich getroffene Entscheidung manipuliert wird, es nichts an der Freiheit der Gründedeliberation ändert, die immer schon vor Entscheidungsfestsetzung passiert.[82] Frankfurt minimiert im genannten Beispiel die Interventionsmöglichkeiten

82 Vgl. zur Kritik Nida-Rümelins an Harry Frankfurts Semikompatibilismus: Nida-Rümelin [2005] 2012: S. 79–105.

von Black bis hin zum „[...] bloßen Entwickeln einer Absicht".[83] Das Absichtsetzen besteht jedoch nicht nur aus *einem* zentralen Moment. Und weil das Gründeabwägen zur Entscheidungsfindung autonomes Handeln ist, kann eine von außen eingreifende Abweichung, die das daraus resultierende Ergebnis ändert, nur Manipulation sein. Ob das Ergebnis in jedem Fall gleich bleibt, ist dabei nicht relevant. Frankfurt meint ja gerade, dass PAP nicht vorhanden ist, weil das Resultat immer dasselbe bleibt. Smith wird in jedem Fall von Jones getötet. Das ist aber nicht der ausschlaggebende Punkt, um Autonomie in Verbindung mit PAP ausfindig zu machen. Es sind schlicht zwei unterschiedliche Situationen, unabhängig vom Ergebnis. Black müsste bereits *während* des Prozesses der Entscheidungsfindung eingreifen, um das Deliberieren von Gründen und somit den Prozess der Autonomieausübung zu umgehen. Dadurch wäre jedoch *keine*, nach der von Frankfurt analysierten PAP-Situation, vorhanden. Durch die Wegnahme der fundamentalen Autonomieausübung ist von vornherein kein CDO möglich, wodurch sich PAP auflöst. Auch wenn Black *nach* der getroffenen Entscheidung eingreifen würde, wäre keine PAP-Situation präsent, da Jones hier insofern daran gehindert werden würde, seine getroffene Entscheidung ausführen zu können.

Generell ist PAP interessantes Instrument, um die Beschaffenheit von Autonomie zu beleuchten. Denn auch mithilfe von PAP könnte diskutiert werden, ob eine oder mehrere zusätzliche Wahlmöglichkeiten autonome Situationen schaffen können. Die Frage ist, ob das bloße Vorhandensein von Handlungsalternativen ausreicht, um autonome Phänomene zu identifizieren. Beispielsweise hat eine Person bei einem Überfall die Auswahl der zwei Handlungsmöglichkeiten „A Geld hergeben" oder „B erschossen werden", wodurch eine PAP-Situation vorliegt. Wenn wir Autonomie ausschließlich verstehen als Möglichkeit zwischen Optionen entscheiden zu können, würde hier Autonomie vorliegen. Im anschließenden Kapitel erarbeite ich detaillierter, inwiefern es nicht die Optionen*quantität* ist, die für Autonomie ausschlaggebend ist, sondern die Optionen*qualität*. Eine reine Wahl kann unter Umständen nur den Anschein einer Wahl haben, jedoch keine tatsächliche Optionenmenge in sich tragen. Ich nenne eine tatsächliche Optionenmenge eine *adäquate Optionenmenge*.[84] Ich erarbeite im Folgenden diese Idee zu einem vollständigen Konzept, so dass wir zu einem zufriedenstellenden Autonomiebegriff kommen können. Festzuhalten aus diesem Kapitel ist neben dem grundlegenden Stellenwert von Wahlmöglichkeiten auch die essentielle

83 Nida-Rümelin 2020: S. 191.

84 Dieser Begriff ist von Joseph Raz übernommen. Seine Theorie wird im Detail unter 3.2.2 erläutert.

Verbindung von Freiheit und Verantwortung, wodurch bei Autonomieabwesenheit keine Verantwortung zugesprochen werden kann.

3.2 Autonomiedefinition

Dieses Kapitel dient der Herausarbeitung eines *Autonomiebegriffs*, anhand dessen die Definition von *Verantwortung* und im Besonderen *Eigenverantwortung* stattfinden kann. Ein Verantwortungsbegriff kann nur unter Bezugnahme von Autonomie und deren Definitionsbestimmung gesetzt sein.

3.2.1 *Julian Nida-Rümelin: Autonomie als Deliberation von Gründen*

Das Deliberieren von Gründen kam innerhalb dieser Arbeit bereits öfter vor und soll nun ausführlich erörtert werden, da die Begründungspraxis wichtiges Element für den von mir formulierten Autonomiebegriff darstellt und es ist Ziel dieses Kapitels, diese Praxis auf Grundlage Nida-Rümelins Theorie abzubilden. Hierfür ist zunächst wichtig, sich bewusst zu machen, dass Nida-Rümelins Abhandlung über Freiheit Teil seiner Trilogie ist, gemäß erster Teil strukturelle Rationalität[85] behandelt, zweiter Teil Freiheit[86] und dritter Teil die Klärung des Verantwortungsbegriffs[87] erörtert. Dabei kann der Zugang zu Autonomie (beziehungsweise Freiheit) nur unter der Klärung, was Gründe sind und welchen Status sie haben, stattfinden: *„Freiheit, Rationalität und Verantwortung sind über Gründe begrifflich eng miteinander verknüpft.“*[88] Dementsprechend ist Nida-Rümelins Autonomietheorie nur in Verbindung mit Verantwortung zu verstehen.

Laut Nida-Rümelin richten freie und verantwortliche Lebewesen ihr Handeln an Gründen aus und diese Ausrichtung ist für jeden anderen aus Gründe Handelnden zugänglich. Als rationale Wesen können wir Gründe abwägen, wobei das Gründeabwägen als Deliberation bezeichnet wird. Weil wir Gründe austauschen, nehmen wir uns (gegenseitig) als rationale Akteure wahr und dieses lebensweltliche Phänomen nennt Nida-Rümelin den Prozess des Gründenehmens und Gründegebens: „Unsere Lebensform ist eine deliberative, sie ist ohne das Abwägen theoretischer und praktischer Gründe nicht möglich.“[89].

---

85 Nida-Rümelin 2001: *Strukturelle Rationalität. Ein philosophischer Essay über praktische Vernunft*; Stuttgart: Philipp Reclam Verlag.

86 Nida-Rümelin [2005] 2012: *Über menschliche Freiheit*; Stuttgart: Philipp Reclam Verlag.

87 Nida-Rümelin 2011: *Verantwortung*; Stuttgart: Philipp Reclam Verlag.

88 Nida-Rümelin [2005] 2012: S. 38. Hervorhebung im Original.

89 Nida-Rümelin 2020: S. 40f.

Allerdings dürfen wir Gründe hierbei *nicht* subjektiv verstehen. Gründe sind normativ und objektiv. Es ist möglich, dass Personen aus guten Gründen heraus handeln, ohne dabei zu wissen, dass sie aus guten Gründen handeln. Auch sind Gründe von Präferenzen nicht unabhängig, dürfen dabei jedoch nicht als von prohairetischen Einstellungen ausgenommen betrachtet werden. Eine Person kann beispielsweise gute Gründe haben, sich für eine Wahloption zu entscheiden, die ihr Schmerzen ersparen wird.[90] Auch ist wichtig zu verstehen, dass es sich bei Präferenzen nicht um Überzeugungen oder emotive Einstellungen handelt. Wir können „[…] theoretische (Gründe für Überzeugungen), praktische (Gründe für Handlungen) und emotive (Gründe für Einstellungen) […]"[91] haben. Es kann allerdings sein, dass es für meine Überzeugungen, unabhängig meiner selbst vorgebrachten Gründe, keine guten Gründe gibt. Letztendlich wäre somit meine Überzeugung nicht begründet.[92] Wir könnten auch sagen, der Grund, den ich für meine Überzeugung anführe, stellt sich schlussendlich als kein Grund heraus. Positiv formuliert bedeutet das, Überzeugungen sind Meinungen und Personen können begründen, warum sie diese oder jene Meinung haben.[93] Dementsprechend wäre es laut Nida-Rümelin sinnvoller, in unserem sprachlichen Gebrauch anstelle von subjektiven Gründen, besser von Überzeugungen zu sprechen.[94] Der Ausdruck „subjektive Gründe" ist nämlich nicht ganz ungefährlich. Er könnte zum Missverständnis führen, Gründe wären Ausdruck von bloßen Meinungen. Doch es geht darum, als Teilnehmer des Gründeabwägens, der Diskussion von Gründe-Geben und Gründe-Nehmen zuzuhören und über den Sachverhalt der Begründung eine Übereinstimmung zu finden.[95] Objektive Gründe können zwar nach den oben genannten Kategorien unterschieden werden, schlussendlich bleibt „[…] die Form der Deliberation theoretischer, praktischer und auch emotiver Gründe unverändert."[96]. Die normative Form des Gründe-Gebens und Gründe-Nehmens zeigt sich in allen Gründen gleichermaßen. Eine Person ist zudem irrational, wenn sie trotz guter Gründe für X, nicht von X überzeugt ist.[97] Objektive Gründe können von

90 Vgl. ebd.: S. 4.

91 Ebd.: S. 3.

92 Vgl. ebd.: S. 4.

93 Vgl. ebd.: S. 41.

94 Vgl. ebd.: S. 4.

95 Vgl. Nida-Rümelin (2006): *Gründe und Lebenswelt. Beitrag zum DFG-Rundgespräch „Lebenswelt in Wissenschaft, Ethik und Politik"*: https://www.philosophie.uni-muenchen.de/lehreinheiten/philosophie_4/dokumente/jnr_gruende_lebnswlt.pdf. [16.09.2023] Hier Seite 2.

96 Nida-Rümelin 2020: S. 4.

97 Ebd.: S. 47.

rationalen Vernunftwesen erkannt werden. Dadurch ist es uns möglich, am Austausch des Gründe-Nehmens und Gründe-Gebens teilzunehmen. Dieses *„Spiel des Gründe-Gebens und –Nehmens“*[98] ist lebensweltliches Phänomen und normativ. Das bedeutet auch, dass die normative Verbindlichkeit von Gründen nicht erst durch von außen zustoßende moralische Theorien begründet werden. Wir haben eine lebensweltliche Verständigung über die von uns akzeptierten Regeln. Ein Versprechen einzuhalten ist normativ lebensweltlich und die Frage danach, warum wir ein Versprechen einhalten, ist nicht durch eine von außen zu suchende ethische Theorie zu beantworten. Unsere ethischen Untersuchungen setzen lebensweltlich an, sprich an dem Punkt, an dem von uns etablierte Regeln oder auch die Veränderung von ihnen mit anderen im Konflikt stehen. An dieser Stelle beginnt die Deliberation von Gründen auf Basis unserer lebensweltlichen Normen.[99]

Bevor wir uns nun konzentrierter dem Freiheitsbegriff Nida-Rümelins zuwenden, können wir alle relevanten Punkte in einem Zitat noch einmal zusammenfassen. Wir als Vernunftwesen und die Rolle der nichtnaturalistischen, normativen Gründe im Kontext von Freiheit, Verantwortung und Handlung, können als Konzept wie folgt zusammengefasst werden:

> Als Wesen, die von Gründen affiziert werden, die Gründe anführen für Überzeugungen, Handlungen, aber auch für Gefühle sind wir *rational, frei* und *verantwortlich.* Unsere *Rationalität* ist Ausdruck der Fähigkeit, Grunde abzuwägen, unsere *Freiheit* äußert sich darin, dass wir, je nach dem Ergebnis dieser Abwägungen (Deliberationen), Meinungen ausprägen und Entscheidungen treffen, und wir sind *verantwortlich* für das, was uns als Ergebnis der Deliberationen von Gründen zugeschrieben werden kann.[100]

Bei der Betrachtung Nida-Rümelins Freiheitsbegriffs ist zunächst essentielles Element, dass wir laut ihm keinem naturwissenschaftlichen Determinismus auferlegt sind. Gemäß solch einem Determinismus funktioniert beispielsweise das bekannte Libet-Experiment, das als Ergebnis eine neuronale Vorbestimmung behauptet. Kurz zusammengefasst sollten sich bei diesem Experiment die Teilnehmer die Uhranzeige auf einer ablaufenden Uhr merken, sobald sie das Bedürfnis hatten, ihre Hand zu heben. Als Fazit des Experiments wurde behauptet, dass bereits vor einer getroffenen Entscheidung (hier: wann die Hand gehoben wird), unser motorisches Zentrum die Bewegungsausführung vorbereitet. Demgemäß wären wir Wesen ohne feststellbaren freien

98 Ebd.: S. 40. Hervorhebung im Original.

99 Vgl. ebd.: S. 54f.

100 Nida-Rümelin 2011: S. 8. Hervorhebung im Original.

Willen, sondern immer schon aufgrund unserer Gehirne determiniert. Unsere Gehirne würden somit angeblich unsere Entscheidungen festlegen, so dass es nicht „wirklich“ wir sind, die entscheiden, sondern nur unsere Neuronen. Dabei handelt es sich laut Nida-Rümelin jedoch um Willkür-Entscheidungen, da das Experiment so aufgebaut ist, dass es den Teilnehmern egal ist, wann sie handeln.[101] Und solch Willkürfreiheit ist *nicht* von Gründen *geleitet*. Willkürfreiheit unterscheidet sich von Freiheit insofern, dass im Status der Willkürfreiheit getroffene Entscheidungen willkürlich getroffen werden aufgrund der Indifferenz zwischen Wahlmöglichkeiten. Beispielsweise bin ich indifferent zwischen den Handlungsmöglichkeiten 1. jetzt die Hand heben oder 2. erst in ein paar Sekunden die Hand heben. Ich werde mich zwar entscheiden, doch diese Entscheidung ist willkürlich, allerdings nicht zufällig. Auch bei Willkürfreiheit sind Gründe von Bedeutung.[102] Graduell betrachtet wäre Willkürfreiheit der Punkt, an dem alle gründe-geleiteten Phänomene, wie beispielsweise Überzeugungen, keine Rolle spielen. Umso mehr Gründe eine Rolle bei einer Entscheidung spielen, umso höher die Freiheit. Am anderen Ende des graduellen Freiheitsstrahls befinden sich dann lebensessentielle Entscheidungen. Also solche Entscheidungen, die das individuelle Lebensmuster ausmachen, wie beispielsweise die Studiums- oder Berufswahl. Dennoch ist an jedem Punkt des Strahls Intentionalität gegeben, so dass Personen ihre Handlung immer als die eigene identifizieren können. Gerade Handlungen, die nicht von einem selber bewusst und intentional gesteuert sind, fühlen sich daher fremdbestimmt an. Dies kann beispielsweise beim Tourette-Syndrom beobachtet werden, einer Krankheit, bei der die Betroffenen unter motorischen und vokalen Tics leiden, die sich ihrer Kontrolle entziehen. Die dabei vorkommenden ruckartigen Bewegungen oder vokalen Laute und Wörter sind von Tourette-Patienten nicht intentional gesteuert, sondern werden aufgrund einer Fehlfunktion im zentralen Nervensystem ausgelöst. Im Umkehrschluss ist jede Willkürentscheidung trotzdem intentional, da sie unabhängig ihrer Trivialität von einem selber gesteuert wurde. Bei der trivialen Entscheidung, ob ich nun aufstehe oder erst in einer Minute ist die Entscheidung, gleich aufzustehen, meine und unabhängig der Unbedeutsamkeit nicht zufällig, sondern intentional. Im Gegensatz dazu ist eine Handbewegung als Tic, nicht die meinige und ohne Intentionalität ausgeführt. Durch die Betrachtungen von Willkürfreiheit und gründe-geleiteter Freiheit können wir festhalten, dass die Libet-Experimente kein Beweis für naturwissenschaftliche Determiniertheit sind. Die Gründe, die jeder hat, also gemäß denen man sich verhält, spielen genuin eine Rolle

101 Vgl. Nida-Rümelin 2012b: S. 20.
102 Vgl. ebd.

und sind keine Reduktion naturwissenschaftlicher Tatsachen. Gründe wirken durch Freiheit und durch die menschliche Freiheit erhalten unsere Gründe Wirkkraft. Daher können Gründe keine bloßen Kausalrelationen im naturwissenschaftlichen Sinn sein. Gründe sind nicht naturalisierbar und Freiheit „[…] besteht in der *naturalistischen Unterbestimmtheit unserer Handlungs- und Urteilsgründe.*"[103]. Wir können Gründe nicht in naturwissenschaftliche Bestimmungen übersetzen. Somit kann der Naturalismus im Sinne, dass mithilfe der dem Naturalismus innewohnenden Gesetze das menschliche Handeln erklärt wird, entkräftet werden. Gründe-Nehmen und Gründe-Geben, sowie sich von Gründen affizieren zu lassen, sind Ausdruck des Humanismus.[104] Es ist nämlich gerade der Fall, dass das Deliberieren selber kein Ausdruck von kausalen Prozessen ist. Deliberieren ist nicht kausal, allerdings wird eine abgeschlossene Deliberation kausal wirksam in der Welt, wenn die daraus getroffene Entscheidung in der Welt real wird. Beispielsweise hat meine getroffene Entscheidung, lieber heute anstatt morgen spazieren zu gehen, bei gleichzeitig umgesetzter Handlungsaktivität, einen Einfluss auf das Weltgeschehen. Auch hat mein Ergebnis des Gründeabwägens, welcher Tag sich besser zum Spazierengehen eignet, eine kausale Wirkung innerhalb meiner Lebenswelt. Das Deliberieren ist dabei jedoch nicht determiniert und auch das Ergebnis ist nicht vorgegeben. Demnach ist das Gründeabwägen nicht in algorithmischen Strukturen denkbar.

Aufgrund der bestätigten Verneinung des naturalistischen Determinismus sind wir für unsere Handlungen und Überzeugungen verantwortlich. Unsere Freiheit bestimmt sich gerade durch unsere Verantwortung für unser eigenes Gründeabwägen: „Die Freiheit des Individuums äußert sich darin, dass es selbst die Verantwortung für praktische Deliberation hat, als Autorin oder Autor des eigenen Lebens."[105]. Und da Gründe die *strukturelle Rationalität* dadurch bestimmen, dass das Gründeabwägen den strukturellen Kontext ergibt, ist die vorausgesetzte Freiheit, damit besagte strukturelle Rationalität vorhanden

---

103 Nida-Rümelin [2005] 2012: S. 35. Hervorhebung im Original.

104 Vgl. dazu Nida-Rümelin [2005] 2012: Kapitel 5, §3.

Anm.: Humanismus kann daher kein Naturalismus sein. Im Naturalismus sind alle Gegebenheiten auf naturwissenschaftlicher Basis beschreibbar. Doch überall dort, wo Gründe sind, kommen die technischen Strukturen von naturwissenschaftlichen Erklärungen oder Mustern an ihre Grenzen. Vgl. dazu Nida-Rümelin, J. (2012a): Erwiderung auf Volker Gerhardt; in: Sturma, D. (Hrsg.): *Vernunft und Freiheit. Zur praktischen Philosophie von Julian Nida-Rümelin*; Berlin/Boston: Walter de Gruyter; S. 341–345.

Zur Erkennung dieser Grenzen dienen drei Merkmale von Gründen: „Normativität, Objektivität und Nicht-Algorithmizität". Ebd.: S. 342.

105 Nida-Rümelin 2020: S. 9.

ist, „[...] die der Deliberation, der Abwägung theoretischer und praktischer Gründe."[106]. Dabei sind theoretische, praktische (und auch emotive) Gründe weitestgehend kommensurable Begriffe. Wie bereits formuliert, meinen theoretische Gründe Überlegungen und praktische Gründe Handlungen. Der Abschluss jeder Gründedeliberation stellt eine Entscheidung dar.[107] Rationale Wesen gelangen am Ende ihrer Gründeabwägung zu einer Entscheidung und ihr Verhalten gemäß der Entscheidung lässt die Entscheidung real werden. Eine tatsächlich vorhandene Entscheidung repräsentiert sich in ihrer Umsetzung. Hier offenbart sich ferner Rationalität des Akteurs:

> Wer gute Gründe für x hat, aber x nicht realisiert (sich die betreffende Überzeugung nicht zu eigen macht, die betreffende Handlung nicht vollzieht, eine bestimmte emotive Einstellung nicht hat), der ist in dieser Hinsicht irrational. Gründe konstituieren die Vernünftigkeit einer Person.[108]

Auch ausgeführte Entscheidungen sollten jedoch nicht als Einzelfälle betrachtet werden, sondern es braucht eine rational-theoretische Einbettung. Damit ist gemeint, dass wir als rational handelnde Akteure über die Zeit hinweg, gerade auch durch die Gründe, die wir anführen, als personale Subjekte identisch bleiben. Es gibt eine (zeitliche) Kohärenz in unserem Gründeanführen.[109] Wir können uns und auch andere gerade auch durch diese Kohärenz erkennen. Unsere personale Identität zeigt sich durch das Erkennen von uns in unserer Kohärenz in unterschiedlichsten Begründungsspielen. Somit manifestiert sich eine Person als das, was sie über diese Struktur hin zu ihrer Lebensform ist. In dieser Ordnung zeigt sich im Übrigen auch, worin zeitlich fixierte Wünsche mangelhaft gegenüber Gründen sind. Wie bereits in der Kritik gegenüber Frankfurts Begründung der Wünschehierarchie als Personenmerkmal und der Behauptung, Wahlmöglichkeit sei für die Zuordnung von Verantwortung nicht relevant zu vermerken war (vergleiche Kapitel 3.1.2.2), sind Wünsche oder auch Neigungen in einem jeweiligen Augenblick zu kurzgefasst, um tatsächliche Identität oder Struktur der Person feststellen zu können. Die praktische Lebensform jedes Einzelnen ergibt sich also durch konstante Gründe, wodurch sich wiederum personale Identität zeigt. Außerdem äußert sich alleine schon „[i]m Abwägen von Gründen [...] der (rationale)

106 Nida-Rümelin [2005] 2012: S. 36f.

107 Vgl. Nida-Rümelin 2012b: S. 20.

108 Nida-Rümelin 2020: S. 4f.
Anm.: Siehe dazu auch die Kritik an Frankfurts Theorie der Willenshierarchie aus Kapitel 3.1.2.2.

109 Vgl. Nida-Rümelin 2020: S. 7f., Nida-Rümelin 2012b: S. 14ff.

Kern unserer personalen Identität. […] Wir können uns […] nicht von unseren Deliberationen distanzieren, diese sind in einem starken Sinne immer unsere eigenen, wir identifizieren uns als Personen mit diesen."[110]

Zum Schluss dieses Kapitel gehe ich noch einmal auf den Begriff „Handlung" ein. Wie bereits erwähnt, sind wir unter anderem durch Abwesenheit des naturwissenschaftlichen Determinismus für unsere Handlungen verantwortlich. Laut Nida-Rümelin sind wir „[…] für *alle* unsere Handlungen verantwortlich."[111] Die Besonderheit in dieser These liegt darin, dass nicht alles, was als Handlung erscheint auch tatsächlich eine ist. Einfach formuliert: Nicht alles, was wir tun, sind auch Handlungen. So sind auch Körperbewegungen nicht automatisch Handlungen, sondern nur solche, denen Intentionen vorausgehen. Auch hier dient uns das Tourette-Syndrom als anschauliches Beispiel. Wir müssen demnach Ereignisse mit Handlungscharakter identifizieren, um von Handlung und insofern daraus folgender Verantwortung sprechen zu können. Mein bereits genanntes Überfall-Beispiel mit Möglichkeiten „A Geld hergeben" oder „B erschossen werden", dient in abgeänderter Form der Veranschaulichung: Nida-Rümelin selbst schreibt von einem Passanten, der die Handlungsalternativen hatte, entweder sein Geld her zu geben oder es sein zu lassen, wobei der Passant jedoch während des Überfalls mit einem Messer *bedroht* wird.[112] Der Unterschied liegt in der *potentiellen Endgültigkeit*: In dem von mir formulierten Beispiel, ist durch Wahl von Option B (erschossen werden) paradoxerweise Option A (Geld hergeben) keine Wahlmöglichkeit mehr. Wählt der Passant B, fällt durch sein Ableben auch Option A weg. Das heißt, wir haben hier keine tatsächliche Wahlmöglichkeit und demnach keine adäquate Optionenmenge. Ein Phänomen, welches im nächsten Kapitel detailliert untersucht ist. Für den Moment ist wichtig zu verstehen, worin sich das Beispiel von Nida-Rümelin mit dem von mir beschriebenen Beispiel unterscheidet. In Nida-Rümelins dargestelltem Szenario wird der Passant mit einem Messer konfrontiert, *wobei offenbleibt, wie die Situation ausgehen wird.* Für Nida-Rümelin ist dies ausreichend, um von Handlung sprechen zu können und demnach für die Konsequenzen dieser Handlung verantwortlich zu sein. Er sieht den Fehler darin, dass eine Handlung mit Drohung (also eine Reaktion auf eine Drohung) meist als eine Situation *ohne* Handlungsalternativen interpretiert wird, was er verneint. Laut Nida-Rümelin bietet äußerer Zwang nicht genug Begründung, um die Abwägungsmöglichkeit zu verneinen. Allerdings sind hierbei nicht alle Handlungen beziehungsweise die daraus folgende

---

110 Nida-Rümelin 2011: S. 33f.

111 Ebd.: S. 25. Hervorhebung im Original.

112 Vgl. dazu Nida-Rümelin 2011: S. 25f.

genuine Verantwortlichkeit immer als moralische aufzufassen.[113] Somit haben wir zwar für alle Handlungen Verantwortung, jedoch ist dabei nicht jede Verantwortung moralischer Natur. Dies liegt an der Schwierigkeit, moralische von außermoralischen Gründen abzugrenzen. Daher bezieht sich

> [d]er unauflösliche Zusammenhang zwischen Handlungs- und Verantwortungsbegriff […] nicht auf alle Verantwortungsformen […]. Es ist der intentionale Charakter eines Verhaltens, das dieses zu einer Handlung werden lässt.[114]

Durch *vor* der eintretenden Handlung vorausgehende Absicht(en) äußert sich diese Intentionalität. Und nochmal zur Erinnerung: Hier bildet sich die Entscheidung. Aller Abschluss einer Deliberation ist eine Entscheidung. Eine Entscheidung ist der Abschluss des Gründeabwägens und das folgende Verhalten die Überprüfung, ob es eine tatsächliche Entscheidung gab. Somit ist für Handeln elementar, dass einerseits unter Absichtlichkeit auch wirklich gehandelt wird und andererseits vor ausgeführten Handlungen eine vorausgehende Absicht zum Gründeabwägen auszumachen ist.

3.2.2 *Joseph Raz: Adäquate Optionenmenge*

Die Bedeutung gegebener Wahlmöglichkeiten für Autonomievorhandensein wurde bereits öfter angesprochen. Dabei konnte festgestellt werden, dass das Prinzip der alternativen Möglichkeiten (PAP)[115] für die Zuordnung eines verantwortlichen und freien Handelns erforderlich ist. Nun können wir weiter analysieren, wie vorhandene Wahlmöglichkeiten im besten Fall aufgebaut sein sollten. Ist die Qualität möglicher Optionen relevant? Und wenn ja, wie können wir diese Qualität erkennen? Hierbei ist das Prinzip der *adäquaten Optionenmenge* wesentlich, welches nun in diesem Kapitel vorgestellt wird, um meine Autonomiedefinition weiter bilden zu können.

Der Begriff „adäquate Optionenmenge" ist eine Übersetzung des englischen Begriffs „Adequacy of Options"[116] von Joseph Raz. Raz schreibt der adäquaten Optionenmenge eine starke Bedeutung für Autonomieidentifikation zu, indem sie eine von drei Bausteinen seiner Definition personaler Autonomie darstellt. Dabei ist Konzentration auf *personale Autonomie* elementar, die laut ihm als „[…] the ideal of free and conscious self-creation"[117] formuliert ist. Um eigene Selbstentfaltung erreichen zu können, wird die Fähigkeit zur Autonomie

---

113 Vgl. Nida-Rümelin 2011: S. 30.
114 Ebd.
115 Vergleiche Kapitel 3.1.2.2.
116 Raz, J. [1986] 2009: *The Morality of Freedom*; Oxford: Clarendon Press. Hier Seite 373.
117 Ebd.: S. 390.

(„capacity of autonomy“[118]) benötigt. Diese Fähigkeit[119] ergibt sich aus drei Bedingungen, wobei eine davon die genannte adäquate Optionenmenge darstellt. Weitere Voraussetzungen sind *angemessene geistige Fähigkeiten* („appropriate mental abilities“[120]) und *Unabhängigkeit* („independence“[121]). Gemäß Raz ist personale Autonomie ein idealer Zustand, der mit einem autonomen Leben gleichzusetzen ist[122], welches durch die Fähigkeit zur Autonomie erlangt werden kann. Somit kann gemäß seinem Autonomieverständnis, Autonomie nicht ausschließlich als innere Fähigkeit verstanden sein, sondern zudem als zu erreichender Endzustand.

Raz formuliert Autonomie zwar als idealen Zustand, jedoch zugleich als Tätigkeit. So müssen sich Personen die genannten Autonomiebedingungen unter anderem durch immer wieder getätigte Entscheidungsprozesse *antrainieren*. Zur Erfüllung eines autonomen Lebens gehören einerseits selbstständig getroffene Entscheidungen, die sich auch in der Wahl der Beschaffenheit des eigenen Lebens widerspiegeln sollen. Andererseits fängt diese Struktur bereits bei kognitiver Auseinandersetzung (demnach auch einer Deliberationsstruktur) zwischen mehreren Handlungsmöglichkeiten an.[123] Demzufolge ist laut Raz eine Person, die ihr ganzes Leben lang keine wesentlichen Entscheidungen getroffen hat, keine autonome Person.[124] Er fügt jedoch hinzu, dass Personen an fehlenden Entscheidungsdeliberationen nicht unbedingt selber schuld sein müssen: *Wenn die von außen eingeräumten Optionenmengen nicht ausreichend adäquat sind, kann infolgedessen kein autonomes Lebensmuster entwickelt werden.*[125] Das autonome Lebensmuster steht für sich und ist dennoch Teil personaler Autonomie. Ferner versteht Raz unter kognitiven Fähigkeiten erstens ein Minimum an Rationalität und zweitens eine mentale Kompetenz, wie beispielsweise überhaupt die Qualifikation zu besitzen, Pläne schmieden zu können. Denn ohne diese langfristigen Kriterien wäre schließlich

118 Ebd.: S. 372.

119 Vgl. dazu Raz [1986] 2009: S. 372: „I am using ‚capacity' in a very wide sense. Perhaps it is better called ‚conditions' of autonomy. I will use both expressions on occasion.“

120 Ebd.: S. 372.

121 Ebd.

122 Ebd.: „The ideal of autonomy is that of the autonomous life.“

123 Vgl. ebd.: S. 204.
Anm.: Ähnlich formuliert auch Beate Rössler bezüglich einer Bedeutungszuordnung von Freiheit und Autonomie: „[M]an würde eine Person, die einfachhin ohne Nachdenken auch wichtige Entscheidungen trifft, ohne sich dabei die Frage zu stellen, wie sie leben möchte, nicht unfrei nennen, wohl aber nicht autonom.“ Rössler 2003: S. 328.

124 Vgl. Raz [1986] 2009: S. 204.

125 Vgl. ebd.: S. 373.

eine autonome Lebensplanung von Vornherein ausgeschlossen.[126] Mit seiner letzten Autonomie-Bedingung „Unabhängigkeit“ meint Raz die Abwesenheit von Zwang oder Manipulation. Alles bereits Formulierte wäre ohne den Faktor Unabhängigkeit real nicht ausführbar. Jede Umsetzung einer gewählten Optionenauswahl, sowie der kognitive Leistungsprozess der Entscheidungs-Deliberation, wären unmöglich.[127] Raz Fähigkeitsbedingungen zeigen deutlich die Notwendigkeit bestimmter Lebensraum-Merkmale von Personen auf:

> [A] person lives autonomously if he conducts himself in a certain way and lives in a certain environment, an environment which respects the condition of independence, and furnishes him with an adequate range of options. The autonomous life depends not on the availability of one option of freedom of choice. It depends of the general character of one's environment and culture. For those who live in an autonomy-supporting environment there is no choice but to be autonomous: there is no other way to prosper in such a society.[128]

Wenn wir von Individuen personale Autonomie verlangen, müssen die Rahmenbedingungen zur Ausführung auch gewährleistet sein. Die Forderung, eigenes Leben selbstständig in die Hand zu nehmen und dabei autonom zu leben, impliziert eine notwendige Unterstützung zur Ausbildung der Autonomiefähigkeiten.

Wie bereits erwähnt, formuliert Raz Autonomie als idealen Zustand beziehungsweise spricht er auch von einem Ideal der personalen Autonomie. Wesentlich ist bei seiner Theorie dabei der Gedanke, dass es *nicht* um einen *objektiven* Idealzustand geht. Das Leben, das sich jeder Einzelne aussucht zu leben, wird im Moment des Wählens autonom, sowie der Wähler in dem Moment autonom wird, in dem er sich für seinen Lebensinhalt entscheidet. Auch an dieser Stelle beschreibt Raz ein paar Merkmale dieser Lebensmusterwahl. Beziehungsweise wird durch seine weitere Schilderung deutlich, dass laut Raz keine speziellen Merkmale für solch eine Wahl existieren müssen. So muss die Entscheidung des eigenen Lebensmusters nicht starr sein. Auch müssen personale Talente nicht gefördert und auch nicht nach diesen ausgerichtet gelebt werden. So bedeutet der Inhalt eines autonomen Lebens nicht, dass beispielsweise ein musikbegabter Mensch Musiker werden muss.[129] Es ist die autonome Wahl (nach Raz Worten: es ist das Ideal der Autonomie), das

---

126 Vgl. ebd.

127 Vgl. ebd.: S. 377.

128 Ebd.: S. 391.

129 Anm.: Diese Überzeugung teilen bei Weitem nicht alle. Wir werden später sehen, inwiefern beispielsweise Ronald Dworkin Argumente vorbringt, laut denen eine Person dann autonom lebt und ist, wenn sie ihr Leben an ihren Talenten ausrichtet.

eigene Leben mit seinen Inhalten selbst zu wählen. Dabei gibt es kein schlechteres oder besseres Leben, die eigen gewählten Strukturen sind nicht zu werten. Beispielsweise ist ein intellektuell gewähltes Leben nicht mehr wert als ein nicht-intellektuelles.[130] Es geht fundamental schlicht um die eigene Wahl und wie diese innerhalb der gelebten Gesellschaft umsetzbar ist.

Nach diesem groben Umriss über Raz Autonomieverständnis sehen wir uns nun detaillierter sein Kriterium der „Angemessenheit von Optionen" an, woraus sich später das von mir formulierte Überprüfungsmerkmal „adäquate Optionenmenge/Wahlmöglichkeit" ergeben wird, anhand dem wir autonome wie auch nicht-autonome Situationen identifizieren können. Raz führt zunächst Beispiele auf, um sich der Antwort nach der Frage, welche Kriterien für Bestimmung der Angemessenheit der Optionenmenge wichtig sind, zu nähern. Eines der Beispiele beschreibt einen Mann, der in eine Grube gefallen ist (The Man in the Pit[131]) und dort den Rest seines Lebens verbringt. Er kann die Grube zwar nicht verlassen, aber immerhin ist genug Essen vorhanden, so dass er weder verhungern, noch unter Essensmangel leiden muss. Allerdings hat er kaum Beschäftigungsmöglichkeiten und durch die Größe der Grube ist ihm kaum Bewegung möglich. Aufgrund der Beschaffenheit dieser Situation sind seine Handlungswahlmöglichkeiten beschränkt auf beispielsweise „jetzt essen oder später" oder „jetzt schlafen oder später" oder „jetzt essen oder schlafen" oder „jetzt Bein kratzen oder nicht oder später". Theoretisch ließen sich viele Wahlmöglichkeiten aus der Situation bilden. Entscheidend ist jedoch, dass jede dieser möglichen Optionenmengen *keine adäquate* und demzufolge das Leben des Mannes in der Grube kein autonomes ist. Die Optionen sind nicht adäquat, weil sie in sich trivial sind. Sie sind kurzfristig und bedeutungslos, da sie keine besonderen Auswirkungen auf sein gesamtes Leben haben (mit Ausnahme, er entschließe sich, zu verhungern). Doch laut Raz gibt es auch Handlungsmöglichkeiten, die besonders bedeutungsschwer sind und gerade deswegen keine adäquate Optionenmenge gegeben ist, wie sein zweites Beispiel zeigt: Eine Frau ist auf einer kleinen Insel gestrandet und wird von einem fleischfressenden Tier rund um die Uhr gejagt. Durch den permanenten Überlebenskampf ist die Frau durchgehend an ihren psychischen und physischen Grenzen. Ihre Gedanken und Handlungen sind an nichts Anderes gebunden, als ans Überleben und Entkommen vor dem Biest. Laut Raz sind alle Entscheidungen der Frau in ihrer Konsequenz potentiell katastrophal. Alle ihre Entscheidungen sind an die Möglichkeit zu sterben geknüpft, während sie gleichzeitig im ständigen Überlebenskampf steckt. Deshalb hat

130 Vgl. Raz [1986] 2009: S. 371.

131 Vgl. ebd.: S. 373f.

auch sie trotz gegebener Wahlmöglichkeit kein autonomes Leben, aufgrund der Wertigkeit ihrer Optionen. Gemäß Raz müssen Wahlmöglichkeiten, damit sie als adäquat eingestuft werden können, mehrere Merkmale aufweisen. Erstens sollten (betrachtet auf den Lebenskontext einer Person) die Optionen einen Mix aus den oben genannten zwei Beispielen beinhalten. Demnach sollten also langfristige und auch bedeutungsvolle Entscheidungen getroffen werden können, ebenso wie kurzfristige, die nicht an potentiell-katastrophale Konsequenzen geknüpft sind. Die angemessene Wahlmöglichkeit auf beiden Ebenen garantiert laut Raz die Kontrolle in allen Bereichen unseres Lebens. Und gerade diese Tatsache macht die Grundidee aus, nach der jeder eigener Autor des eigenen Lebens ist.[132]

Dafür ist zudem eine *Vielfalt* an Optionen nötig. Die gegebenen Optionen müssen vielfältig sein, und zwar nicht bezüglich ihrer Anzahl, sondern bezüglich ihrer *Unterschiedlichkeit*. Vielfalt meint nicht Anzahl, sondern Unterschiedlichkeit. Über eine Überprüfung mithilfe des sogenannten Vielfalttests („test of variety“[133]) können wir zudem Selbstverwirklichung[134] von Autonomie unterscheiden. Wie bereits erwähnt, ist für Raz nicht die Verwirklichung von Talenten ausschlaggebend für ein autonomes Leben. Eine autonome Person kann sich entscheiden, ob sie sich selbst verwirklichen oder ob sie ihr Leben anderes gestalten möchte. Das Vorhandensein von Autonomie begründet sich essentiell darin, dass es *überhaupt* die Möglichkeit zur Wahl der Selbstverwirklichung gibt. Aus diesem Grund ist die Überprüfung der gegebenen Optionen elementar. Denn, wenn eine Person ihre Selbstverwirklichung nicht wählen könnte, wäre sie nicht autonom. Aber: Kann sie sie wählen und wählt sie sie, ist sie genauso personal autonom wie wenn sie sie wählen kann, aber nicht wählt. Außerdem ist laut Raz für eine adäquate Optionenmenge die Abwesenheit von permanent existentiellen Entscheidungen notwendig. Er beschreibt eine solche Entscheidungswahlsituation, wenn alle wählbaren Optionen, außer einer Option, vermutlich zum Ende des eigenen Lebens führen würden. Auch die von mir bereits angeführte Illustration des Straßenüberfalls kann als solche Situation gekennzeichnet werden. Angenommen zu den Optionen „A Geld her“ und „B erschossen werden“ würde noch „C erstochen werden“ hinzukommen, ändert die bloße Optionenanzahl und auch die Optionenerweiterung nichts daran, dass nur eine der gegebenen Optionen in

132 Vgl. ebd.: S. 374.

133 Ebd.: S. 376.

134 Anm.: Raz schreibt „self-realisation“. Später im Text führt er weiter den Begriff „self-creation“ ein, der jedoch etwas anderes meint: „Personal autonomy is the ideal of free and conscious self-creation“. Ebd. S. 390.

diesem Szenario das Potential des Weiterlebens beinhaltet. Auch sehen wir an diesem Beispiel, wie wir den Vielfaltstest anwenden können: Die bloße Anzahl an Optionen bleibt irrelevant, solange keine adäquaten (oder in diesem Fall vielfältige, also unterschiedliche) Optionen gegeben sind. Option B und Option C sind in ihrer Eigenschaft nahezu identisch, indem beide zum Tod führen und sind daher nicht vielfältig genug. Würden beispielsweise noch die zusätzlichen Optionen hinzukommen „D Uhr hergeben" und „E Kette hergeben" sind auch diese aufgrund des Vielfaltstests als nicht-adäquat einzustufen. Die Wahlmöglichkeiten zwischen entweder Geld oder Uhr hergeben sind sich zu ähnlich.

Ähnlich wie Nida-Rümelin ist auch Raz der Ansicht, dass ein autonomer Akteur eine gewisse konstante Persönlichkeit („integrity"[135]) aufweisen muss, wobei sich bei Raz solch Permanenz durch das Erkennen der Verhaltensstruktur des Akteurs ergibt. Der autonom Handelnde bleibt in gewisser Weise in seiner Person konstant durch die Treue zu sich, die sich bei seinen Entscheidungen manifestiert. Dabei spielt vor allem auch der persönliche Bezug zu den gewählten Optionen eine Rolle: „To be autonomous one must identify with one's choices, and one must be loyal to them."[136]

Schauen wir uns abschließend noch einmal genauer das Kriterium *Unabhängigkeit* an, das insbesondere auch für die adäquate Optionenmenge nicht unbedeutend ist. Um das Merkmal der Unabhängigkeit nachzuvollziehen, beschreibt Raz die davon gegenteiligen Komponenten Zwang und Manipulation. Er legt die Behauptung dar, dass Zwang die Möglichkeiten einer Person einschränken würde, wodurch diese Optionen *unter* die Angemessenheitsgrenze fallen. Demensprechend ist Zwang der Grund, wodurch die Adäquatheit einer Optionenmenge verhindert wird. Gemäß Raz ist allerdings nicht jede zwang-behaftete Situation immer gleich ein Indiz für das Abhandensein einer adäquaten Optionenmenge. Eine Person könnte gezwungen werden, aus gegebener Optionenmenge eine Option *nicht* wählen zu dürfen, alle anderen Optionen stehen jedoch frei zur Wahl. Demnach beispielsweise: aus A, B und C dürfen nur A oder C gewählt werden. Obwohl laut Raz solche Situationen durch das Entfernen von Optionen zwang-behaftet sind, können die Optionen adäquat bleiben. Angenommen Person X möchte an einer Eisdiele eine Kugel Eis kaufen und X wird gezwungen, nicht die Option Erdbeereis E zu wählen (vielleicht, weil diese Sorte ausverkauft ist). Wenn X nicht vor hatte E zu wählen oder X darin indifferent ist, welche Eissorte X essen möchte, bleibt die Optionenmenge dennoch adäquat.

135 Ebd.: S. 381.
136 Ebd.: S. 382.

Ich wende hier allerdings ein, dass es sich in solchen Szenarien womöglich gar nicht um Zwang handelt und es doch gerade die Identifizierung von Zwang ist, die Optionen als nicht-adäquat entlarvt. Bevor ich untersuche, inwiefern wir Zwang identifizieren können und was wir darunter verstehen (sollten), möchte ich zunächst noch einmal mögliche Szenarien ohne Wahlmöglichkeit (ohne PAP) heranziehen und beleuchten. Ich vermute nämlich, dass Autonomie möglich sein kann, auch wenn nur eine Option „wählbar" ist, wenn diese „Wahl" keine zwanghafte ist. Ich habe zwar an anderer Stelle in dieser Arbeit die eindimensionale Option als Autonomiemöglichkeit verneint und bei dieser Position bleibe ich auch weiterhin. Ich vermute jedoch, dass wir bestimmten Szenarien *fälschlicherweise* die Abwesenheit von Wahlmöglichkeit *vorwerfen.* Es gibt Situationen, in denen die vorgeworfene Optionenmengen-Abwesenheit in Wirklichkeit keine Abwesenheit ist und es nur den Anschein hat, als wäre keine Wahlmöglichkeit gegeben. Somit behaupte ich demnach nicht, dass auch ohne PAP Autonomie gegeben sein kann. Sondern es handelt sich von Vornherein gar nicht um Abwesenheit von Wahlmöglichkeiten. Beispielsweise handle ich selbstbestimmt, wenn ich ein Eis bei einer Eisdiele kaufe und es nur eine einzige Sorte gibt, mir allerdings egal ist, welche Sorte ich essen werde. Oder die vorhandene Sorte diejenige ist, die ich eh gewählt hätte, selbst wenn es zehn weitere Sorten gegeben hätte. Auch ein schulpflichtiger Schüler hat zwar nicht die freie Wahl zur Schule zu gehen oder nicht. Ihm bleibt immer nur die eine Option, zur Schule zu gehen. Wenn besagter Schüler jedoch gerne in die Schule geht, ist die Abwesenheit der Möglichkeit, zu Hause zu bleiben, für seinen autonomen Zustand irrelevant. Demnach nimmt der Schüler den Zwang, jeden Tag in die Schule zu müssen, nicht als Zwang wahr. Die Auswirkung einer generell vorhandenen oder nicht vorhandenen Wahlmöglichkeit und ihrer Qualität hängt also auch mit den Präferenzen der „wählenden" Person zusammen. Haben wir nur eine Wahlmöglichkeit, also demnach bei genauer Beschreibung keine Wahl, da es nur eine Option zu „wählen" gibt, muss dies nicht automatisch zwang-behaftet sein. Bei der Illustration in der Eisdiele könnte man zwar einwenden, der Kunde könne ohne ein Eis zu kaufen wieder gehen. Somit wären allerdings wieder zwei Wahlmöglichkeiten gegeben. Der Schüler hat allerdings immer nur die Wahl, zur Schule zu gehen. Schlussendlich ist vor allem jedoch der Bezug zu den eigenen Präferenzen einer potentiellen Wahlmöglichkeit ausschlaggebend. *Durch personale Präferenzen können sich Wahlmöglichkeiten und insbesondere ihre Abwesenheit identifizieren.* Die Qualität der Wahlmöglichkeit hängt dementsprechend unter anderem mit Präferenzen, Neigungen oder Vorlieben von Personen zusammen.

Kehren wir nun zurück zu Raz kurzer Beschreibung von Zwang und Manipulation. Nach Raz liegt Zwang tiefer verwurzelt als nur in der Optionenmenge.

Wir betrachten Zwang als etwas tief in die personale Autonomie Eingreifendes. Aus diesem Grund betrachten wir Sklaven als unfrei, selbst, wenn Sklaven viele und auch adäquate Optionen in ihrem Leben zur Verfügung stehen würden. Wir würden diese Optionen nämlich nur dann als ausreichend betrachten, wenn die Sklaverei nicht vorhanden wäre.[137] Demgegenüber beeinflusst Manipulation gegebene Optionen nicht, sondern manipulative Eingriffe verzerren Entscheidungsvorgänge oder Präferenzen. Raz meint, dies sei ein Hinweis darauf, dass Autonomie auch teilweise ein soziales Ideal ist.[138] Unabhängigkeit kann nur im sozialen Kontext wirken und erkannt werden. Dabei geht es nicht (nur) um potentielle Konsequenzen. Der Sklave kann, wie erwähnt, über viele zu wählende Möglichkeiten verfügen und sich nicht als Sklave fühlen. Oder eine manipulierte Person wäre zur gleichen Entscheidung gekommen, auch, wenn sie nicht manipuliert worden wäre. Dennoch gleicht ein möglicherweise neutraler oder positiver Zustand der Akteure bei zwanghaften und manipulativen Situationen die Autonomieverletzung nicht aus. Denn die Autonomieverletzung entsteht durch das Verhalten der Zwangsausübenden/Manipulierer gegenüber ihren Opfern. Zwanghafte und manipulative Ordnungen beinhalten Verhaltensstrukturen, nach denen Personen als Objekte, nicht als Subjekte behandelt werden. An dieser Stelle ließe sich auch trefflich mit der bereits erwähnten Selbstzweckformel Immanuel Kants argumentieren, die ausformuliert lautet:

> Nun sage ich: Der Mensch, und überhaupt jedes vernünftige Wesen, existiert als Zweck an sich, nicht bloß als Mittel zum beliebigen Gebrauche für diesen oder jenen Willen, sondern muß [sic] in allen seinen, sowohl auf sich selbst, als auch auf andere vernünftige Wesen gerichteten Handlungen jederzeit zugleich als Zweck betrachtet werden.[139]

Auch Raz verweist (über den Hinweis auf Nozicks Theorie) auf Kants Aufforderung, Personen ausnahmslos als Zweck zu behandeln.[140] Allerdings führt Raz zwei Begriffe ein, unter deren Anwendung Akteure unterschiedliche Gründe für ihr Verhalten haben können. So können Akteure *Ergebnisgründe* („outcome reasons“[141]) und/oder *Handlungsgründe* („action reasons“[142])

---

137 Vgl. Raz [1986] 2009: S. 377.

138 Vgl. ebd.: S. 378.

139 Kant, GMS: BA64, BA65,66 (S. 60f.).

140 Anm.: In Kapitel 6 aus Raz [1986] 2009 schildert Raz ausführlich das Kriterium, gemäß dem Personen immer als Zweck zu betrachten sind. Vgl. hier Seite 145.

141 Raz [1986] 2009: S. 145.

142 Ebd.: S. 146.

angeben. Ein Ergebnisgrund läge beispielsweise vor, wenn jemand eine verletzte Person ins Krankenhaus bringt. Laut Raz ist Kants praktischer Imperativ nur in Form von Handlungsgründen auslegbar.[143] Allerdings können innerhalb Kants Theorie Gründe agent-neutral sein. Gegenüber agent-neutralen Gründen stehen agent-relative.[144] Agent-neutrale Gründe sind für alle Personen immer die gleichen Gründe und sind demnach universal. Demgegenüber sind agent-relative Gründe, Gründe die nur für einige Personen gelten. Diese Betrachtungen sind für Überlegungen, wie beispielsweise der Möglichkeit, auch jemanden dazu zwingen zu können, keinen Zwang auf jemand anderen auszuüben, von Bedeutung. Kants Theorie angewendet bedeutet auch die Verneinung eines vermeintlich positiven Zwangs. Zwang bleibt bei Kant ausnahmslos ein normativer Fehler, unabhängig der positiven Handlungsfolgen. Auch, wenn ohne Zwangsausübung schlimme Ereignisse die Folge wären, wäre dies nach dem kantischen Imperativ unbedeutend. Es ist zusammenfassend festzuhalten, dass laut Raz Zwang und Manipulation erstens die personale Autonomie aufgrund der Komponente der diktierten Wahlmöglichkeit untergraben. Dadurch ist zweitens die Qualität der Optionen nicht gegeben, da diktierte Wahlmöglichkeiten Ausdruck der Bedürfnisse anderer sind. Eine autonome Person ist jedoch nicht dem Willen einer anderen unterworfen.

In Kritik an Raz kann zusammenfassend festgehalten werden, dass nicht jede Optionenabwesenheit automatisch eine zwang-behaftete Situation darstellt. Aus diesem Grund sollte nicht die Optionenabwesenheit fokussiert werden, sondern die Optionen müssen hinsichtlich ihrer Adäquatheit überprüft werden. Denn nach meinem Verständnis kann nicht die Optionenmengenabwesenheit Zwangsvorhandensein überprüfen, sondern Überprüfungskriterium für das Vorhandensein von Zwang sollte unbedingt die Überprüfung der Qualität der Optionenmenge sein. Zwang entsteht nicht unbedingt aus der Optionenquantität, sondern aus der Optionenqualität. Aus Zwang und Manipulation folgt immer die Abwesenheit von adäquaten Optionenmengen, da im Rahmen solcher Umstände die Gründedeliberation nicht angemessen umsetzbar ist.

3.2.3 *Zusammenfassung Autonomiekriterien*

Die analysierten Theorien und Thesen aus vorherigen Kapiteln sind Basis für meine Formulierung eines Autonomiebegriffs. Dabei steht das von mir angewendete Autonomieverständnis nicht im moralischen Sinne Kants, sondern meint personale Autonomie unter teilweiser Bezugnahme zur politischen

143 Vgl. ebd.
144 Vgl. ebd.

Autonomie. Ich erachte dies als sinnvoll, da mein Diskussionszusammenhang im Rahmen personaler Autonomie, sowie im Kontext von staatlicher (und ärztlicher) Dominanz steht. Dabei liegt der Fokus auf einer lebensweltlichen Autonomie. Zustände können unterschiedlich beschaffen sein, wodurch für Autonomiewahrnehmung genaues Analysieren der jeweiligen Situationen wesentlich ist, um daraus Urteile über Autonomiebestehen bilden zu können. Dadurch wird die Autonomiebeschaffenheit insbesondere auch durch Szenarien, in denen keine Autonomie vorhanden ist, deutlich.

Adäquate Optionenmenge und Möglichkeit der Gründedeliberation

Grundsätzlich braucht es die kognitive Fähigkeit, in Autonomiestrukturen denken zu können. Dabei meint „kognitive Fähigkeit" nicht ausschließlich das neuronale Können. Mit dieser Fähigkeit ist die Möglichkeit gemeint, im deliberativen Verfahren Gründe und Überzeugungen zu bilden und abzuwägen. Es braucht insbesondere auch die Machbarkeit einer inneren adäquaten Willensbildung und dafür die Machbarkeit, Gründe abwägen zu können. Heißt, eine Person muss dazu in der Lage sein, eine Entscheidung treffen zu können, wobei damit nicht nur die alleinige kognitive Fähigkeit gemeint ist.

Wir haben bei den Untersuchungen zu Isaiah Berlins Ansätzen gesehen, dass eine zusätzliche Schaffung von Optionenmengen zu Autonomieminimierung führen kann. Nach meinem Verständnis hängt eine Autonomieverringerung nicht unbedingt mit einer Wahlmöglichkeitssteigerung zusammen, sondern ausschlaggebend für Autonomieverlust oder auch Autonomievorhandensein ist die *Qualität* von Optionen. Sind wählbare Optionen in ihrer Qualität nicht angemessen, ist keine Deliberation möglich, unabhängig der Optionenanzahl. Daher setzt sich mein Autonomiebegriff, unter Bezug auf Raz, mit dem Vorliegen einer *adäquaten Optionenmenge* zusammen. Dementsprechend sind Wahlsituationen (von außen verlangte, aber auch allgemeine Wahlsituationen ohne Wahlforderung) dann autonom-gerecht, wenn die dabei gegebenen Wahlmöglichkeiten adäquat sind. Ist der vorgefundene Kontext nicht autonomiewahrend, so sind Akteure weniger oder nicht autonom. Eine innere Entscheidungsstruktur braucht eine adäquate Optionenmenge. Mein aufgeführtes Beispiel des Räubers und Beraubten zeigt dies deutlich: Es gibt Optionenmengen, die nur den *Anschein* haben, eine *tatsächliche Wahlmöglichkeit* zu sein. Bei genauerer Betrachtung fällt jedoch auf, dass die Wahlmöglichkeit keine tatsächliche und keine eigentliche Optionenmenge vorhanden ist. Bei Identifikation solcher Zustände, können wir keine adäquate Optionenmenge zusprechen. Die Struktur angemessener Wahlmöglichkeiten werden im Laufe dieser Arbeit an empirischen Beispielen mehrfach weiter begründet werden.

Definitionskriterien adäquater Optionenmenge

Zur Verdeutlichung seien die Kriterien, die eine Optionenmenge adäquat werden lassen, zusammengefasst aufgeführt:

1. *Mindestens eine* der wählbaren Optionen ist für den Akteur zufriedenstellend. Heißt andersherum: bei einer ¬ adäquaten Optionenmenge wäre jede der gewählten Optionen *zwanghaft* „gewählt“
2. Zwanghaft gewählt sind Optionen aufgrund der nicht ausreichenden Kapazität zur Gründeliberation (dazu zählt Manipulation)

Zusammenfassung Autonomiekriterien

Das Fundament des Autonomiebegriffs bildet Nida-Rümelins Theorie der Deliberation von Gründen. Dabei ist im Rahmen dieser Arbeit thesenbedingt vor allem die Möglichkeit des Gründe-abwägens wesentlich. Einer Person muss der Spielraum angemessener Entscheidungsfindung gegeben sein. Damit Entscheidungsprozesse angemessen und tatsächlich autonom stattfinden können, braucht es das von Raz formulierte Kriterium der adäquaten Optionenmenge. Aus Gründe-abwägen folgt die Notwendigkeit einer adäquaten Optionenmenge. In Situationen ohne adäquater Optionenmenge ist der Raum der Gründe zu eng. Es ließe sich auch als *wenn-dann* formulieren: Wenn der Raum der Gründe zu eng ist, dann ist die Optionenmenge nicht adäquat. Wir können unter Anwendung der Gründedeliberation und der Frage, ob die Optionen adäquat sind, somit Zustände und Personen als autonom identifizieren. Schlussendlich ist hierdurch Autonomie als lebensweltlicher Begriff zu verstehen.

Aus diesem Grund ist es sinnvoll, den von mir formulierten Begriff der Autonomie in praktischer Umgebung zu überprüfen oder anzuwenden. In den anschließenden Kapiteln analysiere ich allgemeine Verantwortungskonzepte, um daran anschließend den für diese Arbeit zentralen Begriff der Eigenverantwortung herauszuarbeiten. Daran anknüpfend wird sich zeigen, inwiefern zwar mit Selbstbestimmung innerhalb des Gesundheitssystems für eine Einführung von Selbstverantwortung argumentiert wird, diese Ebene jedoch nicht ausreichend formuliert ist. Dies liegt unter anderem nicht nur an der unpräzisen und unkorrekten Verwendung des Eigenverantwortungs-Begriffs, sondern gerade auch durch das Verständnis, Autonomie *ausschließlich* als Selbstbestimmung zu verstehen. Ferner folgt aus diesen Kriterien, dass wir Autonomie nicht als die Wahl von objektiv guten Entscheidungen verstehen sollten.

KAPITEL 4

Methodische Analyse zum Begriff Verantwortung

Der Verantwortungs-Begriff kann in unterschiedlichen Disziplinen gedacht und analysiert sein. So ist Verantwortung beschreibbar im Kontext der Moral, dem Recht, der Politik oder der Medizin.[1] Diese Sphären können zusammentreffen, wobei ein Widerspruch nicht ausgeschlossen ist. Beispielsweise befindet sich Sophokles' Antigone in solch einer Situation, in der sie auf unterschiedlichen Ebenen Verantwortung einhalten soll, wobei sich eine komplette Einhaltung widersprechen würde. Durch ihre religiöse Überzeugung (und damit für sie ihre moralische), ihren Bruder unter allen Umständen begraben zu müssen, kann sie ihrer rechtlichen Verantwortung (das Begräbnis zu unterlassen) nicht nachkommen. Das Dilemma Antigones zeigt deutlich, wie wichtig eine sorgfältige Abwägung von potentiellen Verantwortungen ist, die Bürger zu tragen haben, bevor sie rechtlich etabliert werden. Oder anders formuliert: In umgekehrter Weise könnte es ferner Verantwortungen geben, auf die Bürger Rechte haben, sie ausleben zu können. Wir betrachten Verantwortung häufig als Pflicht und nicht als etwas uns Zustehendes. Antigone wurde das Erfüllen ihrer religiösen Verantwortung verboten, indem ihr das rechtliche Verantworten als höherstufige Pflicht zugeordnet wurde. Es ist unter anderem das Ziel in dieser Arbeit aufzuzeigen, dass das Praktizieren von Eigenverantwortung möglich sein muss. Dafür braucht es eine *Definition* von Eigenverantwortung. Wenn Eigenverantwortung ungenau formuliert ist und dennoch öffentlich-rhetorisch verwendet wird, kann unter Umständen keine tatsächliche Eigenverantwortung gelebt werden. Ich werde im Laufe dieser Arbeit auf diese Problematik etappenweise näher eingehen und auch erläutern, wie solche Situationen zustande kommen könnten. Um zu dieser Untersuchung gelangen zu können, braucht es zunächst Vorstellungen diverser Herangehensweisen, wie wir einen allgemeinen Verantwortungsbegriff formulieren können. Eigenverantwortung hängt an Verantwortung, so dass eine Differenzierung und Analyse von philosophischen Verantwortungsbegriffen obligat ist.

---

1 Vgl. Neuhäuser, C. (2015): Verantwortung; in: Sturma, D./Heinrichs, B. (Hrsg.): *Handbuch Bioethik*; Stuttgart/Weimar: J. B. Metzler Verlag; S. 160–164. Hier Seite 160.

 | DOI:10.30965/9783969753330_005

4.1 Grundstruktur Verantwortung

Der Verantwortungsbegriff hat gegenüber dem Pflicht- oder Schuldbegriff den Vorteil, dass er mehrere Bedeutungskriterien anspricht.[2] Innerhalb ethischer Verantwortungsbeschreibung können wir zunächst von folgender Struktur ausgehen, die eine vierstellige Relation aufweist: Verantwortung meint immer ein Subjekt (1), das für etwas (2), gegenüber oder vor einem anderen Subjekt (3) aufgrund bestimmter Beurteilungskriterien (4), Rede und Antwort zu geben hat.[3] Laut Honnefelder kann demnach dieser Verantwortungsbegriff mehr leisten als die bloße Willentlichkeit bei Aristoteles[4] und der Zurechnungsbegriff in der Rechtslehre.[5]

4.2 Prospektive vs. retrospektive Verantwortung im Schuld- und Pflichtkontext

Wenn wir laut Nietzsche danach fragen, wer verantwortlich ist, wollen wir wissen, *wen* wir zur Rechenschaft ziehen können:

> Überall, wo Verantwortlichkeiten gesucht werden, pflegt es der Instinkt des *Strafens- und Richten-Wollens* zu sein, der da sucht. Man hat das Werden seiner Unschuld entkleidet, wenn irgendwo ein So-und-so-Sein auf Wille, auf Absichten, auf Akte der Verantwortlichkeit zurückgeführt wird: die Lehre vom Willen ist wesentlich erfunden zum Zweck der Strafe, das heisst [sic!] des *Schuldig-finden-wollens.*[6]

---

2 Vgl. Honnefelder, L. (2007b): *Was soll ich tun, wer will ich sein? Vernunft und Verantwortung, Gewissen und Schuld*; Berlin: University Press. Hier Seite 40.

3 Vgl. dazu auch Höffe, O. (1993): *Moral als Preis der Moderne. Ein Versuch über Wissenschaft, Technik und Umwelt*; Frankfurt: Suhrkamp Verlag. Hier Seite 23.

Anm.: Micha H. Werner schreibt, es sollte mindestens eine dreistellige Relation geben: „Jemand (Verantwortungs*subjekt*) ist für etwas (Verantwortungs*gegenstand*) vor oder *gegenüber* jemanden (Adressat bzw. Verantwortungs*instanz*) verantwortlich." Siehe: Werner, M.H. (2002): Verantwortung; in: Düwell, M./Hübenthal, C./Werner, M.H. (Hrsg.): *Handbuch Ethik*; Stuttgart/Weimar: J.B. Metzler Verlag. Hier Seite 522. Hervorhebung im Original. Werner bezieht sich in seiner Beschreibung auf Zimmerli, W.Ch. (1993): Wandelt sich die Verantwortung mit dem technischen Wandel?; in: Lenk, H./Ropohl, G. (Hrsg.): *Technik und Ethik*; Stuttgart: Reclam; S. 92–111.

4 Vgl. dazu Aristoteles: Nikomachische Ethik; III 1–3. I. *hekousios* als Freiwilligkeit/Gewolltes/Willentlichkeit; *akousios* als Ungewolltes. Vgl. dazu auch Ursula Wolfs Anmerkungen zur Übersetzung in: Aristoteles [2006] 2017: *Nikomachische Ethik*; übersetzt und herausgegeben von Wolf, U., Reinbek bei Hamburg: rowohlts enzyklopädie: S. 359–361.

5 Vgl. Honnefelder 2007b: S. 39f. Vgl. dazu auch Höffe 1993.

6 Nietzsche, Götzendämmerung, KSA, Bd. 6, S. 95.

Somit fokussiert Nietzsche das Element der *Zurechnung* im Verantwortungskontext, welches wir gegenwärtig aus der Rechtslehre kennen. Zudem kritisiert Nietzsche hier die angebliche Erfindung des freien Willens, um mithilfe dieser konzeptuellen Lüge das menschliche Bedürfnis des Strafens und Beschuldigens rechtfertigen zu können. Auch in der Moderne sind Überlegungen des freien Willens im Rahmen der Zurechenbarkeit nach wie vor diskutiert. Interessant an diesem Zitat ist jedoch vor allem Nietzsches Verwendung der Begriffe „Verantwortlichkeit" (Verantwortung) und „Schuldig-finden-wollens" (Schuld). Die Zurechnung der Verantwortung findet den Schuldigen, der für seine Tat bestraft wird. Bei Schuld wie auch bei Verantwortung werden die einzelnen Handlungen der Individuen oder Handlungsergebnisse zugerechnet: Man spricht jemanden verantwortlich, *um* etwas zu tun/unterlassen oder etwas getan/unterlassen zu *haben*. Man spricht jemanden *für* schuldig, etwas getan/ unterlassen zu *haben*. Bei Betrachtung dieser beiden Sätze sticht jedoch eine Unterscheidung beider Begriffe direkt ins Auge: Verantwortung scheint schon *vor* einer eingetretenen Situation einen Stellenwert zu haben, wohingegen Schuld erst *nach* einem Ereignis zugeordnet wird. In Nietzsches Zitat kommt diese zeitlich unterschiedliche Zuordnung nicht heraus, ist denn auch die zeitliche Doppelverwendung erst seit dem 20. Jahrhundert gängig.[7]

Eine zeitlich unterschiedliche Verantwortungseinordnung wird meist beschrieben als *prospektive* (ex ante) und *retrospektive* (ex post) Verantwortung. Prospektive Verantwortung ist der Einhaltung und Struktur von Verpflichtung ähnlich und kann beispielsweise im Satz „Person A ist verantwortlich, dass Person B kein Schaden zugefügt wird" ausgedrückt werden. Demnach kann prospektive Verantwortung als folgenunabhängig verstanden werden, wodurch Aussagen in diesem Kontext einen normativen Gehalt beinhalten. Retrospektive Verantwortung hingegen nimmt Bezug auf bereits Geschehenes und findet beispielsweise Anwendung im Satz „Person A ist verantwortlich dafür, dass Person B Schaden zugefügt worden ist". Wenn wir Verantwortung zunächst rein kausal betrachten, kann auch ohne vorhandene Verpflichtung, retrospektive Verantwortung zugesprochen werden. Beispielsweise ist A kausal verantwortlich für den Schaden an B, wenn A diesen Schaden produziert hat. Je nach Kontext und Situation kann jedoch diese retrospektive Verantwortung normativ festgestellt sein. Auch kann Verantwortung gleichzeitig in prospektiv und retrospektiv gedacht sein. Wenn nur die prospektive Verantwortung relevant wäre, bräuchte es keinen Pflichtbegriff. Doch es ist interessant, inwiefern der Verantwortungsbegriff dem Begriff der Pflicht näher rückt.

7 Vgl. Schmidt, B. (2008): *Eigenverantwortung haben immer die Anderen. Der Verantwortungsdiskurs im Gesundheitswesen*; Bern: Verlag Hans Huber. Hier Seite 22.

Pflicht können wir verstehen als eine Form des Verantwortens zur Einhaltung von Normen. Wir haben demnach die Pflicht, verantwortlich zu handeln. Die Pflicht zum verantwortlichen Handeln fragt jedoch nicht nach den Inhalten der Verantwortung. Hierhin unterscheiden sich die beiden Phänomene. Verantwortung hingegen schließt auch das *Finden* der richtigen Normen mit ein.[8] Welche Normen sollen in unserer Gesellschaft etabliert sein? Es gibt demnach nicht nur die Verantwortung, bestimmte Normen anzuwenden und nach ihnen zu handeln (Pflicht), sondern auch die Verantwortung, richtige Normen von falschen zu erkennen.

Klaus Günther beschreibt ex ante und ex post Verantwortungssphären als Indiz für bestimmte Erwartungen: „Mit der einen [Verantwortungssphäre] wird also retrospektiv die Zuständigkeit für Erwartungsenttäuschungen festgelegt, mit der anderen prospektiv die Zuständigkeit für die Erwartungserfüllung organisiert."[9]. Günther formuliert dabei erstere als Zurechnungsverantwortung und prospektive Verantwortung als Aufgabenverantwortung. Zurechnung in dem Sinn, in dem die Rechenschaftspflicht gegenüber bereits vergangenen Geschehnissen zugerechnet wird. Laut Günther soll diese Verantwortungsform „[...] zum Ausdruck bringen, dass Verantwortung (oder besser: Verantwortlichkeit) das Ergebnis einer Zurechnung von Normverletzung [...] ist."[10]. Die bereits als richtig erkannte Norm ist einzuhalten und jede Verletzung ein Indikator für zugeordnete Zurechnungsverantwortung. Günther beschreibt diese Form als unter anderem im juristischen Bereich vorzufindende. Wenn Pflichten im negativen Sinn nicht eingehalten werden, werden die Folgen daraus meist per gerichtlich angeordneter Sanktionen bestraft.[11] Daraus ergibt sich auch, dass „[...] Zurechnungsverantwortung eine notwendige Bedingung für Sanktionen mit Strafcharakter ist."[12]. Demgegenüber unterscheidet sich die Aufgabenverantwortung, indem sie Verantwortung des Einzelnen gegenüber sich selbst oder äußeren Umständen meint, die zunächst nicht sanktioniert werden können. Aufgabenverantwortung versteht sich positiv, indem *mehr* Verantwortung verlangt wird, wie beispielsweise ein gesundheitsbewusstes Leben oder zivilgesellschaftliches Engagement. In dieser Verantwortungsform liegt kein Sanktionsmechanismus, sondern der Anstoß, durch Selbstverpflichtung

---

8 Vgl. Honnefelder 2007b: S. 41.

9 Günther, K. 2006: S. 295.

10 Ebd.: S. 297.

11 Vgl. ebd.: S. 300ff., besonders S. 302.

12 Ebd.: S. 303.

dieses sogenannte *Mehr* an Verantwortung zu erreichen. Dadurch scheint Aufgabenverantwortung die positive Einhaltung von Pflichten zu sein.[13]

Es findet also zudem eine Wertung in den verschiedenen Verantwortungssphären statt. So formuliert Bettina Schmidt zusammenfassend: „Während retrospektive Verantwortung negativ gefasst wird – Verantwortung ist zu übernehmen, und es gilt zu haften für einen aufgetretenen Schaden – ist prospektive Verantwortung positiv ausgerichtet."[14]. Retrospektive Verantwortung scheint definitorisch somit immer weiter in Richtung der Schuldhaftigkeit entwickelt zu werden. Wer Verantwortung für bereits Geschehenes trägt, ist Schuldiger am Geschehenen und soll für daraus folgende Negativeffekte Ausgleich schaffen, durch beispielsweise Strafe oder Entschuldigung.

Prospektive Verantwortung kann zusammenfassend einerseits die *Begründung* eines Handlungsurteils sein und andererseits die *Einhaltung* eines Handlungsurteils, welches wir bereits als begründet erachten. Wohingegen bei retrospektiver Verantwortung *im Nachhinein* das stattgefundene Handlungsurteil begründet wird. Beispielsweise ist ein Bademeister[15] für die Sicherheit seiner Badegäste verantwortlich, unabhängig, welche Situationen im Schwimmbad eintreten werden. Diese Verantwortung ist an kein tatsächlich stattfindendes Geschehen gebunden. Verantwortung kann also zeitlich gedehnt werden. Missachtet der Bademeister seine Verantwortungspflicht gegenüber seinen Badegästen und es kommt zu einem Unfall, hat der Bademeister nicht nur unverantwortlich gehandelt, sondern trägt nun auch Schuld an diesem Ereignis.

Schuldhaftigkeit kann im Gegensatz zu Verantwortung erst nach dem Eintreten eines spezifischen Ereignisses festgestellt werden. Beispielsweise ist der Bademeister nicht schuldig, wenn er nicht ordentlich auf seine Badegäste aufpasst und lieber in sein Handy schaut, sondern er handelt unverantwortlich. Er würde nur dann Schuld tragen beziehungsweise schuldig sein, wenn sich aus seinem unverantwortlichem Verhalten eine negative Konsequenz ergäbe. Unverantwortlich hingegen ist er auch ohne negatives Resultat. Ferner wäre bei Negativeffekt der Bademeister zusätzlich schuldig daran, nicht verantwortlich gehandelt zu haben. Er ist somit schuldig am Ereignis und zugleich schuldig, seiner Verantwortung nicht nachgegangen zu sein. Die Dimensionen des

---

13 Anm.: Klaus Günther bezeichnet zwar Zurechnungsverantwortung in als eher negativ und positiv, sowie die Aufgabenverantwortung als positiv. Er verweist aber auch darauf, dass sich beide Verantwortungssphären überschneiden können und manchmal eine klare Differenzierung nicht möglich ist.

14 Schmidt, B. 2008: S. 22.

15 Das Beispiel stammt von: Werner, M.H. 2002.

Phänomens der Schuld können sich demnach auf das Verantwortungsverhalten und das Einhalten von Verantwortungsnormen beziehen.

Allerdings können solche Zusammenhänge problematisch werden, indem die von uns begründeten Handlungsurteile einem moralischen Fehler aufsitzen. Zugesprochene Schuld oder unverantwortliches Handeln im retrospektiven Sinn beziehen sich auf vergangen getätigte Handlungsurteile, die wir in prospektive Verantwortungssphären übersetzt haben. In vielen Fällen sind prospektive Verantwortungsebenen sehr eindeutig bestimmbar, wie unser Beispiel des Bademeisters, der die Verantwortung gegenüber seinen Badegästen trägt, sie beim Schwimmen zu beschützen. Doch es gibt Handlungsurteile, die in einzuhaltendes Verantwortungsverhalten übersetzt werden, die bei genauer Betrachtung keine einzuhaltenden (oder nicht in jedem Fall einzuhaltenden) Verantwortlichkeiten sind. Solche Urteile wären letztendlich *moralische Fehlletztbegründungen*, die wir fälschlicherweise in Handlungen transkribieren. Beispielsweise hätte sich ein damaliger KZ-Wärter gemäß den damaligen Handlungsurteilen schuldig gemacht, wenn er einem Häftling mehr Essen als angeordnet gegeben hätte. Schuld ist demnach systemabhängig. Dennoch hätte der Wärter tatsächlich verantwortlich gehandelt, weil Verantwortung nicht vom System abhängig, sondern normativ ist. Aus heutiger Sicht würden wir gegenteilig dem KZ-Wärter verantwortungsvolles Handeln zuschreiben. Im damaligen System gab es Fehlletztbegründungen, so dass sich viele Handlungsurteile, die als moralisch richtig eingestuft worden sind, später als falsch herausgestellt haben. Dadurch gab es Verantwortungszuweisungen, die auf einem Kategorienfehler beruhten. Aus heutiger Sicht mag es uns so vorkommen, als wäre bei genanntem Beispiel die falsche Begründung von inhaltlichen Verantwortungssphären sehr eindeutig. Das ist sie auch, dennoch ist auch in der Moderne bei Urteilen über verantwortliches Verhalten Vorsicht geboten. So könnten beispielsweise bestimmte Lebensweisen vorschnell als unverantwortlich diffamiert werden, weil im jeweils aktuellen Zeitgeist Fehlletztbegründungen in verantwortliche Handlungsurteile gesetzt sind. Oder das Einhalten von bestimmten Regeln könnte sich als Irrtum erweisen und dadurch zu Eigen- oder Fremdschaden führen. Es besteht dementsprechend die Möglichkeit, prospektive Verantwortung aufgrund falsch bewerteter Handlungsurteile festzulegen. Und haben wir auf dieser ersten Ebene ein falsches Urteil gefällt, werden wir auch retrospektiv ungerecht Verantwortung zuteilen. Besonders problematisch wird es, wenn die retrospektive Verantwortung zusätzlich in Schuld übersetzt wird.

Zusammenfassend kann festgehalten werden, dass Verantwortungskontexte einerseits zeitlich dehnbar sind und andererseits zudem in Normen gedacht werden können. Normhaft sind sie vor allem bei Handlungsurteilen zu prospektiver Verantwortung. In der Einhaltung der prospektiven Verantwortung liegt eine einzuhaltende Norm. Bei Betrachtungen der retrospektiven Verantwortung wird eine Normverletzung festgestellt, durch die Verantwortung zugerechnet wird. Daraus folgt eine potentielle Schuldzuweisung, gemäß der eine Kompensation verlangt wird.

4.3 Verantwortungszuschreibung als Handlungsbegriff

Bei genannter prospektiver Verantwortung sind die dabei angewendeten Handlungsurteile zentral, wohingegen sich retrospektive Verantwortung auf Handlungsfolgen bezieht. Demnach können hierbei kausale Zusammenhänge festgestellt werden. Kausalverantwortungszuschreibung bei handelnden Personen können wir in einem moralischen Sinn verstehen. Eine Person kann beispielsweise moralisch nicht verantwortlich gemacht werden für einen Zustand, auf den sie kausal keinen Einfluss nehmen konnte. Wer beispielsweise nicht schwimmen kann, kann einem Ertrinkenden nicht zur Hilfe kommen. Ein Nichtschwimmer kann den Umstand des Ertrinkenden kausal nicht ändern und ist demnach nicht moralisch-kausal verantwortlich.

Dennoch ist Kausalität bei Verantwortungszuschreibung und insbesondere im Rahmen des Handlungsbegriffs nicht unbedeutend. Generell formulieren wir über den Begriff der Verantwortung oft Kausalbeziehungen, wie beispielsweise „Eine Überschwemmung ist dafür verantwortlich, dass viele Bewohner des Ortes X nun keinen Wohnsitz mehr haben." Dabei meinen wir solche Aussagen rein kausal und nicht moralisch. Denn eine Überschwemmung kann in einem moralischen Sinn nicht verantwortlich gemacht werden für die Heimatlosigkeit der Bewohner des Ortes X. Dafür bräuchte es eine zuschreibende Handlung, eine Handlung die zugeschrieben werden kann. Gegenständliches (Überschwemmung) handelt jedoch nicht. Somit können wir mit dem Verantwortungsbegriff auch eine *ursächliche*, dabei jedoch nicht moralisch gemeinte Wirkung, beschreiben. Auch bei Personen können wir Kausalität aufgrund ihrer getätigten Handlungen und den daraus resultierenden Folgen festhalten, die dennoch nicht zu verurteilen sind.

Nida-Rümelin beschreibt solche Phänomene sogar als *Abwesenheit von Handlungen*.[16] Sein Handlungsbegriff ist bereits in Kapitel 3.2.1 aufgegriffen und sei hier nochmal im Rahmen der Verantwortungskausalität erwähnt. Laut Nida-Rümelin sind Handlungen derjenige Teil des personalen Verhaltens, „[...]

16 Vgl. Nida-Rümelin 2020: §5.

für den die betreffende Person Verantwortung hat."[17]. Demensprechend schreiben wir Personen Handlungen *nicht* zu, wenn kein intentionales Verhalten der Person vorliegt: „Handeln ist [...] eine durch *motivierende, vorausgehende* und *begleitende* Intentionen gesteuerte Praxis und Verantwortung erstreckt sich nur auf diese so charakterisierte Aktivität [...]"[18]. Verantwortliches Handeln bezieht sich demnach nicht zwangsläufig auf kausale Wirkungen. Nida-Rümelin beschreibt hierfür das von Elizabeth Anscombe[19] formulierte Beispiel, in dem eine Person fälschlicherweise Gift in einen Behälter pumpt, wobei besagte Person davon ausging, es handle sich um Wasser. Daraus sich negativ ergebende Folgen (jemand trinkt aus dem Behälter und vergiftet sich) können im Verantwortungskontext nicht der giftpumpenden Person angeheftet werden.[20] Ferner bedeutet dies zunächst auch, dass sich Handlungsverantwortung und Folgeverantwortung nicht decken müssen.[21] Denn laut Nida-Rümelin entscheiden wir uns mit einer getätigten Handlung „[...] für eine Wahrscheinlichkeitsverteilung über ihre möglichen Folgen."[22]. Dementsprechend sind wir beispielsweise für die Handlung „Autofahren" verantwortlich, nicht jedoch für einen dabei unabsichtlichen Unfall. Was sich hierbei zunächst falsch anhört, ist letztendlich nur die unscharfe Differenzierung unserer verwendeten Begriffe. Wir tragen Verantwortung für die Wahrscheinlichkeitsverteilungen unserer Handlungsfolgen.[23] Diese Wahrscheinlichkeitsverteilungen sind different je nach Situation und möglicher Handlungsweise, so dass wir letztendlich an den Folgen eigener Handlungen mit einer Wahrscheinlichkeitsgewichtung verantwortlich sind. Da laut Nida-Rümelin diese detaillierte Auffassung für unseren Sprachgebrauch jedoch zu verwirrend sein könnte, sollten wir bei der Aussage bleiben, dass wir für Handlungen verantwortlich sind und insofern ist „[d]ie Verantwortung für Folgen [...] in der Verantwortung für Handlungen und in der Verantwortung für die mit der betroffenen Handlung verbundene Wahrscheinlichkeitsverteilung über Folgen eingeschlossen [...]"[24].

17 Ebd.: S. 184.
18 Ebd.: S. 185. Hervorhebung im Original.
19 Vgl. Anscombe, E. (1957): *Intention*; Oxford: Blackwell.
20 Vgl. Nida-Rümelin 2020: S. 186.
21 Vgl. dazu Nida-Rümelin 2011: S. 109.
22 Ebd.: S. 109.
23 Vgl. ebd.: S. 111.
24 Ebd.: S. 112.

KAPITEL 5

Eigenverantwortung

„Eigenverantwortung" kann in einem großen Definitionsspielraum liegen. Allerdings wird dieser Raum meist umgangen, so dass keine konkrete Begriffsbestimmung stattfindet, sondern Eigenverantwortung mit implizit angenommenen Merkmalen angewendet wird. Zudem wird häufig die Grenze zwischen einem bloßen Verantwortungsbegriff und dem Eigenverantwortungsbegriff übersehen. Eigenverantwortliches Handeln meint somit lediglich ein generell verantwortliches Handeln innerhalb bestimmter Sachverhalte oder gegenüber Personen. Doch im Wort Eigenverantwortung steckt es bereits drin – „eigen". Es kommt demnach dem Einzelnen zu und ist gleichzeitig von einer äußeren Intervention abgegrenzt.[1] Doch was bedeutet das konkret? Allgemein braucht Verantwortung einen Ansprechenden, denn wir sprechen Verantwortung *zu*. Dabei ist ausschlaggebend, ob wir uns selbst gegenüber uns selbst die Verantwortung, die uns selbst als Subjekt angeht, zusprechen können.

In diesem Kapitel erörtere ich für den Eigenverantwortungsbegriff relevante Überlegungen, um schließlich eine Definition von Eigenverantwortung liefern zu können. Zentral ist in diesem Zusammenhang die Verflechtung der vorherigen Untersuchungen zum Autonomiebegriff und die in dieser Arbeit gesetzte Autonomiedefinition. Hierbei werde ich zum Ergebnis kommen, dass Eigenverantwortung die Verantwortung des Selbst gegenüber dem eigenen Selbst meint. Das bedeutet mehr als nur die Floskel „Verantwortung für das eigene Leben übernehmen" und kann in seiner Ausführung komplex werden. Die folgenden Abschnitte sind daher ein Versuch, diese Komplexität auseinander zu fächern, so dass wir eine passendere Begriffsbestimmung für Eigenverantwortung erhalten, als die momentan schlicht floskelhaft Vorzufindende in politischen oder medizinischen Debatten.

5.1 Eigenverantwortung als Verantwortung

Bevor ich detailliert auf individuelle Eigenverantwortung eingehe, kann eine knappe Analyse über den Eigenverantwortungsbegriff auf Ebene des allgemeinen Verantwortungsbegriffs gewinnbringend sein. Wir könnten

1 Vgl. Günther, K. 2002: S. 119.

 | DOI:10.30965/9783969753330_006

beispielsweise auch die Eigenverantwortung in den Verantwortungssphären der *prospektiven* und *retrospektiven Eigenverantwortung* denken. Unter der beispielhaften Annahme einer Eigenverantwortung als gesundheitsbezogenes Verhalten, würde sich ergeben, dass wir bei eingetretenem Krankheitsfall retrospektiv eigenverantwortlich schuldig an diesem Zustand wären. Da die Eigenverantwortung gegenüber sich selber zu rechtfertigen ist, wären wir somit unser eigener Kläger und unser eigener Täter. Zugleich sind wir prospektiv dazu verpflichtet, es zu dieser Schuld nicht kommen zu lassen. Im Rahmen einer medizinischen Semantik wäre dementsprechend die *prospektive Verantwortung* nun *präventive Eigenverantwortung* und *retrospektive Verantwortung* nun *nicht-eingehaltene Eigenverantwortung*. Dieser Eigenverantwortungsbegriff fungiert nicht nur über das eigene Selbst, sondern insbesondere auch über von außen überprüfende Instanzen.

Das Komplexe an solch einer Struktur ist die Auferlegung der Pflicht- und Schuldzuweisung gemäß dem Standardverantwortungsbegriff, der dann allerdings *zweifach* wirkt: Gegenüber sich selber und gegenüber der bewertenden Instanz. Betrachten wir hierzu knapp das allgemeine Verantwortungsschema, das ich bereits weiter oben vorgestellt habe: Verantwortung meint ein Subjekt (1), das für etwas (2), gegenüber oder vor einem anderen Subjekt (3) aufgrund bestimmter Beurteilungskriterien (4), Rede und Antwort zu geben hat. Dementsprechend wäre eine kranke Person (1) an ihrer Krankheit (2), gegenüber sich selber (3a) und gegenüber der Instanz (3b) aufgrund ihres Lebensstils (4) selber schuld beziehungsweise eigenverantwortlich schuldig. Die Frage ist, ob geforderte Eigenverantwortung überhaupt außerhalb des betreffenden Subjekts festgestellt und zugesprochen werden kann, wenn es um das Subjekt selber geht. Eigenverantwortung bezieht sich auf ein Verhalten, welches wiederum das Subjekt selber ausführt. Eigenes Verhalten als Verantwortung gegenüber sich selber erfasst keine weiteren Subjekte. Gerade das macht den Begriff der Eigenverantwortung und die Untersuchung seiner Bedeutung so attraktiv. In den nächsten Kapiteln folgt eine Auseinandersetzung möglicher Interpretationen des Eigenverantwortungsbegriffs, um so anschließend eine Definition setzen zu können, anhand derer die im dritten Teil gestellten Fragen Antwort finden.

5.2 Eigenverantwortung und Risiko

Ein wesentlicher Aspekt zur Analyse des Eigenverantwortungsbegriffs spielt der Faktor des Risikos. Die Frage ist, ob eigenverantwortliches Verhalten mithilfe von Risikoüberlegungen kategorisiert werden kann. Im Folgenden stelle ich zunächst Ronald Dworkins Theorie der unterschiedlichen Verantwortungssphären *brute luck* und *option luck* dar.[2] Ich wähle diese Verantwortungstheorie, da innerhalb dieser Theorie einerseits eigenverantwortliche von nicht-eigenverantwortlichen Handlungen beziehungsweise Konsequenzen differenziert werden. Andererseits kann uns die Analyse der Dworkschen Glücks/Unglückstheorie eine interessante Sichtweise bezüglich Risikoüberlegungen bieten. Es wird sich zeigen, dass bei Dworkin die Eigenverantwortungszuweisung mit selbstgewähltem Risiko verknüpft ist. Anschließend untersuche ich Nida-Rümelins Risikothesen, wobei insbesondere Risikozuschreibung und Risikoadressat interessante Untersuchungsgegenstände sind.

5.2.1 *Ronald Dworkin: brute luck vs. option luck*

Was ist gerecht? Zur Beantwortung dieser Frage setzen Liberale und Egalitäre meist fundamental unterschiedliche Werte fest – nämlich den der Freiheit (Liberale) und den der Gleichheit (Egalitäre). Die Frage, was gerecht sei, wird also beantwortet, indem von einem Fundamentalwert ausgegangen wird, der Endziel oder Startpunkt sein kann. Demgegenüber gibt es insbesondere aus der sozial-liberalen Richtung die Vermutung, dass sich Freiheit und Gleichheit nicht gegenseitig ausschließen müssen und beide Normen in ein Gesellschaftssystem zu integrieren sind. So formuliert beispielsweise John Rawls in seinem berühmten Werk *A Theory of Justice*[3] zwei „Grundsätze der Gerechtigkeit“[4], wobei erster Grundsatz gegenüber zweitem Grundsatz zu priorisieren ist. Rawls skizziert als ersten Grundsatz für jedermann ein „[…] gleiches Recht auf das umfangreichste System aller Grundfreiheiten […]“[5]. Der zweite Grundsatz verlangt eine gleiche und damit gerechte Verteilung wie beispielsweise ein gleiches Einkommen aller Gesellschaftsmitglieder, es sei denn, eine ungleiche Verteilung hat für alle und insbesondere für den Schlechtgestelltesten einen Vorteil zur Folge.[6] Demnach können unter bestimmten Umständen Verteilungsungleichheiten gerechtfertigt sein. Ferner lassen Rawls Grundsätze

2 Dworkin, R. [2000] 2002: *Sovereign Virtue. The Theory and Practice of Equality*; Cambridge/London: Harvard University Press.

3 Rawls, J. (1971): *A Theory of Justice*; Cambridge/Massachusetts: Harvard University Press.
Anm.: Ich zitiere innerhalb dieser Arbeit aus der deutschen Ausgabe: Rawls, J. [1975] 2020: *Eine Theorie der Gerechtigkeit*; Frankfurt am Main: Suhrkamp Verlag.

4 Rawls [1975] 2020: S. 81.

5 Ebd.

6 Vgl. ebd. Dieser zweite Grundsatz ist auch als das *Differenzprinzip* bekannt. Mit Hilfe des Differenzprinzips kann beurteilt werden, ob eine Verteilung gerecht oder ungerecht ist.
Vgl. dazu auch: Celikates, R./Gosepath, S. (2013): *Grundkurs Philosophie. Band 6 Politische Philosophie*; Stuttgart: Phillipp Reclam. Hier Seite 161.

klar erkennen, dass freiheitsrechtliche und gleichheitsrechtliche Überlegungen nicht unbedingt inkommensurabel sind, obwohl der erste Grundsatz gegenüber dem zweiten Vorrang hat und somit eine lexikalische Ordnung herrscht. Auch Ronald Dworkin vermutet, dass sich die Werte Freiheit und Gleichheit nicht gegenseitig ausschließen müssen. Laut ihm können durch eine angemessene Interpretation beider Normen, beide gleichermaßen in die Sphäre der Gerechtigkeit einkalkuliert werden. Dabei fokussiert sich Dworkin auf eine Verteilungsgerechtigkeit als Ressourcengleichheit, in dessen Konzeption Freiheit ein Bestandteil der Gleichheit ist.[7] Um dem gerecht zu werden, fordert Dworkin anstelle des zweiten Grundsatzes von Rawls einen *Grundsatz der Chancengleichheit*, in dem wiederum Ressourcengleichheit als von ihm beste Form der Verteilungsgerechtigkeit dargestellt ist.[8] Dworkin entwickelt ein Gedankenexperiment, anhand diesem er durch die Umsetzung von Ressourcengleichheit die Kompatibilität genannter Werte argumentiert. In Dworkins Illustration sind Schiffbrüchige auf einer Insel gestrandet und wollen nun die dort vorhandenen Ressourcen unter allen fair aufteilen. Das Verteilungsverfahren erfolgt durch eine Auktion, bei der alle Teilnehmer eine gleiche Anzahl an Muscheln erhalten, mit denen sie das für sie bestpräferierte Güterbündel ersteigern können.[9] Zudem sind im Rahmen der Verteilungsgleichheit unverschuldete Schäden zu kompensieren und gleichzeitig obliegt es jeder Person, die Konsequenzen ihrer eigenen Handlungen und Entscheidungen zu tragen. Die Schiffbrüchigen sind dementsprechend verantwortlich für die Wahl ihrer Güterbündel und wieviel ihnen die jeweiligen Bündel wert sind.

Dworkin setzt demnach bei individueller Verantwortungszuschreibung (und externem Unverschulden) an, wohingegen Rawls immer die schlechtgestelltesten Individuen fokussiert, unabhängig davon, warum diese Individuen am schlechtgestelltesten sind. Dworkin bezieht sich ferner auf die von Benjamin Constant und Isaiah Berlin getätigten Freiheitsunterscheidungen in negative und positive Freiheit.[10] Positive Freiheit liegt laut Dworkin vor, wenn Personen frei darin sind, sich selbst und eigene Ziele zu verwirklichen. Negative Freiheit hingegen meint die Abwesenheit äußerer Zwänge,

---

7 Vgl. Dworkin, R. [2000] 2002. Dworkin dazu auch auf Seite 121: „[...] liberty becomes an aspect of equality rather than, as it is often thought to be, an independent political ideal potentially in conflict with it."

8 Vgl. dazu Celikates, M./Gosepath, S. 2013: S. 161f.

9 Vgl. Dworkin, R. [2000] 2002: Kapitel 2.

10 Vgl. Dworkin, R. [2011] 2013: *Justice for Hedgehogs*; Cambridge/London: The Belknap Press of Harvard University Press. Hier Kapitel 17. Vergleiche zu Isaiah Berlins Theorie der zwei Freiheitsbegriffe auch Kapitel 3.1.1.3 dieser Arbeit.

Manipulationen und Einmischungen. So wäre gemäß dem Schiffbrüchigen-Beispiel ein Mitbietender positiv frei, wenn sich dieser mit seinen Muscheln Fischfang-Ressourcen erwerben kann, um so das Ziel, Fischer zu werden, erreichen zu können. Negativ frei hingegen ist der Bieter, wenn niemand versucht, ihn zu überreden, die Muscheln anderweitig auszugeben oder wenn niemand ihm die Hände festhält, so dass er nicht mitbieten könnte. Laut Dworkin ist Freiheit im Kontext der Gleichheit als negative Freiheit zu verstehen: „[...] I mean by liberty what is sometimes called negative liberty – freedom from legal constraint – not freedom or power more generally [...]“[11]. Um Freiheit in das Gleichheitskonzept integrieren zu können, ist Freiheit erstens nur im Bereich der Verteilungsgerechtigkeit relevant und zweitens als negative zu interpretieren.[12] Ferner können wir Freiheit als Bestandteil der Gleichheit nur dann akzeptieren, wenn wir Verteilungsgleichheit als *Ressourcengleichheit* verstehen (wodurch sich Verteilungsgerechtigkeit ergibt). Dadurch können wir den Konflikt beider politischer Ideale aufbrechen.[13] Somit ist laut Dworkin Freiheit kein intrinsischer, sondern ein abgeleiteter Wert. Dabei konzentriert sich Dworkin immer auf Individuen, so dass folglich ein Kollektiv niemals auf die Entscheidung der Einzelnen einwirken sollte, Individuen jedoch bei kollektiven Entscheidungen mitwirken dürfen. Individuen dürfen Einfluss auf das Kollektiv ausüben, das Kollektiv jedoch nicht auf Individuen.

Aus diesem theoretischen Ansatz leitet Dworkin sein Schema der Verantwortungszuordnung ab und entwickelt dabei bezüglich einer Eigenverantwortungs-Definition einen attraktiven Ansatz. So stellt er eine Theorie auf, wodurch Eigenverantwortung von Nicht-Eigenverantwortung erkannt werden kann durch die zwei Prinzipien *brute luck* (reines Glück/Pech) und *option luck* (kalkulierbares Glück).[14] Option luck liegt vor, wenn eine eingetretene Situation auf das *bewusste* und *risikobelastete Handeln* eines Akteurs zurückzuführen ist. Brute luck hingegen liegt vor, wenn Akteure *keinen* Einfluss auf Ereignisse und Kausalitäten haben. Wenn ich beispielsweise vom Blitz getroffen werde, habe ich schlechtes brute luck, wohingegen ich beim Lotteriegewinn gutes option luck habe. Zwar habe ich auch beim Lotteriegewinn

---

11 Dworkin R. [2000] 2002: S. 120.

12 Vgl. ebd.

13 Vgl. ebd.: S. 121.

14 Vgl. ebd.: S. 73ff.
Anm.: Die deutschen Begriffe entnehme ich der Übersetzung: Dworkin, R. (2000): *Was ist Gleichheit?*; Übersetzt von Schmidt-Petri, C.; Berlin: Suhrkamp. In dieser Arbeit verwende ich die originalen Ausdrücke „brute luck“ und „option luck“. Englische Originalausgabe: Dworkin, R. (2000): *Sovereign Virtue. The Theory and Practice of Equality*; Cambridge/London: Harvard University Press.

keinen Einfluss auf den Gewinn. Dennoch bin ich verantwortlich für die Entscheidung, überhaupt an einem Gewinnspiel teilzunehmen. Folglich ermöglicht Dworkins Kategorienunterscheidung zweier Verantwortungssphären eine Offenlegung individueller Verantwortung: Eine Person trägt Verantwortung für option-luck-Auswirkungen, wohingegen eine Person für brute-luck-Folgen kein Verantwortungsträger ist.

Kritisch daran ist jedoch, dass Dworkins Kategorienunterscheidung in manchen Fällen nicht eindeutig voneinander unterscheidbar ist. Wenn ich beispielsweise im Meer schwimmen gehe, gibt es immer, auch wenn die Wahrscheinlichkeit noch so gering ist, die Möglichkeit, von einem Hai angegriffen zu werden. Kategorisieren wir hier nun option luck, da ich die Entscheidung getroffen hatte, schwimmen zu gehen und damit potentiell von einem Hai angegriffen werden könnte oder brute luck, da es reiner Zufall ist, dass gerade in den paar Minuten meines Meeresaufenthalts ein Hai zur Küste schwimmt? Auch Dworkin ist sich der teilweise schweren Einteilung in willkürlich und unwillkürlich eingetretene Situationen bewusst und beschreibt die beiden Kategorien als „[…] a matter of degree and we may be uncertain how to describe a particular piece of bad luck."[15] Demnach müsste eine Wahrscheinlichkeitsangabe erfolgen, anhand derer die Grenze zwischen brute luck und option luck festgelegt werden kann. Im Pazifik ist die Wahrscheinlichkeit, von einem Hai angegriffen zu werden höher als im Mittelmeer. Doch auch hier können wir nur von *mehr oder weniger* sprechen: Im Mittelmeer ist die Wahrscheinlichkeit eines Haiangriffs *geringer* als im Pazifik. Allerdings stellt sich bei Einteilung in brute luck und option luck durch Wahrscheinlichkeitsüberlegungen schnell die Frage, von welchen Wahrscheinlichkeiten denn die Rede ist? Innerhalb der Wahrscheinlichkeiten müssten wiederum Kategorisierungen stattfinden.

Betrachten wir ein anderes Beispiel, bei dem es zunächst so scheint, als gäbe es eine klare Unterscheidung zwischen brute luck und option luck: Ein Passant läuft relativ unaufmerksam über eine stark befahrene Straße und wird von einem Auto erfasst. Hier würden wir also zunächst durch die Unaufmerksamkeit des Passanten von option luck sprechen. Es könnte allerdings auch gleichzeitig der Autofahrer durch sein Handy abgelenkt gewesen sein, so dass er die überquerende Person nicht bemerkt hat. Wäre es nur dann brute luck, wenn der Überquerende aufmerksam war und dennoch aufgrund der Unaufmerksamkeit des Fahrers erfasst worden ist? Die Herausforderung in diesem Beispiel liegt im *Ergebnis*: Unabhängig wie der Straßenüberquerer sich verhalten

15 Dworkin, R. [2000] 2002: S. 73.

hätte, wäre er trotzdem durch die Unaufmerksamkeit vom Autofahrer erfasst worden. Es gibt demnach zwei Möglichkeiten:

A. Passant überquert aufmerksam die Straße, wird dennoch aufgrund Unaufmerksamkeit vom Autofahrer erfasst
B. Passant überquert *un*aufmerksam die Straße und wird aufgrund Unaufmerksamkeit vom Autofahrer erfasst

Der Unterschied zwischen A und B liegt in der Aufmerksamkeit des Passanten bei A, die wir als eigenverantwortliches Element (oder gemäß Dworkin als option luck) kennzeichnen können. Jenes Element fehlt in Möglichkeit B, so dass reines brute luck vorliegt. Durch das gleiche Ergebnis und der Annahme der gleichen Prämisse „Autofahrer ist unaufmerksam" bei beiden Optionen wäre im Nachhinein nicht klar bestimmbar, ob der Passant nun eigenverantwortlich den Unfall provoziert hat. Worauf ich hinaus möchte, ist die *Beweisbarkeit*. In B handelt der Passant unverantwortlich, indem er unaufmerksam ist, wohingegen er in A verantwortlich handelt. Nur für die Anwendung von brute luck und option luck scheint dies irrelevant, da der Passant in beiden Fällen vom Auto erfasst wird.

Zusammenfassend lässt sich sagen, dass Dworkins Verantwortungssphären einen guten Ansatz bieten, um eigenverantwortliche von unverschuldeten Zuständen besser einordnen zu können. Dennoch stehen wir vor dem Problem einer exakten Bestimmung oder reinen Zuordnung von eigenverantwortlichen Handlungen (im Sinne von option luck). Warum ist das so? Bei genauerer Betrachtung fällt auf, dass die Verantwortungssphären brute luck und option luck vom Risiko abhängen, und zwar nicht nur als Unterscheidung zwischen kalkulierbar und willkürlich. Beispielsweise ist das Risiko eines Passanten an Grippe zu erkranken höher, wenn er bei Minusgraden in Sommer- statt Winterkleidung vor die Haustüre geht. Dieses Risiko bleibt unverändert und ist von zusätzlichen Aspekten, die auf eine Erkrankung Einfluss haben (können), unabhängig. Auch, wenn es schlussendlich nicht die gewählt hochrisikobehafteten Faktoren sind, die zu einem negativen Zustand führen, ändert diese Tatsache nichts an dem Risiko der risikobehafteten Faktoren (Sommerkleidung bei Minusgraden). Kurz formuliert: Das Risiko bleibt bestehen, auch wenn schließlich nicht diese speziellen Risikofaktoren der Grund für das Resultat sind. Ebenso hat der Straßenüberquerer ein höheres Risiko vom Auto erfasst zu werden, wenn er unaufmerksam die Straße überquert. Dieses Risiko bleibt bestehen, unabhängig davon, ob der Unfallgrund (Ergebnisgrund) nicht in seiner Macht liegt.

5.2.2 *Julian Nida-Rümelin: Umgang mit Risiken*

Auch, wenn die Differenzierung von kalkulierbaren und willkürlichen Risiken schwammig ist, können wir dennoch festhalten, dass es Risiken gibt, die gewählt werden. Beispielsweise geht ein Kletterer immer das Risiko ein, einen Unfall zu erleiden. Seine Schadenswahrscheinlichkeit variiert bei jedem Aufstieg, da sie von nicht-statischen Faktoren abhängt, wie beispielsweise der Wetterlage, seiner Ausrüstungsqualität oder der Fehlerquote seiner Leistungseinschätzung. Risiko ist also kein statischer Begriff, sondern Risiko ändert sich lebensweltlich. Auch können sich Risiken durch neue Erkenntnisse ändern, so dass sich ein eingegangenes Risiko zu einem späteren Zeitpunkt nicht mehr als Risiko identifizieren lässt.

Nida-Rümelin macht auf den Irrglauben aufmerksam, gemäß dem Personen die Skala ihrer Sorgen und Ängste (oder auch die von anderen) mit einem tatsächlichen Risikovorhandensein gleichsetzen. Gleichsetzungen von Ängsten und Risiken können zwar zutreffen, allerdings nur, wenn die Ängste auch begründet sind.[16] Wir verwechseln in solch emotiven Zuständen die vorliegenden Risiken einerseits mit *Gefahren* und andererseits mit *Unsicherheiten*.[17] Unsere Risikointerpretation impliziert emotiv ein entweder negatives oder positives Ergebnis. Auch die beschriebene Unterscheidung zwischen brute luck und option luck hat dies gezeigt. Hier sind Ergebnisse entweder eigenverantwortlich risikobelastet gewählt gewesen oder nicht-eigenverantwortlich dem Zufall geschuldet. Sobald wir vor risikobehafteten Situationen stehen, implizieren wir die Möglichkeit von guten und gleichzeitig schlechten Folgen, wobei nur letztere wiederum von uns als Risiko interpretiert werden.[18] Wir sagen: Es ist ein Risiko, eine steile Wand bei Regen hochzuklettern und meinen damit das Risiko eines Absturzes und somit die Gefahr eines Absturzes. Wir verwechseln jedoch Gefahren mit Risiken. Es müsste lauten: Es ist ein Risiko, eine steile Wand bei Regen hochzuklettern, da der Regen eine Gefahrenquelle birgt, die bei entsprechender Handlung (klettern) das Risiko eines Schadens (Absturzrisikos) aufweist. Oder wer beispielsweise vor einer ungefährlichen Spinne Angst hat, ist keinem Risiko ausgesetzt, denn „Risiken sind *mögliche* Gefahren, die sich durch Handeln beeinflussen lassen."[19] Für

16 Vgl. Nida-Rümelin, J./Weidenfeld, N. (2018): *Digitaler Humanismus. Eine Ethik für das Zeitalter der Künstlichen Intelligenz*; München: Piper Verlag. Hier Seite 21.

17 Vgl. Nida-Rümelin, J. (2005): Ethik des Risikos; in: Nida-Rümelin, J. (Hrsg.): *Angewandte Ethik. Die Bereichsethiken und ihre theoretische Fundierung. Ein Handbuch*; Stuttgart: Kröner Verlag; S. 863–885. Hier Seite 865.

18 Vgl. ebd.

19 Nida-Rümelin, J./Weidenfeld, N. (2021): *Die Realität des Risikos. Über den vernünftigen Umgang mit Gefahren*; München: Piper Verlag. Zitat auf Seite 21f. Hervorhebung im

eine adäquate Risikoeinordnung braucht es dementsprechend eine adäquate Realitätswahrnehmung.[20] Demgegenüber bezeichnet Nida-Rümelin die starke Konzentration auf bestimmte Umstände und den währenddessen abhandenkommenden Realitätsbezug als „[d]as Paradoxon der Aufmerksamkeit"[21]. Beispielsweise werden im Bereich der gesunden Ernährung immer wieder neue Theorien aufgestellt, wonach Personen ihr Essverhalten ausrichten, die sich dann letztendlich als falsch herausstellen (können).[22] Bedenklich sind solche Phänomene, da analog potentiell eingegangene Risiken gegebenenfalls als eigenverantwortliches Verhalten interpretiert werden könnten. Angenommen, Eigenverantwortung meint, bestimmte Regeln zu befolgen, dann müsste auch die Risikovermeidung durch Regeleinhaltung bekannt sein, was wiederum real schwer umsetzbar ist. *Daraus folgt die Wichtigkeit, Risikoabwägungen beim Adressaten zu lassen.* Beispielsweise fördert ein leidenschaftlicher Klippenspringer durch den Adrenalinausstoß einerseits seinen Glückszustand, andererseits steigt aufgrund des Adrenalins sein Stresslevel. Es ist wichtig, anzuerkennen, dass Risikoakteure selber abwägen und anhand eigener Urteilskraft zu einem Handlungsergebnis gelangen. Unsere Eigenverantwortung spiegelt sich im Prozess solcher Risikoabschätzungen und schlussendlich auch durch unsere Risikowahl. Auch in Bezug auf unseren eigenen Lebensschutz gilt: „Wir nehmen erhöhte, wenn auch minimale Risiken in Kauf, um andere Ziele als den Lebensschutz zu realisieren."[23]

Das Wählen der eigenen Risiken ist Element eines eigenverantwortlichen Handelns. Risiken wählen heißt: eine Situation betrachten, potentielle Risiken einschätzen, eine Entscheidung treffen und nach ihr handeln. Dabei kann eine Aufklärung über (potentiell) vorhandene Risiken hilfreich sein. Eigenverantwortliches Handeln könnte dementsprechend die eigens gewählte *Risikowahl* meinen. Doch wie sieht es mit eingegangenen Risiken aus, bei denen ich mich aufgrund Hilfestellung gegenüber anderen Personen in Gefahr bringen würde? Bin ich moralisch verpflichtet, jemandem das Leben zu retten, wenn doch die Risikoabwägung immer in meiner Gründedeliberation bleibt? Bin ich moralisch verpflichtet, jemandem das Leben zu retten, auch wenn diese Handlung mit der hohen Risikowahrscheinlichkeit des Lebensverlusts behaftet ist? Können Risiken anderen *auferlegt* werden, wenn das auferlegte Risiko eine

---

Original. Vergleiche dazu auch Nida-Rümelin 2005: S. 865: „*Gefahren sind potentielle kausale Ursachen für Schäden.*" Hervorhebung im Original.

20 Vgl. ebd.: S. 21.

21 Ebd.: S. 37.

22 Vgl. ebd.: S. 37f. Anm.: Man denke hierbei auch an die Ernährungspyramide, die jahrelang Kohlenhydrate als Ernährungs-Basis und somit wichtigste Ernährungsquelle behauptete.

23 Ebd.: S. 70.

hohe Wahrscheinlichkeit des potentiellen Verlusts des eigenen Lebens aufweist? Zumindest im Auferlegungs-Kontext spricht Nida-Rümelin ein klares Nein aus.[24] Das hohe Risiko des eigenen Lebensverlusts durch Rettung anderer einzugehen, ist moralisch legitim, wenn diese Risikowahl freiwillig geschieht, kann jedoch niemals moralisch gefordert sein. Denn „Risikooptimierung ist ethisch nur innerhalb bestimmter Einschränkungen zulässig, die durch individuelle Rechte und Gerechtigkeit gesetzt sind [...]"[25]. Laut Nida-Rümelin gibt es einen Unterschied zwischen der *„entscheidenden Person"*[26] und *„von dieser Entscheidung Betroffenen"*[27], den die traditionelle Risikooptimierung leider versäumt.[28] Die Wahl von unterschiedlich starken Risikooptionen kann nicht für andere getroffen werden, da es einen Unterschied macht, ob ich selber es bin, der sich dazu entschließt, Bungeejumping auszuprobieren, oder, ob ich diese Entscheidung für eine andere Person treffe beziehungsweise eine andere Person für mich.[29] Auch aus diesem Grund sind erwähnte manipulative Strukturen stark zu verneinen, da hier zum einen die manipulierende Person die vorhandene Risikowahrscheinlichkeit verharmlosen könnte. Zum anderen muss das Abwägen der Risikowahl im eigenen Gründeraum etabliert sein. Es müssen meine Gründe sein, ein Risiko zu wählen. Durch Manipulation ist das gewählte Risiko wiederum von außen bereits vorgegeben, da es nicht mehr das Subjekt selber ist, dass das Risiko wählt, sondern ein externes Subjekt. Nida-Rümelin setzt den Unterschied zwischen der entscheidenden Person und von dieser Entscheidung betroffenen Person bei unseren Individualrechten an: „Risikooptimierung ist ethisch nur innerhalb bestimmter Einschränkungen zulässig, die durch individuelle Rechte und Gerechtigkeit gesetzt sind."[30] Diese Rechte setzen in einer Verbindung mit Autonomie zudem die Kriterien für ein Paternalismusverbot. Weil wir Autonomiewesen sind, sind wir eigenständig für unser Leben verantwortlich bei gleichzeitiger Nicht-Übertragung dieser Verantwortung. Unsere eigenverantwortliche Entscheidung kann uns nicht

---

24 Vgl. Nida-Rümelin 2005: S. 874.

25 Ebd.

26 Ebd. Hervorhebung im Original.

27 Ebd. Hervorhebung im Original.

28 Vgl. ebd.

29 Vgl. ebd.: S. 875. Anm.: Nida-Rümelin argumentiert mithilfe der Unterscheidung des Risiko-Entscheiders und dem, der diese Entscheidung treffen wird, um auf die unzureichende Bewertungsstrategie der konsequentialistischen (Optimierungs-)Kriterien hinzuweisen. Denn dementsprechend wären nur allgemeine Folgen relevant, wie beispielsweise die erwartete Todesanzahl der Bungeejumping-Gesprungenen. Somit versäumt der Konsequentialismus die moralische Verschiedenheit aufzuzeigen, wer die Entscheidung der Risikoübertragung wählt und wer mit dieser Entscheidung angesprochen wird.

30 Ebd.

genommen werden. Aus diesem Grund ist der Wohlwollens-Gedanke des Paternalisten nicht höherwertiger als die Autonomiesetzung des Paternalismus-Betreffenden. Egal wie (angeblich) vorteilhaft bestimmte Handlungen für eine Person wären, dürfen sie bei Ablehnung dieser Person nicht umgesetzt werden. Letztendlich stehen laut Nida-Rümelin die Konsequenzen und ihre Eintrittswahrscheinlichkeiten im Bereich der Autonomie der einzelnen Individuen, so dass „[…] das Paternalismusverbot ein wesentliches normatives Kriterium […]“[31] ist. Ich stimme Nida-Rümelin zu, dass Verantwortung über eigenes Handeln und Entscheiden im Namen eines Paternalismusgedankens nicht von außen abgenommen werden dürfen oder sollten. Dennoch können paternalistische Maßnahmen nicht nur im Namen des Wohlwollens geschehen, sondern auch im Rahmen des Autonomieschutzes. Doch hierzu später mehr.

Getätigte Analyse über Risiken und der Bezug zu eigenverantwortlichem Handeln ergibt zusammengefasst folgendes: Dworkins differente Verantwortungssphären können ein erstes Hilfsmittel sein, um ein Verständnis für eigens-gemachte und fremde Risiken zu schaffen. Allerdings offenbart sich bei genauerer Betrachtung die Schwierigkeit, ob kalkulierbare von nicht kalkulierbaren Risiken (Dworkin nennt es Verantwortungsebenen) eindeutig voneinander unterschieden werden können. Weiter kann gefragt werden, wie mit der individuellen Risikoakzeptanz umzugehen ist. Hierbei ist das Ergebnis unter Bezugnahme zu Nida-Rümelin, dass Risiken immer bei den Risikobetroffenen bleiben müssen. Das heißt, Risikobewertung und das Eingehen von Risiken sind in der (Handlungs-)Gewalt des risikotragenden Akteurs. Auch im Hinblick auf die Lebensmusterwahl, also der gewählten kohärenten Lebensstruktur, wird dieser Aspekt gestärkt. Die Problematik einer Grenzziehung zwischen eigenverursachten und nicht-eigenverursachten Ergebnissen in Verbindung mit der Notwendigkeit, persönliche Risiken und deren Abwägung immer beim Individuum angesiedelt zu lassen, wird in einem späteren Verlauf dieser Arbeit im gesundheitsbezogenen Kontext relevant sein. Analog zu Nida-Rümelins Theorie, betrachte ich das Kennen von Risiken und die Möglichkeit, eigene Risiken selber abwägen zu dürfen als eine Form der adäquaten Optionenmenge, die notwendige Bedingung für das Vorhandensein von Autonomie ist. Somit ist die *freie Wahl meiner eingegangenen Risiken eine Form der adäquaten Optionenmenge, wodurch sich wiederum Eigenverantwortung abzeichnen kann.*

31 Ebd.: S. 876.

5.3 Eigenverantwortung der Lebensmusterwahl

Die Lebensmusterwahl steht zunächst einmal zwischen der Verantwortung gegenüber sich selber und einer von außen auferlegten Verantwortung gegenüber sich selber. So könnte an jeden Einzelnen appelliert sein, eine eigenverantwortliche Wahl für das eigene Leben und dessen Struktur zu wählen. Gleichzeitig ist bereits die Wahl zur Wahl eines eigenverantwortlichen Lebens eine eigenverantwortliche Entscheidung.

Ferner können sich einerseits die Vorstellung über ein objektiv gutes Leben und andererseits die individuelle Selbstbestimmung darüber, was ein gutes Leben sei, gegenüberstehen. Gemäß einer *objektiv* angelegten Begründung für eine *Pflicht* zur Lebensmusterwahl argumentiert Ronald Dworkin.[32] Ich wähle Dworkins Theorie aufgrund der darin liegenden Problematik einer Trennung von Verantwortungsadressaten und einer objektiven Lebensmustertheorie. Dworkin unterscheidet zwischen einem „guten Leben“ und einer „gelungenen Lebensführung“[33]. Laut ihm benötigt eine gelungene Lebensführung bereits die Bemühung um ein gutes Leben, wobei bestimmte Einschränkungen legitim sind, wenn es darum geht, im Namen der Menschenwürde handeln zu können.[34] Somit ist eine gelungene Lebensführung oder zumindest das Streben danach, erst mal essentieller als ein gutes Leben. Wir sind für eine gelungene Lebensführung verantwortlich, wohingegen ein insgesamt gutes Leben ein erstrebenswertes Ziel darstellt. Ein gutes Leben meint nicht nur Handlungen, die zu persönlich angenehmen Empfindungszuständen führen, sondern ein gutes Leben ist insbesondere „[…] good in that critical way.“[35] Somit gibt es objektive Größe für ein gelungenes Leben, die sich beispielsweise in erreichten Ergebnissen widerspiegeln kann. Dabei sind personale Voraussetzungen nicht identisch und Personen müssen mit jeweils unterschiedlichen Determinanten umgehen. Eine zwei Meter große Person kann aufgrund ihrer Größe kein Kampfpilot werden, sowie einkommensschwache Eltern schwer das Studium ihres Kindes finanzieren können. Dworkin argumentiert zur Auflösung solcher Ungleichheiten mit den bereits erwähnten und von ihm entworfenen Mechanismen der Ressourcen-Verteilungsgerechtigkeit. Dabei ist es die Aufgabe der Regierung, eine Umwelt zu schaffen, in der ihre Bürger in Würde leben können. Dworkin konzentriert sich auf einen Würdebegriff,

---

32 Vgl. Dworkin, R. [2011] 2013: S. 195–199.

33 Dworkin, R. [2011] 2013: S. 195: „We should distinguish between living well and having a good life.“

34 Vgl. ebd.: Kapitel 9.

35 Ebd.: S. 196.

gemäß dem wir *verantwortlich sind, würdevoll zu leben.* Der Verantwortungskontext bezieht sich demnach nur indirekt auf unsere Verantwortung für eine gelungene Lebensführung, wird aber durch das würdevolle Leben erreicht. Zur Erreichung dieses Ziels bedarf es der individuellen Beschäftigung, wie unser Leben gestaltet sein soll, unabhängig möglicher Determinanten. Der springende Punkt für Dworkin liegt darin, dass das Vorhandensein aller Möglichkeiten für ein gelungenes Leben nicht ausschlaggebend ist. Haben wir jedoch viele Möglichkeiten, unser Leben auf unterschiedliche Weise zu gestalten, reflektieren darüber jedoch nicht, handeln wir unwürdig. Wir sind verantwortlich für die Identifizierung unserer eigenen gelungenen Lebensführung und wer sich dieser Selbstreflexion nicht stellt, handelt unwürdig.[36]

Allerdings können wir laut Dworkin keine allgemeine Verantwortung gegenüber uns selber besitzen und wir können immer nur von einer Verantwortung befreit werden von demjenigen, gegenüber dem wir sie haben. Beispielsweise können Arbeitgeber ihre Arbeitnehmer von bestimmten Aufgaben und den damit verbundenen Verantwortungen befreien. Arbeitnehmer AN hat gegenüber Arbeitgeber AG die Verantwortung für Projekt P. Somit kann AG AN von Verantwortung über P befreien. Solch eine Verantwortungsbefreiung ist laut Dworkin gegenüber sich selber nicht möglich.[37] Seine Vorstellung von Verantwortung bezieht sich auf *objektive Größen*, wie die gelungene Lebensführung und das gelungene Leben. Gegenüber diesen objektiven Größen können wir uns *nicht* der Verantwortung entziehen. Wir können keine Verantwortung gegenüber uns selber tragen, da wir uns selber von unserer Verantwortung nicht loslösen können, andere Personen uns jedoch von Verantwortungen befreien können. Da wir Verantwortung zu- und absprechen können, wäre eine Verantwortung gegenüber uns selber irreführend, da wir uns dementsprechend

36 Vgl. Dworkin, R. interviewt von Buis, C.-L. (Datum unbekannt): „Man kann auch ohne Menschenwürde leben"; Cicer online: https://www.cicero.de/aussenpolitik/man-kann-auch-ohne-wuerde-leben/52502?seite=1 [04.09.2023].

Anm.: In diesem Punkt sind sich Ronald Dworkin und Joseph Raz recht ähnlich und unterscheiden sich dennoch im Detail. Beide konzentrieren sich zwar auf eine Theorie der objektiven Wahl des eigenen Lebens. Diese Objektivität hat jedoch bei beiden nichts mit von außen vorgegebenen guten Lebensmustern zu tun. Es geht nicht darum, beispielsweise einen bestimmten Beruf als besonders würdevoll einzustufen und jede danach strebende und den Beruf ausübende Person würde automatisch ein objektiv gutes Leben führen. Die Objektivität ergibt sich bei Dworkin aus dem allgemeinen Streben nach einem guten Leben. Wohingegen bei Raz nicht Objektivität im Fokus steht, sondern personale Autonomie. Dabei ist das Ideal der personalen Autonomie immer schon gegeben, wenn sich Personen frei für ihr Lebensmuster entscheiden (können) und sich vor der Entscheidung nicht drücken.

37 Vgl. Dworkin, R. [2011] 2013: S. 196.

von der Verantwortung gegenüber uns selber befreien könnten. Aus diesem Grund meint Dworkin, dass Verantwortung objektiv mithilfe bestimmter Kriterien überprüft werden kann, wobei jeder diesen Kriterien zustimmt. Hier schließt sich seine Vorstellung der objektiven Bestimmung eines guten Lebens, das auch in einem kritischen Sinn (und damit von außen) als gut bestimmt werden kann. Außerdem folgert er lediglich aus unserem Bewusstsein unserer Verpflichtung, ein gutes Leben anzustreben und im Rahmen der gelungenen Lebensführung zu leben. Leider versäumt Dworkin jedoch, diese Behauptung tiefer zu begründen. Er verweist nur auf die Tatsache, jeder Mensch habe sein Leben zu absolvieren und folgert daraus die objektive Verpflichtung eines gelungenen Absolvierens. Dabei gibt es jedoch keine bestimmten Adressaten, die das gute Leben überprüfen, sondern die Führung eines guten Lebens ist schlicht immer schon in einem objektiven Sinn wichtig.[38]

Meines Erachtens nach ist diese Begründung, insbesondere im Kontext der Eigenverantwortung, jedoch ungenügend. Dworkin folgert aus einer vorgefundenen Tatsache („ich lebe") und dessen Beständigkeit („bis zu meinem Tod") eine objektive Wichtigkeit, die dann wiederum Verantwortung gegenüber einer Objektivität schöpft. Also: Weil ich lebe, habe ich die Verpflichtung, dieses Leben zu einem gelungenen zu kreieren. Dabei ist der Verantwortungsadressat weder das eigene Ich, noch jemand anderes.[39] Das mag paradox klingen, aber Dworkin möchte letztendlich darauf hinaus, dass wir für ein gelungenes Leben verantwortlich sind, wir diese Verantwortung jedoch nicht gegenüber uns selbst haben, sondern die Verantwortung objektiv steht. Ich gebe Dworkin insofern Recht, dass ich mich nicht aus einer Verantwortung gegenüber mir selbst entziehen kann, behaupte jedoch, dass ich das in einem moralischen Sinn bei niemanden kann. Wer Träger eines Verantwortungsmoments ist, ist dies bis zur *Erfüllung* einer Verpflichtung oder bis die zu tragende Verantwortung nicht mehr nötig ist. Beispielsweise hört die Verantwortung des bereits genannten Bademeisters in dem Moment auf, in dem die Verpflichtung, das Leben des ertrinkenden Badegasts zu retten, erfüllt wird oder der Badegast das Schwimmbad verlässt. Sobald der Badegast kein Badegast mehr ist, hört die Verantwortung der möglichen Lebensrettung für den Bademeister auf. Es gibt zwar Situationen, in denen der Bademeister auch ohne sein Bademeister-Dasein für die Hilfestellung seiner Schwimmgäste verantwortlich ist. Beispielsweise wäre es seine allgemeine Pflicht (nicht als Funktion des Bademeisters), auf dem Parkplatz des Schwimmbadgeländes, dem Badegast laut zuzurufen,

---

38 Ebd.: S. 196: „It is *important* that we live well; not important just to us or anyone else, but just important." Hervorhebung im Original.

39 Vgl. ebd.: S. 196.

um ihn vor ein auf ihn zufahrendes Auto zu warnen. Dennoch ist auch in diesem Szenario ein erfüllendes Abschließen der Verantwortung erkenntlich. Ich behaupte jedoch, dass erstens im Rahmen der gelungenen Lebensführung die Eigenverantwortung permanent präsent wäre. Auch das eigene Ich kann gegenüber sich selbst bis zur Erfüllung der Verantwortung verantwortlich sein. Die Verantwortung gegenüber sich selbst erfüllt sich permanent, sie *ist* immer erfüllt. Analog dazu kann die Verantwortung und in dem Sinne Verpflichtung gegenüber dem Lebenspartner angeführt sein. Das Eheversprechen ist die Verantwortungsübernahme, ein gegebenes Versprechen zeitüberdauernd einzuhalten. Diese Verantwortung ist permanent im Zustand der Erfüllung. Ferner betont Dworkin zwar, dass im Rahmen des objektiv gelungenen Lebens, der sein Leben Lebende für sein Leben verantwortlich ist. Allerdings setzt er hierbei objektive Bedingungen, die er bedauerlicherweise nicht weiter begründet. Beispielsweise behauptet Dworkin, dass

> […] ein Mensch, der ein langweiliges, konventionelles Leben ohne enge Freundschaften und Herausforderungen führt und die Zeit bis zu seinem Begräbnis einfach absitzt, kein gutes Leben gehabt hat, selbst wenn er selbst anderer Auffassung sein sollte und seine Zeit durch und durch genossen hat.[40]

Daher behaupte ich an dieser Stelle zweitens, dass somit inhaltliche Strukturen gesetzt sind, die jedoch im Namen der Eigenverantwortung nicht stattfinden können. Laut Dworkins Aussage, hat ein gutes Leben nach bestimmten Inhalten abzulaufen, die vom Lebenden unabhängig sind. Sobald jedoch Inhalte vorgegeben sind, ist immer schon bereits die Sphäre der individuellen Eigenverantwortung verlassen. *Eigenverantwortung kann nicht im Kontext einer Objektivität stehen, die nach bestimmten Inhalten fragt. Eigenverantwortung ist objektiv, weil wir sie selber wählen aufgrund unserer Gründedeliberation.*

Wir können dennoch fragen, ob eine subjektiv gewählte Lebensbestimmung nicht von außen anhand objektiver Kriterien überprüft sein sollte. An dieser Stelle muss der vorausgegangene Autonomiebegriff berücksichtigt sein. Nach dieser, an Nida-Rümelin entlehnten Autonomiedefinition, muss das Individuum gute Gründe für seine Lebensmusterwahl geben können. Ferner kann durch die Berücksichtigung des autonomen Verhaltens, Eigenverantwortung im Einklang stehen mit Verantwortung gegenüber dem eigenen Selbst, sowie der Verantwortung, eigenverantwortlich zu sein. Zur Begründung dieser Behauptung soll ein Blick auf Nida-Rümelins These zum gelungenen Leben geworfen sein: Nida-Rümelin schreibt, dass „[e]ine angemessene Konzeption

---

40 Dworkin, R. (2012): *Gerechtigkeit für Igel*; Berlin: Suhrkamp Verlag. Zitat auf Seite 331.

des individuell gelungenen Lebens [...] zwischen den Extremen des (Präferenz-) Subjektivismus und des (naturalistischen) Objektivismus angesiedelt [ist]"[41]. Das objektive Element ist bei zumindest vollständig rationalen Personen die Wahl gemäß eigener manifester Präferenzen. Folglich kann auch ein Leben mit erheblichen Einschränkungen an Wohlbefinden als ein individuell gutes gekennzeichnet sein, wenn diese Mängel Konsequenz des gewählten Plans sind.[42] Nicht ideal-rationale Menschen, also realexistente, können ein wirklich Gewünschtes und in Reflektion der Wahrhaftigkeit des Gewünschten das Gute erkennen.[43] Es gibt keinen Grund, ein im Durchschnitt eher mühsames Leben als objektiv irrational oder ungut zu bezeichnen. Nida-Rümelin schreibt im Rahmen der strukturellen Rationalität hierzu explizit:

> Strukturelle Rationalität verlangt, dass Gründe unser Leben kohärent strukturieren. [...] Gemäß der Theorie struktureller Rationalität ist das eigene Wohl nicht der zentrale Orientierungspunkt vernünftigen Handelns und Urteilens.[44]

Ferner sind anerkannte Normen von Personen wichtiges Element der Offenbarung der jeweiligen manifesten Wünsche. Gerade auch der Konflikt zwischen Normen kann dies durch die daraus folgende Notwendigkeit einer praktischen Deliberation aufzeigen.[45] Zudem ist eine Person immer schon „[...] eingebettet in eine soziale Umgebung, die von einem komplexen Normensystem strukturiert ist [...]"[46]. Es ist einem Individuum möglich, eigenständig objektive Kriterien zu schaffen, beispielsweise in dem eine moralische Regel befolgt wird, die als objektiv gültig gehalten wird. Ich vermute in Anwendung an Nida-Rümelins Theorie des guten Lebens, *dass somit Eigenverantwortung gegeben ist, wenn eine Person ihre manifesten Wünsche erfüllen kann, die kontinuierlich an das eigene Selbst unter Berücksichtigung der sozialen Einbettung gebunden sind.* Durch die Rechtfertigung der Lebensmusterwahl nach eigenen Präferenzen, die nicht zwangsläufig ein hohes Maß an Wohlempfinden aufweisen müssen, und demzufolge im Rahmen der persönlichen Autonomie getroffen worden sind, *erfüllt sich die Verantwortung gegenüber dem eigenen Selbst, sowie die Verantwortung eigenverantwortlich zu sein.* So können wir Autoren unseres eigenen Lebens sein.

---

41 Nida-Rümelin, J. (2002): *Ethische Essays*; Frankfurt am Main: Suhrkamp. Zitat auf Seite 210.

42 Vgl. ebd.: S. 211.

43 Vgl. ebd.

44 Nida-Rümelin 2011: S. 79.

45 Vgl. Nida-Rümelin 2002: S. 213.

46 Ebd.: S. 214.

Die autonome und selbstverantwortete Wahl des Lebensmusters ist im Rahmen dieser Arbeit relevant, da zu hinterfragen ist, inwiefern jede Person für alle gesundheitsbezogenen Konsequenzen aus ihrem autonomen Handeln, das mit der Lebensmusterwahl zu übereinstimmen hat, zur Eigenverantwortung gezogen werden kann. Die Frage ist, ob jemand für seine Lebensmusterwahl haften sollte, wodurch sich die Überlegung aufdrängt, ob bestimmte Lebensmuster höher versichert sein sollten. Diese Frage beantworte ich in Kapitel 9.3.2. Zunächst ist wichtig, festzuhalten, dass jeder die eigene Lebensmusterwahl eigenverantwortlich zu wählen hat. *Die Lebensmusterwahl ist ein Akt der Eigenverantwortung und dabei objektiv, weil sie gewählt worden ist.*

5.4 Zusammenfassung: Definition Eigenverantwortung

Als kurzgefasste Aussage bedeutet Eigenverantwortung die Verantwortung des *Selbst gegenüber dem Selbst.* Eigenverantwortung ist die Verantwortung eines Subjekts A gegenüber Subjekt A. Damit meint Eigenverantwortung zunächst wesentlich *nicht* das Verantworten eigener Handlungen gegenüber Dritter. Betrachten wir in diesem Kontext ein Beispiel: Wenn Person A, Person B vor dem Ertrinken rettet, liegt hierbei keine eigenverantwortliche Handlung vor, sondern eine *allgemein verantwortliche.* Diese Verantwortungsform lässt sich als *zivile oder auch soziale Verantwortung* bezeichnen. Eigenverantwortung hingegen umschließt alle Handlungen, Entscheidungen, Einstellungen, die ein Individuum bezüglich sich selbst und gegenüber sich selbst zu rechtfertigen und demnach zu verantworten hat. Beispielsweise hat eine Person Gründe, eine Zigarette zu rauchen und gleichzeitig Gründe, keine Zigarette zu rauchen. Die getätigte Optionenwahl, Entscheidung und ausgeführte Handlung liegt in der Eigenverantwortung der Person, unabhängig der Optionenbewertung von außen. Ferner kann die Person Gründe für ihre Entscheidung angeben. An dieser Stelle wird nun die Verbindung und Notwendigkeit der Autonomieausübung ersichtlich: Nur, wenn der Raum der Gründe und das darin mögliche Deliberieren großzügig genug ist, kann die Person Gründe angeben, wodurch Sphäre für Eigenverantwortung gegeben ist.

Der Verantwortungsgedanke, insbesondere der Eigenverantwortungsgedanke, ergibt erst in Verbindung mit Autonomieausübung Sinn. Wenn wir davon ausgehen, dass Eigenverantwortung ein *Sich-Stellen gegenüber* oder *Zurechnung* eigener Handlungen und auch Entscheidungen meint, so kann in einem weiteren Schritt das Sich-Stellen in zwei Ebenen unterteilt werden: Auf der ersten Ebene ist das Sich-Stellen ein Verantworten gegenüber mir selber, ich übernehme Verantwortung gegenüber mir selber. Auf der zweiten Ebene ist das Sich-Stellen ein Verantworten gegenüber anderen, indem ich meine gewählten Handlungen und Entscheidungen begründe. Ich kann meine Handlungen, die ich in einem eigenverantwortlichen Sinn getätigt habe, nicht nur gegenüber mir selber, sondern auch gegenüber anderen begründen. Gerade dieser Zurechnungsmoment kann nur unter der Wahrung von Autonomie stattfinden.

Betrachten wir die aus den Kapiteln über Autonomie deutlich gewordenen Kriterien der personalen Autonomie, um anschließend eine Brücke zur Definition von Eigenverantwortung bauen zu können: Um Autonomie beziehungsweise autonome Situationen identifizieren zu können, bedarf es einer adäquaten Optionenmenge. Diese Notwendigkeit begründet sich dadurch, dass nur bei adäquaten Wahlmöglichkeiten der Raum für Gründe weit genug gefasst ist, welcher wiederum für autonome Zustände notwendig ist. „Autonomy is an ideal of self-creation. […] The autonomous person is part author of his life […]“[47] beschreibt Raz seinen Autonomieansatz. Damit meint Raz, dass eine autonome Person in Teilen ihr eigenes Leben kreiert.[48] Um Teilautor des eigenen Lebens, inklusiver wesentlich getroffener Entscheidungen, sein zu können, ist eine Auswahl an adäquaten Optionen notwendig.[49] Da Autonomie und Eigenverantwortung eng miteinander verflochten sind, bedarf es folglich ebenso für eigenverantwortliches Verhalten eine adäquate Optionenwahl. Eigenverantwortliches Handeln und Entscheiden kennzeichnet sich durch Selbstbindung an dieses Handeln und Entscheiden, wobei eine Selbstbindung wiederum nur durch autonome Zustände möglich ist.

Insbesondere bei moralischen Dilemmata-Situationen wird der Wegfall von Verantwortung deutlich. Das bekannte Beispiel aus dem Roman „Sophies Entscheidung“ macht dies anschaulich: Im Dritten Reich wird die Protagonistin Sophie zusammen mit ihren beiden Kindern in ein Konzentrationslager gebracht, wo sie von einem Nationalsozialisten vor eine grausame Wahl gestellt wird: sie muss sich entscheiden welches ihrer Kinder am Leben bleiben darf. Trifft sie keine Entscheidung, werden beide Kinder sterben. Egal, wie sich Sophie entscheiden wird, sie wird in jedem Fall Schuld auf sich laden.[50] Laut Nida-Rümelin liegt immer dann ein moralisches Dilemma vor, wenn keine Wahl der möglichen Optionen zur Beseitigung eines moralischen Konflikts

47 Raz [1986] 2009: S. 370. Den zweiten Satz schreibt Raz ebenso auf Seite 204.

48 Vgl. ebd.

49 Vgl. ebd.

50 Vgl. dazu auch Nida-Rümelin, J. interviewt von Hummitzsch, T. (2017): „Wir brauchen einen Paradigmenwechsel“; in: *hpd*: https://hpd.de/artikel/wir-brauchen-einen-paradigmenwechsel-14258 [02.10.2023].

führt.[51] Eine Person ist demnach moralisch verpflichtet, jede der möglichen Optionen zu treffen und gemäß diesen Optionen zu handeln, kann jedoch gleichzeitig nicht beide Optionen wählen.[52] Im eben genannten Beispiel wäre Sophie moralisch verpflichtet, beide Handlungsoptionen „A ihren Sohn retten" und „B ihre Tochter retten", zu wählen. Dadurch, dass sie dazu nicht in der Lage ist, liegt ein (moralisches) Dilemma vor. Zudem weisen moralische Dilemmata laut Nida-Rümelin das Merkmal auf, dass sie existenziell sind. Heißt, sie sind erstens nicht per Meta-Kriterien auflösbar. Zweitens ändert sich durch die getroffene Wahl das Leben der wählenden Person so weit, dass jede getroffene Wahl fundamental eine psychologische Veränderung hervorruft und sie mit Gefühlen der Reue und Schuld zurückbleibt. Laut Nida-Rümelin „[...] sind keine Kriterien lebensweltlicher Rationalität zur Hand, die diesen Konflikt lösen [...]"[53]. Denn es gibt für beide Wahlmöglichkeiten genügend moralische Gründe und gleichzeitig können nicht beide gewählt werden.

Ich verneine dies nicht, möchte jedoch an dieser Stelle eine zusätzliche Erklärung liefern, warum diese Situation unauflösbar ist. Im genannten Dilemma ist die Optionenmenge von außen auferlegt durch den Wächter. Vermutlich sind viele moralische Dilemma von außen veranlasst. In unserem Beispiel ist es jedoch die *Absichtlichkeit* des Wächters, die den externen Faktor besonders macht, da hier offensichtlich konstruierter Zwang herrscht. Dieser Zwang äußert sich insbesondere auch durch das Fehlen einer adäquaten Optionenmenge, wodurch keine Möglichkeit zur Gründedeliberation gegeben ist. *Es kann in beschriebener Situation keinen adäquaten Entscheidungsprozess geben.*[54] Wie oben bereits beschrieben, sind laut Nida-Rümelin in einem Dilemma Gründe zwar vorhanden, allerdings sind die gegebenen Gründe zur Wahl beider Optionen moralisch gleich wertvoll. Wenn wir allerdings annehmen, dass Freiheit die Fähigkeit ist, sich von Gründen affizieren zu lassen und die Gründe unsere menschliche Freiheit voraussetzen, bleibt das als allgemeine Bestimmung menschlicher Freiheit nach wie vor gültig. Jedoch vermute ich bei Dilemmas zwar das Vorhandensein von guten moralischen

51 Vgl. Nida-Rümelin 2020: S. 317.

52 Vgl. das Kapitel §10 Moralische Dilemmata bei Nida-Rümelin 2020. Vgl. zu moralische Dilemmata auch Nida-Rümelin, J./Weidenfeld, N. (2018): *Digitaler Humanismus. Eine Ethik für das Zeitalter der Künstlichen Intelligenz*; München: Piper Verlag; Hier Kapitel 10.

53 Nida-Rümelin 2020: S. 323.

54 Bierhoff und Rohmann schreiben hierzu: „Verantwortungsübernahme ist das Ergebnis eines Entscheidungsprozesses, der Aufmerksamkeit, gedankliche Auseinandersetzung und die Entstehung von Motivation umfasst." Bierhoff, H.-W./Rohmann, E. (2017): Diffusion der Verantwortung; in Heidbrink, L. et al. (Hrsg.) *Handbuch Verantwortung*; Wiesbaden: Springer Fachmedien; S. 911–931. Zitat auf Seite 911.

Gründen für beide Wahlmöglichkeiten, so wie es Nida-Rümelin beschreibt. *Aber es ist gerade diese Tatsache, die die Optionenmenge inadäquat werden lässt.* Sophie kann sich von ihren Gründen nicht mehr affizieren lassen, da beide Wahlmöglichkeiten gleichwertig sind. Es ließe sich auch in Anwendung mit Raz Vielfältigkeitstest erkennen, dass beide wählbaren Optionen nicht vielfältig sind, aufgrund ihrer gleichen Inhalte (Vergleiche Kapitel 3.2.2). In einem Dilemma können die gegebenen Gründe kein ausschlaggebendes Ergebnis bewirken, durch das Handlungscharakter wirken würde, sprich gemäß dem wir handeln könnten. Sind die Gründe für beide Handlungsmöglichkeiten identisch und gleichzeitig jede der Wahl existentiell bedrohlich (das Merkmal eines Dilemmas), ist meiner Ansicht nach der Raum der Gründe nicht adäquat. Daraus folgt wiederum die Charakterisierung einer nicht adäquaten Optionenmenge, woraus wir nicht-autonome Zustände identifizieren. Vor allem in einer Dilemma-Situation ist durch die Nichtexistenz von adäquaten Wahlmöglichkeiten die damit verbundene Konsequenz bezüglich der Eigenverantwortung höchst bedenklich und das auf mehreren Ebenen. Grundsätzlich kann durch die Adäquatheits-Abwesenheit keine moralische Verantwortung zugesprochen werden, da der Konflikt nicht auflösbar ist. Allerdings ändert das nichts an gefühlter Verantwortung und Schuld. Wie erwähnt, ist unauflösbare Schuld eines der Kriterien Nida-Rümelins, um ein Dilemma zu identifizieren. Dilemmata sind extreme Formen des Nichtvorhandenseins von adäquaten Wahlmöglichkeiten. In der Realität sind wir mit schwächeren Konfliktsituationen konfrontiert, wobei auch hier unsere Gründe beziehungsweise Werte schlecht abgewogen werden können. Wie bereits berichtet, charakterisiert Nida-Rümelin die Voraussetzung für Handlungsfähigkeit als Zustand, in dem wir von unterschiedlichen Optionen wählen und sich dabei praktische Gründe auch widersprechen können.[55] Handlungscharakter zeigt sich gerade darin, Gründe abzuwägen und wenn wir uns nicht in einem Dilemma befinden, sondern lediglich in einer Situation mit konfligierenden Gründen, dann sind Handlungen und daraus folgende Verantwortungszuschreibungen möglich.

Der in den Debatten vorgefundene Eigenverantwortungsbegriff formuliert das „mir selber etwas schuldig sein“ als externe Verantwortungszuweisung. Damit ist gemeint, dass sich Eigenverantwortung erst durch das Außen offenbart und dann an das Subjekt herangetragen wird. Somit wird eigenverantwortliches Verhalten nicht durch das Subjekt selber, sondern von anderen Subjekten, über und auf das Subjekt, definiert. Person A beschreibt, wie sich

55 Vgl. Nida-Rümelin 2020: S. 317.

Person B zu verhalten hat, so dass B sich als eigenverantwortlich bezeichnen darf. Auf diese Weise werden Personen jedoch zu Objekten einer angeblich korrekten Zuordnung davon, was eigenverantwortliches Verhalten wäre. Es wird demnach implizit angenommen, es bräuchte externe Maßstäbe, um Eigenverantwortung überhaupt zu erkennen. Auch wenn dieser Punkt schon öfters von mir erwähnt worden ist, sei er nochmal genannt: Eigenverantwortung ist immer im Rahmen des Autonomiebegriffs zu verstehen. Eigenverantwortung meint das Gründeabwägen in Bezug zu sich selbst. *Das vor sich selbst Verantworten ist immer schon in die Gründedeliberation involviert, denn sonst wären die Gründe nicht die eigenen. Die Verantwortung einer Person gegenüber sich selber beinhaltet die Notwendigkeit, sich in Reflektion ihrer Gründe zu setzen.*[56] Aus diesem Grund kann Eigenverantwortung nicht als Anspruch einer anderen Person adressiert werden. Eigenverantwortung kann nicht gefordert werden und meint immer die Verantwortung von Subjekt A zu Subjekt A oder Subjekt B zu Subjekt B. Und das selbst dann, wenn wir unsere Handlungen auf andere beziehen, dabei jedoch ein inneres Reflektieren passiert.

Lebensweltlich zeigt sich Eigenverantwortung beispielsweise in den selbstgewählten Risiken. Ein Absprechen, eigenständig Risiken eingehen zu dürfen, oder aus einer Handlungsmenge mit unterschiedlichen Risikowahrscheinlichkeiten nicht frei wählen zu dürfen, wäre autonomieuntergrabend. *Wer seine Eigenverantwortung nicht benutzen darf, verliert Autonomie.* Daher müssen wir im Umkehrschluss zum Schutze der personalen Autonomie eigenverantwortliches Verhalten, Entscheiden und Handeln zulassen. Gerade aus diesem Grund ist auferlegte Eigenverantwortung keine Eigenverantwortung, wobei gleichzeitig ein Absprechen personaler Autonomie stattfindet.

---

56 Vgl. dazu Nida-Rümelin [2005] 2012 und Nida-Rümelin 2011.

KAPITEL 6

Paternalismus

In einer ersten Annäherung an den Paternalismusbegriff lassen sich paternalistische Gesetze oder Handlungen als solche auffassen, die dem Wohl von Personen dienen sollen, dabei allerdings die Freiheit der Betroffenen einschränken oder aushebeln können. Solch Freiheitseinschränkung rechtfertigt sich durch die Annahme, besser zu wissen was für den Adressaten gut ist, als der Adressat selber.

> By paternalism I shall understand roughly the interference with a person's liberty of action justified by reasons referring exclusively to the welfare, good, happiness, needs, interests or values of the person being coerced.[1]

So die bekannte Begriffsbestimmung von Gerald Dworkin, sowie: „Paternalism might be thought of as the use of coercion to achieve a good which is not recognized as such by those persons for whom the good is intended."[2] Im deutschen Sprachraum wird meist von einem „Schutz vor sich selber" gesprochen.

Problematisch an paternalistischen Handlungen scheint zum einen der unauflösliche Konflikt zwischen dem von außen auferlegten Wohlwollens-Charakter und der Autonomie der Betroffenen. Aus diesem Grund müssen wir die Frage stellen, ob und in welchem Ausmaß paternalistische Bestimmungen legitim sind. Ich werde auf allgemeine Paternalismus-Konzepte eingehen, der Fokus liegt jedoch themenbedingt auf paternalistischen Strukturen, die das Gesundheitswesen betreffen oder in diesem Bereich relevant sein könnten. Da das Gesundheitswesen potentiell nicht nur staatliche, sondern auch mögliche ärztliche Bevormundung anspricht, sind Untersuchungen im Rahmen des staatlichen und ärztlichen Paternalismus obligat. Denn einerseits möchte der Staat seine Bürger zu einem gesundheitsbewussten Verhalten erziehen, andererseits stehen im medizinischen Kontext Ärzte, die ihre Fürsorgepflicht gegenüber ihren Patienten fokussieren. Staatlicher Paternalismus unterscheidet sich von ärztlichem Paternalismus hauptsächlich in der Anwendung. So sind es beispielsweise Ärzte, die die staatlich beschlossenen Paternalismusgesetze real umsetzen. Ich möchte mich auf beide Sphären konzentrieren: Zum einen,

1 Dworkin, G. (1972): Paternalism; in: *The Monist*, Vol. 56, No 1; S. 64–84. Zitat auf Seite 65.
2 Ebd.: S. 69.

 | DOI:10.30965/9783969753330_007

welche paternalistischen Gesetze sinnvoll sein können und zum anderen, wie eine legitime Arzt-Patient-Beziehung aussehen kann.

Zum anderen behaupten paternalistische Normen „objektive Wohlfahrtswerte"[3] *zu tragen, die von Vornherein definierte Begriffe beinhalten und somit als Forderung an die Bevölkerung unproblematisch erscheinen.* Wenn wir nach Konflikten zwischen Wohltätigkeit und Autonomie fragen, müssen diese Begriffe begründet sein. Insbesondere ist daher auch die Frage nach Eigenverantwortung im Gesundheitssystem, wenn sie in einem paternalistischen Rahmen angewendet werden soll, über den Kontext von Begrifflichkeiten der Konstellation von Eigenverantwortung und paternalistischem Wohlwollen zu untersuchen. Kann Eigenverantwortung überhaupt als paternalistische Norm gefordert werden? Und kann Eigenverantwortung als Forderung ein objektiver Wohlfahrtswert sein? Diesen Fragen widme ich mich im dritten Teil dieser Arbeit, machen jedoch die nun folgenden Überlegungen obligat.

6.1 Paternalismusarten

Eine der wesentlichen Fragen im Rahmen der Paternalismusdebatte ist nicht nur die Rechtfertigung paternalistischer Handlungen, sondern auch, unter welchen Kriterien denn überhaupt Paternalismus vorhanden ist. In einem ersten Schritt stelle ich daher zunächst gängige Paternalismus-Arten vor, auch um später durch einen Ausschließungs-Prozess von zu verneinenden Formen zur Definition eines zulässigen Paternalismus zu gelangen.

6.1.1 *Reiner und unreiner Paternalismus*

Manche paternalistische Maßnahmen haben Einfluss auf Dritte, so dass das Wohltätigkeitsprinzip nicht nur die Entmündigten trifft. Wenn sich Freiheitseinschränkungen ausschließlich auf Entmündigte richten, wird dies als *reiner* (*direkter*) *Paternalismus* bezeichnet. Beim *unreinen* (*indirekter*) *Paternalismus* hingegen werden neben der Wohlsteigerung weitere Ziele verfolgt, die sich nicht auf den Entmündigten beziehen. Dabei können solche Phänomene eine absichtlich implizite Zielverfolgung sein. Das Nichtraucherschutzgesetz[4] ist demensprechend so aufgestellt, dass Nichtraucher vor Passivrauch der Raucher geschützt werden sollen. Durch unterlassenes Rauchen trifft nicht nur die Raucher Wohlwollen, sondern auch Nichtraucher werden geschützt. Hier

3 Gkountis, I. (2011): *Autonomie und strafrechtlicher Paternalismus*; Berlin: Duncker & Humblot. Hier Seite 24.

4 Vgl. BNichtrSchG §1.

wird die mögliche Eindämmung von privater Entscheidungsfreiheit deutlich, da durch das individuelle Verhalten der Schutz anderer Personen gefährdet ist.[5] Es ist eine legitime Herangehensweise des Staates, individuelle Freiheiten seiner Bürger einzuschränken, um Interessen Dritter zu wahren. Das Besondere an paternalistischen Staatshandlungen ist jedoch, dass der Fokus auf Verhaltensweisen von Individuen gegenüber deren eigenem Selbst liegt. Beim Raucherbeispiel in Restaurants sind Schutzfunktionen folgendermaßen aufgegliedert:

1. Staatsschutz Individuum gegenüber Dritten: Staat schränkt Rauchen ein, da die Interessen von Subjekt A (Nicht-Raucher) gegenüber Subjekt B (Raucher) zu schützen sind.
2. Staatsschutz Individuum gegenüber Individuum: Staat schränkt Rauchen ein, da die Interessen von Subjekt B (Raucher) gegenüber Subjekt B (Raucher) zu schützen sind.

Durch den Schutzfaktor in 2. kann sich die Einschränkung individueller Selbstbestimmung begründen, unabhängig davon, ob sich der Schutz auf Dritte oder auf die handelnde Person selber bezieht, wodurch Handlungsweisen und Lebensmuster-Entscheidungen aus dem privaten Raum enthoben werden. Ferner betrifft das paternalistische Verbot nicht ausschließlich das Wohl des Entmündigten, sondern vor allem Personen, die durch das Verhalten des Entmündigten betroffen wären. Hier stellt sich die Frage, ob wir nun überhaupt noch von einem paternalistischen Gesetz sprechen können, wenn durch das Verbot der Schutz Dritter fokussiert wird. Wir können dies bejahen, da das Gesetz so aufgestellt wurde, dass auch Raucher vor sich selber geschützt werden. Wäre dem nicht so, wären reine Raucherkneipen, in denen kein Nichtraucher unfreiwillig dem Zigarettenrauch ausgesetzt wäre, nicht auch verboten.

Gerald Dworkin schreibt im Rahmen staatlicher Paternalismus-Einmischungen auch von „pure“ und „unpure“[6] Unterscheidungen, wobei Dworkin stärker den Paternalismus-Betroffenen fokussiert. Dementsprechend würde

5 Vgl. Gkountis 2011: S. 18.

6 Vgl. Dworkin, G. 1972: S. 68.

Auch John Kleinig nennt die beiden Formen *pure* und *unpure paternalism*: Kleinig, J. (1983): *Paternalism*; Manchester University Press. Hier auf Seite 11. Zudem bezieht sich Joel Feinberg ebenfalls auf die Unterscheidung von Kleinig, formuliert die Begriffe jedoch als „[...] *mixed* and *unmixed* paternalistic laws.“. Feinberg, J. (1986): *Harm to Self. The Moral Limits of the Criminal Law*; New York: Oxford University Press; Zitat auf Seite 8. Hervorhebung im Original.

gemäß reinem Paternalismus ein generelles Rauchverbot eingeführt werden, um so die Bevölkerung von vornherein vor einer Nikotinsucht zu bewahren. Andererseits würde beim unreinen Paternalismus das Verbot in erster Linie nicht die Betroffenen ansprechen, hätte jedoch Auswirkungen auf potentiell Betroffene. Dementsprechend würde die Zigarettenproduktion verboten werden, um so das dahinterliegende Ziel der Gesundheitsschadensminimierung der Bevölkerung umzusetzen.[7]

Auch ist es möglich, im Namen paternalistischen Wohlwollens Verbote oder Pflichten einzuführen, bei denen bei genauerer Betrachtung auffällt, dass der Wohlwollens-Moment nur ein Nebenprodukt und das staatliche Ziel ein anderes ist. Andersherum sind funktionierende, paternalistische Wohltätigkeits-Staatshandlungen meist zugleich vorteilhaft für den Staat. Durch die Einhaltung der Gurtpflicht gibt es potentiell weniger Opfer bei Verkehrsunfällen, wodurch beispielsweise innerhalb des Gesundheitssystems und in der Arbeitswelt positive Effekte erzielt werden. Problematisch wird es, wenn das Nebenprodukt „Wohlwollen" wegfällt, so dass nur auf Staatsseiten ein Vorteil zu verzeichnen ist, während jedoch weiterhin der Wohlwollens-Charakter auf Staatsseiten gegenüber seinen Bürgern behauptet wird. So könnte der Staat beispielsweise für ein Tempolimit 130 auf Autobahnen mithilfe des paternalistischen Schutzes vor Unfällen argumentieren. Wobei das eigentliche Interesse hinter dem Tempolimit die finanzielle Generierung durch Bußgelder wäre.

6.1.2 *Aktiver und passiver Paternalismus*

Aktiver und passiver Paternalismus unterscheiden sich voneinander in der normzusprechenden *Pflicht*, etwas zu tun (aktiv) oder dem *Verbot*, etwas zu tun (passiv). Demnach auch dem Unterlassen einer Handlung (passiv) und der Nötigung, eine Handlung auszuführen (aktiv).[8] Eine unterlassene Handlung kann durchaus als passive Handlung verstanden sein. Wenn es nun also gemäß einer paternalistischen Maßnahme verboten ist, ohne Gurt Auto zu fahren, können wir passiven Paternalismus identifizieren. Andererseits kann das Gurt-Beispiel auch als aktiver Paternalismus gedeutet werden, da Straßenverkehrsteilnehmer dazu verpflichtet sind, beim Autofahren den Gurt angelegt zu haben. Ferner zählt beispielsweise das Organverkaufsverbot in Deutschland zum passiven Paternalismus, da es verboten ist, die eigenen Organe zu verkaufen. Dieses Verbot resultiert nicht aus der staatlichen Bevormundung, gemäß dem jeder den eigenen Körper unversehrt lassen müsste. Denn so beschrieben würde eine Pflicht (aktiv) vorliegen und kein Verbot (passiv).

---

7 Vgl. Dworkin, G. 1972: S. 68.

8 Vgl. dazu Kleinig 1983, besonders S. 14.

6.1.3 *Negativer und positiver Paternalismus*

Negativer und positiver Paternalismus sind besonders im medizinischen Kontext interessante Konzepte, wobei *negativer Paternalismus* auf eine Schadensvermeidung abzielt, wohingegen *positiver Paternalismus* sich auf die Steigerung des Wohls konzentriert.[9] Dementsprechend kann beispielsweise die sogenannte Fürsorgepflicht des Arztes als negativer Paternalismus gedeutet werden. Neben der Fürsorgepflicht können auch medizinische Paternalismus-Formulierungen auf den „Schutz vor sich selbst" abzielen und somit Autonomieeinschränkungen rechtfertigen. Ferner kann paternalistischer Schutz als Umsetzung von präventiven Maßnahmen verstanden sein, wobei hier jedoch meist keine Autonomieeinschränkung gegeben ist. Hierzu zählt unter anderem die Aufklärung des Arztes, welches gesundheitsbezogene Verhalten zu diversen Krankheiten oder Krankheitsverschlechterungen führen kann. Somit wäre das Fürsorgeprinzip, verstanden als präventive Maßnahme, eine Form des negativen Paternalismus, aufgrund der implizit gewollten Schadensvermeidung des Arztes durch Prävention. Gleichzeitig lässt sich solche Anwendung als positiver Paternalismus beschreiben, da durch Präventionsmaßnahmen das Wohl gesteigert wird.

6.1.4 *Harter und weicher Paternalismus*

Schwacher und starker Paternalismus ist eine von Joel Feinberg getätigte Unterscheidung, die wiederum eine Differenzierung innerhalb des *harten Paternalismus* sein kann.[10] Harter Paternalismus lässt sich vom *weichen Paternalismus* differenzieren, wobei letztgenannter nur indirekt auf den Akteur einwirkt. Als klassisches Beispiel zur Beschreibung des weichen Paternalismus dient John Mills Brückenbeispiel[11]: Ein Spaziergänger hat vor, über eine marode Brücke zu gehen, von der er entweder weiß oder nicht weiß, dass sie marode ist und er beim Betreten der Brücke einstürzen könnte. Wenn nun der Spaziergänger

---

9 Vergleiche zur allgemeinen Unterscheidung von negativen und positiven Paternalismus beispielsweise auch Kleinig 1983, speziell ab Seite 13f.

10 Vgl. Feinberg, J. (1971): Legal Paternalism; in: *Canadian Journal of Philosophy 1971*; 1: S. 105–124. Vgl. dazu auch Maio [2011] 2017. Anm.: Feinberg benannte die unterschiedlichen Paternalismus-Sphären in seinem Paper *Legal Paternalism* in 1. strong (stark) und 2. weak (schwach). In seinem später erschienenem Werk *Harm to Self* änderte er die Begriffe in 1. hard (hart) und 2. soft (weich). Feinberg verweist in *Harm to Self* in seiner Fußnote 16 (S. 377) auf die mittlerweile allgemeine Anwendung von hard und soft, so dass er diese nun auch übernimmt.

11 Vgl. Mill, J.S. [1859] (2010): *Über die Freiheit;* Stuttgart: Reclam; Brückenbeispiel ist in genanntem Reclam auf Seite 138f. zu finden. Original: Mill, J.S. (1859): *On Liberty;* London: John W. Parker and son, West Strand.

angehalten und *nur* über den Zustand der Brücke aufgeklärt wird, lässt sich hierbei von einem weich-paternalistischen Eingriff sprechen. Weich-paternalistisch deshalb, weil nur informiert wird, der Spaziergänger jedoch nicht daran gehindert werden würde, über die Brücke zu gehen, wenn er sich dennoch dazu entscheiden würde. Ihm werden lediglich Informationen mitgeteilt, von denen ausgegangen wird, dass er sie vorher nicht wusste. Über die Brücke zu gehen oder nicht, bleibt nach wie vor in der Entscheidungsgewalt des Spaziergängers. Mill räumt zwar ein, dass wir den Brückenüberquerer physisch von seinem Vorhaben abhalten dürfen. Dies wäre allerdings nur dann legitim, wenn die Brücke nachweislich unsicher ist und für eine Aufklärung keine Zeit mehr bleiben würde. Den elementaren Punkt, den Mill machen möchte, ist jedoch *das Zugeständnis des gefällten Urteils der handelnden Person*. Egal welche Gefahren von der Brücke ausgehen, bleibt es unter allen Umständen die Entscheidung des Einzelnen, ob er die Brücke überqueren wird oder nicht. Mill formuliert es als „[…] ob seine Gründe ausreichen, um das Wagnis zu riskieren […]“[12]. Demnach soll weicher Paternalismus ein Versuch sein, Personen durch „[…] Überredung oder Warnungen umzustimmen […]“[13]. Dabei muss die Situation nicht solch eine ernste sein, wie das gerade beschriebene Beispiel. Als weich paternalistisch könnte man auch den Hinweis eines Freundes auffassen, lieber mit der U-Bahn als mit dem Auto zur Universität zu fahren, da auf der Auto-Route momentan Stau herrscht.[14] Weich-paternalistische Maßnahmen sollen dazu dienen, Personen während beziehungsweise vor ihren Handlungen umzustimmen, ohne dabei die personale Autonomie zu untergraben. Dementsprechend werden auch solche Maßnahmen als weich-paternalistisch bezeichnet, die Personen helfen sollen, die eigene Autonomie zu bilden. Somit herauszufinden, was überhaupt der eigene Wille ist.[15] Durch die personal-autonom-konzentrierte Herangehensweise sollte daher „[s]tatt von weichem Paternalismus […] konkreter von autonomieorientiertem Paternalismus gesprochen werden“[16], schlägt Bijan Fateh-Moghadam vor. Gerade durch den

12 Mill [1859] 2010: S. 138.

13 Maio [2011] 2017: S. 214.

14 Vgl. Kühler, M. (2013): Zwischen Toleranz und Paternalismus: zur Ethik des sozialen Nahbereichs; in: *Reprints and Working Papers of the Centre for Advanced Study in Bioethics*; Münster 2013/50. Hier Seite 8.

15 Vgl. Kühler, M. (2017): Toleranz und/oder Paternalismus im engeren sozialen Nahbereich? The Tension Between Being Tolerant and Being Paternalistic in Close Personal Relationships; in: *Zeitschrift für praktische Philosophie*; Band 4, Heft 2, S. 63–86. Hier Seite73. Vgl. Feinberg 1986: S. 12.

16 Fateh-Moghadam, B. (2010): Grenzen des weichen Paternalismus – Blinde Flecken der liberalen Paternalismuskritik; in: Fateh-Moghadam, B./Sellmaier, S./Vossenkuhl, W.

Respekt personaler Autonomie gelten weich-paternalistische Maßnahmen grundsätzlich als moralisch unstrittig, auch da sie in unserem Alltag integriert sind.[17] Dabei ist natürlich der Wahrheitswert der gegebenen Informationen relevant. Weich-paternalistische Eingriffe, wie beispielsweise jemanden über den morschen Zustand einer Brücke aufzuklären, brauchen als Identifikation den Wahrheitsgehalt, dass die Brücke morsch ist.

Harter Paternalismus hingegen liegt vor, wenn bei Entscheidungsausführungen *direkt* und *unabhängig* vom Willen der Betroffenen eingegriffen wird. Beim Brückenbeispiel läge dementsprechend harter Paternalismus vor, wenn der Spaziergänger daran *gehindert* wird, über die morsche Brücke zu gehen, obwohl dieser die Risikowahl des Überquerens gewählt hat. Der paternalistische Eingriff beschränkt sich nicht auf Informationsgabe oder Hinweis, sondern es kommt zu einer direkten Handlungsunterbindung, wenn nötig mit Gewalt. Gewissermaßen steht beim harten Paternalismus das Fürsorgeprinzip über dem Autonomieprinzip. Auch wenn paternalistische Maßnahmen Schutz und Wohlwollen von Personen zum Ziel haben, ist der harte Paternalismus aufgrund seiner Missachtung von personaler Autonomie bedenklich und zu verneinen.[18] Das kann begründet werden, indem wir auch die Wahrung der personalen Autonomie als ein Wohltätigkeits-Kriterium von Personen auffassen. Auch kann sich das gewollt gesteigerte Wohlwollen zu einem späteren Zeitpunkt als falsch herausstellen. Gerade dieser Aspekt wird später bei den Untersuchungen zur Nudging-Methode ein schwer zu lösendes Problem aufzeigen.

6.1.5 *Schwacher und starker Paternalismus*

Wie erwähnt, können wir harten Paternalismus weiter differenzieren in *schwachen* und *starken* Paternalismus. Diese beiden Paternalismusformen unterscheiden sich im Kern durch die unterschiedliche Interpretation der Autonomiefähigkeit beziehungsweise *Urteilsfähigkeit* von Personen.[19] Schwacher Paternalismus liegt beispielsweise vor, wenn Eltern ihrem Kind verbieten, im Winter mit Sommerkleidung vor die Türe zu gehen, obwohl das Kind das möchte. Die Eltern entscheiden über den Willen des Kindes hinweg, da es sich bei einem Kind um eine (noch) nicht urteilsfähige Person handelt.

(Hrsg.): *Grenzen des Paternalismus*; Stuttgart: W. Kohlhammer Verlag; S. 21–47. Zitat auf Seite 27.

17 Vgl. Maio [2011] 2017: S. 214.

18 Vgl. Kühler 2017: S. 73.

19 Vgl. Maio [2011] 2017: S. 215.

Starker Paternalismus hingegen liegt vor, wenn trotz vorhandener Urteilsfähigkeit über die Entscheidung einer Person hinweg gehandelt wird, wobei auch hier mit Gutwollen gegenüber der Person argumentiert wird. Ähnlich funktioniert das Fürsorgeprinzip in der Medizin: Umso weniger Autonomie vorhanden, umso mehr Fürsorge nötig. Je nachdem, wie benötigte Fürsorge gelagert ist, können wir schwachen oder starken Paternalismus identifizieren. Wenn sich beispielsweise ein Demenzkranker gegen eine Behandlung entscheidet, kann der Arzt gemäß seiner Fürsorgepflicht paternalistisch reagieren, indem er unabhängig der Patientenentscheidung die Behandlung realisiert. Aufgrund des angeblichen Urteilsfähigkeits-Defizits des Patienten, liegt hier schwacher Paternalismus vor. Demgegenüber wäre ein ausgeführtes Fürsorgeprinzip trotz Urteilsfähigkeit eine stark-paternalistische Handlung.[20] Dies wäre beispielsweise der Fall, wenn ein urteilsfähiger Patient gegen seinen Willen daran gehindert wird, das Krankenhaus zu verlassen.[21] Tom L. Beauchamp formuliert starken Paternalismus zusätzlich als Informationseinschränkung. So ist starker Paternalismus Autonomieaussetzung durch absichtliches Verschweigen bestimmter Informationen. Auch hier ist die Rechtfertigung für die Autonomiebeschneidung die Vorstellung, damit Schaden vom Entscheidungsträger abzuwenden. Beauchamp beschreibt diesbezüglich beispielhaft eine Situation, in der ein Arzt seinem Patienten eine bestimmte Diagnose *absichtlich* verheimlicht, da besagter Arzt bei Informationsweitergabe einen Suizid oder anderen Selbstschaden des Patienten befürchtet.[22] Starker und schwacher Paternalismus unterscheiden sich demnach zwar durch Anwendung bei Urteilsfähigkeit oder Nicht-Urteilsfähigkeit der Paternalismus-Adressaten. Dennoch sind beide Unterkategorien des harten Paternalismus, da bei beiden Formen *direkt* eingegriffen wird.

6.2 Nudging und das Problem der Setzung von objektiven Wohlfahrtsplänen

Politische Theorien im Bereich des Libertarismus schließen in der Regel paternalistische Bevormundung durch den Staat oder andere Instanzen aus. Dennoch gibt es eine von den libertären Ökonomen Cass Sunstein und Richard

20 Vgl. dazu auch Maio [2011] 2017: S. 215.

21 Vgl. Beauchamp, T. (2009): The Concept of Paternalism in Biomedical Ethics; in: ./ Sturma, D./Honnefelder, L. (Hrsg.): *Jahrbuch für Wissenschaft und Ethik;* Band 14/2009; Berlin/New York: Walter de Gruyter. S. 77–92. Hier Seite 83.

22 Vgl. ebd.: S. 83.

Thaler entworfene Paternalismus-Form, die laut ihnen nur indirekt eingreift und die sie als das sogenannte *Nudging* bezeichnen.[23] Gemäß der Nudging-Methode[24] soll das Umfeld von Personen so verändert werden, dass diese bessere Entscheidungen oder Handlungen tätigen, wie beispielsweise sich gesünder oder klüger verhalten.[25] Auslöser für erstrebenswerte Handlungen sind sogenannte „Nudges", also „Anstupser", die Personen dazu bringen sollen, die „richtige" Wahl zu treffen. Personen sollen sich durch indirekte Richtungslenkung in ihrem Verhalten und ihren Entscheidungen selbst optimieren. Dementsprechend funktioniert diese Art der Bevormundung nicht über Verbote, sondern über Anreize. Laut der Nudging-Methode sollte beispielsweise ein Schokoriegel im Supermarkt in der untersten Regalschublade angeordnet sein, wohingegen ein Apfel auf Augenhöhe gelagert sein soll. Durch die Positionierung der beiden Lebensmittel sollen Kunden eher zum Kauf des Apfels (Anreiz) als zum Kauf des Schokoriegels animiert werden, wodurch schlechte Entscheidungen (den Riegel zu kaufen, zu essen und dementsprechend sich ungesund zu verhalten) unterbunden werden sollen. Somit ist die Kernidee des Nudgings ein *absichtliches Eingreifen* in die *Entscheidungs- bzw. Handlungsstruktur*, um so eine *Verhaltensänderung auszulösen*. Sunstein und Thaler nennen diesen Vorgang Entscheidungsarchitektur, wobei der eingreifende Akteur als Entscheidungsarchitekt fungiert.[26] Da das externe Intervenieren lediglich während der Entscheidungsdeliberation stattfindet, dabei jedoch ohne eine Reduzierung von Wahlmöglichkeiten, wird laut der Autoren die Autonomie der Handelnden nicht beeinflusst. Die Optionenmenge der Wahlalternativen bleibt gleich, es soll lediglich zur richtigen Option „geschubst" beziehungsweise die falsche Option für den Konsumenten unsichtbar werden.[27] Unser Beispiel des Schokoladenriegels im Supermarkt illustriert dies adäquat: Es wird nicht die Wahlmöglichkeit reduziert, indem Schokoriegel gar nicht zu kaufen wären. Sondern der Schokoriegel bleibt als Wahlmöglichkeit in der Optionenmenge vorhanden, ist dabei jedoch innerhalb der Optionenmenge weniger gewichtig.

---

23 Vgl. Sunstein, C.R./Thaler, R.H. (2008): *Nudge: improving decisions about health, wealth and happiness*; New Haven: Yale University Press.

24 *Nudging* wird meist im Rahmen des staatlichen Paternalismus diskutiert. Da das Nudging jedoch zum einen auch im alltäglichen Leben angewendet werden kann und zum anderen ein größeres Thema bezüglich der problematischen Setzungen von objektiven Wohlfahrtsplänen ist, widme ich dem Nudging ein eigenständiges Kapitel.

25 Vgl. Huster 2015: S. 28.

26 Vgl. Sunstein/Thaler 2008: S. 81–100.

27 Vgl. Huster 2015: S. 31.

Allerdings besteht beim Nudging das Problem der notwendigen, für den Paternalismus typischen Annahme, immer zu wissen, was für Paternalismus-Betroffene das Richtige oder Falsche wäre. Durch dieses angebliche Wissen werden Wohlfahrtswerte kreiert, die augenscheinlich objektiv sind. Das mag für kleinere Entscheidungen, wie einen Schokoriegel kaufen vielleicht noch anwendbar sein, kann aber bei größeren Entscheidungsthemen problematisch werden. Dennoch liegt bei Wahl des Apfels die Begründungswahl nur indirekt bei uns. Ähnlich wie Werbung uns zum Kauf bewegen möchte, setzt auch die Anordnung im Supermarkt zu Handlungen an, die außerhalb unserer Deliberation geplant worden ist. Von solchen Umständen können wir uns jedoch kaum befreien und dies ist womöglich auch nicht weiter tragisch. Das Gefährliche am Nudging besteht darin, dass die Wohlwollens-Ebene verlassen werden könnte, so dass die Nudges erstens als manipulativer Pusch fungieren und/oder zweitens die angewendeten Wohlfahrtswerte innerhalb des Nudges sich im Nachhinein als falsche herausstellen.

Um die problemhafte Annahme von gut/schlecht-Entscheidungen aufzuzeigen, analysiere ich im Folgenden ein Beispiel, das von Sunstein und Thaler selber angewendet wird. Bei dieser Untersuchung wird sich zeigen, dass das Rechtfertigungs-Moment (nämlich zu wissen, was gut und was schlecht für Bürger ist) zur indirekten Manipulation scheitert, da die Annahme von guten oder schlechten Entscheidungen gegen Fehl-Kategorisierungen nicht immun ist. Sunstein und Thaler stellen ein Beispiel für *moralisches* Nudging vor, welches laut ihrer Ansicht für eine große Bevölkerungszahl einen großen Nutzen bringen soll. Sie legen dar, wie sich der Umgang mit postmortalen Organspenden erheblich auf die tatsächliche Organentnahme Hirntoter auswirkt.[28] Hierzu vergleichen sie das deutsche mit dem österreichischen Organspendesystem, wobei ersteres ein opt-in-System und letzteres ein opt-out-System ist.[29]

---

28 Vgl. Sunstein/Thaler 2008: Kapitel 11.

29 Vgl. ebd.: S. 178f. Anm.: Sie gaben zudem ein Experiment unter der Leitung von Eric Johnson und Dan Goldstein aus dem Jahr 2003 an, dessen Ergebnis die enorme Relevanz der Vorgabe von Wahlmöglichkeiten ist: „Using an online survey, the researchers asked people, in different ways, whether they would be willing to be donors. In the explicit consent condition, participants were told that they had just moved to a new state where the default was not to be an organ donor, and they were given the option of confirming or changing that status. In the presumed consent version, the wording was identical but the default was to be a donor. In the third, neutral, condition, there was no mention of a default— they just had to choose. Under all three conditions, the response was entered literally with one click. […] When participants had to opt in to being an organ donor, only 42 percent did so. But when they had to opt out, 82 percent agreed to be donors. Surprisingly, almost as many people (79 percent) agreed to be donors in the neutral condition." Sunstein/Thaler 2008: S. 178.

Opt-In bedeutet, dass keinem Hirntoten ohne vorher gegebene Zustimmung, Organe entnommen werden dürfen. Dementsprechend ist kein deutscher Bürger Organspender, es sei denn, er stimmt dem zu (Zustimmungslösung). Demgegenüber herrscht in Österreich die Widerspruchslösung, durch die jeder österreichische Bürger zunächst verpflichtet ist, in einem hirntoten Zustand seine Organe zu spenden, sich jedoch durch Widerruf von dieser Pflicht befreien kann. Laut Thaler und Sunstein sei das österreichische Organspendesystem aufgrund seiner Rahmenbedingungen gemäß der Nudging-Theorie aufgebaut. In Österreich müssen Staatsbürger, aber auch Touristen, *aktiv* widersprechen, um *kein* Organspender mehr zu sein. Heißt, jeder volljährige Österreicher und jede sich in Österreich aufhaltende Person (also beispielsweise auch durch Österreich durchfahrende LKW-Fahrer) sind automatisch Organspender und nur ein aktiver Widerspruch durch Deponierung befreit vor einer Organentnahme im Falle eines Hirntodes. Durch diese Bedingung bleiben Österreicher, Touristen und auch sich kurz in Österreich aufhaltende Personen Organspender, was Sunstein und Thaler mit einer vergleichenden Statistik belegen: postmortale Organspender in Deutschland sind lediglich 12% der Bevölkerung, wohingegen Österreich 99% verzeichnen kann.[30] Aufgrund der hohen Organspenderanzahl in Österreich plädieren die Verhaltensökonomen für das österreichische System. Denn in diesem System würde durch die potentielle Organspende jeder einzelne Bürger eine Steigerung des Eigenwohls erhalten, aufgrund der dafür gesetzten Rahmenbedingungen. Thaler und Sunstein übersehen in ihrer Argumentation jedoch einige ernstzunehmende Faktoren. So beschreiben sie die Wohlfahrtssteigerung jedes Österreichers, vergessen oder missachten dabei jedoch, dass auch Nicht-Österreicher im Falle eines Hirntodes innerhalb der österreichischen Grenze ihre Organe spenden *müssen*, dabei jedoch gleichzeitig niemals Organempfänger werden können. Problematisch dabei ist insbesondere das vorhandene Nichtwissen vieler durch Österreich Durchfahrende oder in Österreich Urlaubmachende über ihren stillen Zuspruch einer Organentnahme, sobald sie die österreichische Grenze betreten. Laut Sunstein und Thaler müsste gemäß ihrer Nudging-Methode jedoch jeder von der automatisch erfolgenden Organspende profitieren. Ansonsten wäre der Nudge, also der Schubs zur besseren Entscheidung beziehungsweise der Schubs, an dem *jedes* Individuum profitiert, kein Nudge mehr. Wenn Individuen von einer Regelung nicht profitieren, handelt es sich um keinen Nudge, wodurch wiederum die Argumentation der Ökonomen ins Leere läuft. Zudem versäumen Thaler und Sunstein, den Grund

30 Vgl. ebd.: S. 175.

der hohen Organentnahme genauer zu beleuchten. Wer durch Nichtwissen (auch Österreicher selber) Akteur des Organspende-Systems wird, ist weniger durch einen positiv gemeinten Schubs Teilnehmer des Systems geworden. Das Problem liegt in der fehlenden Aufklärung, doch leider ist es gerade die fehlende Aufklärung, die mitunter die hohe Organspendenzahl erklärt. Für eine gerechtfertigte Organentnahme bräuchte es erstens ordentliche Informationsübermittlung, damit zweitens im Rahmen der adäquaten Optionenmenge eine Entscheidung getroffen werden kann.

Vor allem genannter Aufklärungsaspekt ist insbesondere im medizinischen Sektor unabdingbar. Thaler und Sunstein missachten in ihrer Argumentation jedoch medizinische Faktoren, die nicht unberücksichtigt bleiben sollten. Thaler und Sunstein müssen davon ausgehen, dass der Hirntod *ausreichender* Tod ist. Der Hirntod wurde im Jahr 1968 von der Ad-Hoc-Kommission der Harvard Universität definiert.[31] Nach dieser Begriffsbestimmung gilt jede Person als hirntot, deren Gehirnfunktionen irreversibel ausgefallen sind, während jedoch das Herz weiterschlägt.[32] Vor der Einführung des Hirntodes wurde medizinisch ein Mensch ausschließlich dann für tot erklärt, wenn der gesamte menschliche Organismus leblos ist und bleibt. Zudem ist interessant, dass der Zweck des Berichts und Einführung einer neuen beziehungsweise erweiterten Todesdefinition, unter anderem eine neue Möglichkeit zur Organgewinnung sein sollte: „Obsolete criteria for the definition of death can lead to controversy in obtaining organs for transplantation."[33] Der Beweggrund ist jedoch zunächst noch kein ausreichender Ablehnungsgrund der neuen Hirntoddefinition. „Man muss zwischen Genesis und Geltung unterscheiden […]"[34] so Johann Ach und Georg Marckmann und demnach „[…] zwischen dem *Entstehen* der Definition […] und ihrer von den Entstehungsbedingungen unabhängigen *Rechtfertigung* […]"[35]. Daher wollen wir uns die Definition des Hirntodes detaillierter anschauen, um einer Rechtfertigung entweder

31 Vgl. dazu Ad Hoc Committee Harvard 1968: A Definition of Irreversible Coma. Report of the Ad Hoc Committee of the Harvard Medical School to Examine the Definition of Brain Death; in: *JAMA*, Aug 5 1968, Vol. 5/No. 6; S. 85–88. Anm.: Die Definition des „irreversiblen Komas" wurde demnach charakterisiert und bekam seinen neuen Begriff, den „Hirntod".

32 Ebd.: S. 337; Orig.: „Improvements in resuscitative and supportive measures have led to increased efforts to save those who are desperately injured. Sometimes these efforts have only partial success so that the result is an individual whose heart continues to beat but whose brain is irreversibly damaged."

33 Ebd.: S. 337.

34 Ach, J.S./Marckmann, G. [2000] 2020: Todesbegriff und Hirntod-Kriterium; in: Wiesing, U. (Hrsg.): *Ethik in der Medizin. Ein Studienbuch*; Stuttgart: Reclam. Zitat auf Seite 360.

35 Ebd.: S. 360. Hervorhebung im Original.

zuzustimmen oder diese als unzureichend einzustufen. Es ist insgesamt zu untersuchen, ob positiv angenommene Wohlfahrtssteigerungen das individuelle Wohlwollen tatsächlich steigern. *Ich bezwecke mit der nun stattfindenden Analyse das Aufzeigen der Gefährlichkeit, von nicht detailliert untersuchten, aber angenommenen Wohlfahrtszuschreibungen.* Sunstein und Thaler gehen im Rahmen der Organvergabe mithilfe der Organe von Hirntoten von einer objektiven Nutzens- und Wohlfahrtssteigerung aus, die letztendlich für jedes Individuum gilt. Dem halte ich einerseits entgegen, dass aufgrund der permanenten Weiterentwicklung innerhalb der Medizin, die zunächst als richtig kategorisierten Zustände sich im Nachhinein als falsch herausstellen könnten. Andererseits bleibt eine Aufklärungsarbeit über medizinische Handlungen unabdingbar.

Hans Jonas kritisiert die zusätzliche Hirntod-Definition der Harvard Medical School, da der hierbei vorzufindende Primärgrund, den Jonas definiert als „[...] der Sinnlosigkeit bloß vegetativer Fortexistenz [...]“[36], das eigentliche Vorhaben der Kommission verfehlte.[37] Jonas meint, dass

> [...] der Bericht strenggenommen nicht den Tod, den ultimativen Zustand selbst, definiert, sondern ein Kriterium dafür [ist], ihn ungehindert stattfinden zu lassen, z.B. durch Abstellen des Atemgeräts [...][38].

Dementsprechend wäre keine neue Todes-Definition entdeckt, sondern das Stadium des Hirntods wäre noch anhaltender Sterbeprozess. Somit sind der neue medizinische Befund und die neue Definitionssetzung des menschlichen Todes zirkulär. Es liegt eine neue Form des Sterbeprozesses vor, wobei der Harvard-Bericht dieses Kriterium jedoch als Tod definiert. Die neue Todes-Definition ist dementsprechend gleichzeitig Kriterium zur Erkennung des Todes. Während Menschen im Sterbeprozess liegen, sind sie zugleich klinisch tot. Zudem handelt es sich selbst bei Anerkennung des Hirntodes als Tod nicht nur um eine neue Todes-Definition, sondern um eine *weitere*. Wir müssen uns fragen, ob menschliche Wesen auf unterschiedliche Arten tot sein können oder nur auf eine.[39]

---

36 Jonas [1987] 2013: Jonas, H. [1987] 2013: *Technik, Medizin und Ethik. Praxis des Prinzips Verantwortung*; Frankfurt am Main: Insel Verlag. Zitat auf Seite 224.

37 Vgl. Jonas [1987] 2013: S. 224.

38 Ebd.

39 Vgl. dazu beispielsweise Birnbacher, D. (1999): Fünf Bedingungen für ein akzeptables Todeskriterium; in: Quante, M./Ach, J.S. (Hrsg.): *Hirntod und Organverpflanzung. Ethisch, medizinisch, psychologische und rechtliche Aspekte der Transplantationsmedizin;* Stuttgart-Bad Cannstatt.

Auch bringt der Hirntod als medizinisches Phänomen weitere Probleme mit sich. Es liegen uns medizinische Erfahrungswerte vor, nach denen die absolut sichere Hirntoddiagnostik zu bezweifeln ist. Hierbei geht es nicht um die Kritik an der Hirntoddefinition, sondern um die Tatsache der immer wieder gestellten Fehldiagnosen des Hirntodes. Solch Fehldiagnosen der Todesfeststellung führen zu zwei Problemen: Zum einen scheint es sich um keine gut gelungene Todesdefinition zu handeln, wenn es zu Fehldiagnosen kommen kann, denn Tod sollte deskriptiv sein.[40] Zum anderen werden durch Fehldiagnosen Patienten möglicherweise an einer Heilung gehindert. Beispielsweise wurde in Bayern und Nordrhein-Westfalen innerhalb eines Zeitraums von circa zwei Jahren (2011–2013) achtmal die Fehldiagnose „Hirntod" gestellt.[41] Dabei beliefen sich die Zahlen in Bayern auf 6 Fälle, die insgesamt zwar nur eine Fehldiagnose von 0,67% ausmachen. Dennoch müssen wir berücksichtigen, dass es sich bei dieser Statistik um die noch rechtzeitig erkannten Fälle handelt, bevor den Patienten die Organe hätten entnommen werden sollen. Eine Dunkelziffer an unerkannten Fehldiagnosen ist daher nicht auszuschließen. In der Konsequenz ist eine Kritik am Hirntod als Tod und Kriterium für eine legitime postmortale Organspende berechtigt. Aus diesen Gründen folgt die Unhaltbarkeit einer Rechtfertigung, den Bürger zur Bereitschaft der postmortalen Organspende zu beeinflussen.

Diese detaillierte Betrachtung eines der von Thaler und Sunstein herangezogenen Beispiele zeigt auf, *dass die Nudging-Methode nicht in allen Fällen ihrer Prämisse der guten Entscheidungen standhält.* Die sogenannten objektiven Wohlfahrtswerte sind dementsprechend nicht objektiv. Meine soeben aufgeführte Argumentation sollte allerdings nicht als Plädoyer gegen Organentnahme[42] bei Hirntoten verstanden werden. Ich habe dieses Beispiel gewählt, da genannte Autoren anhand der Organentnahme den positiven Effekt des Nudgings beweisen wollten. Aus meiner Kritik gegenüber Thaler und Sunsteins Hirntodbeispiel als Rechtfertigung für Nudging-Methoden zeigt sich, wie gefährlich die Prämisse sein kann, in *inhaltlichen* Belangen zu skizzieren, was das Wohl der Bevölkerung steigern oder schützen würde.

40 Vgl. Birnbacher 1999: S. 58.

41 Vgl. Berndt, C. (2014): Diagnose in der Dämmerung; Süddeutsche Zeitung: https://www.sueddeutsche.de/ [02.10.2023].

42 Anm.: Auch Hans Jonas kritisiert weniger die Organentnahme, sondern seine Bedenken richten sich gegen das Hirntodkriterium. Vgl. dazu Jonas [1987] 2013: S. 222. Vgl. dazu auch Quante, M. (1999): „Hirntod" und Organverpflanzung; in: Quante, M./Ach, J.S. (Hrsg.): *Hirntod und Organverpflanzung. Ethische, medizinische, psychologische und rechtliche Aspekte der Transplantationsmedizin*; Stuttgart-Bad Cannstatt. Seite 31, Fußnote 18.

Die Nudging-Methode wird durch die Annahme, immer zu wissen, was für die Betroffenen wohlfahrtssteigernd ist, gerechtfertigt. Diese Rechtfertigung scheitert jedoch, da ihre implizierte Annahme nicht immer erfüllt ist oder sich im Nachhinein als falsch herausstellen kann.

Zusammenfassend geht aus diesem Kapitel hervor, dass das sogenannte Nudging keine angemessene Paternalismusform darstellt. Zwar soll beim Nudging niemand aufgrund seines Verhaltens bevorzugt oder benachteiligt werden, wodurch auch keine Bestrafungs- oder Belohnungssysteme angewendet werden sollen. Ausschlaggebend für meine Konklusion der Verneinung der Nudging-Methode ist jedoch erstens der beim Nudging angewendete Manipulationsmoment als „Pusch". Zweitens muss die Nudging-Methode, damit sie umgesetzt und wirken kann, positive Wohlfahrtspläne annehmen, die jedoch irrtümlich objektiv positiv angenommen sind. Aufgrund des definierten Autonomiebegriffs sind Manipulationsmomente nicht zulässig und eine Fremdbestimmung ist nur dann potentiell legitim, wenn sie transparent als solche erkennbar ist. Dementsprechend können wir festhalten, dass auch paternalistische Gesetze, Regeln und Maßnahmen transparent sein sollten. An dieser Stelle zeichnet sich bereits die Relevanz der Einbindung personaler Autonomie in eine paternalistische Politik ab. Die Untersuchung hierzu, sowie die Wirkkräfte von Paternalismus-Definitionen, soll in den anschließenden Kapiteln folgen.

6.3 Was definiert und was rechtfertigt Paternalismus?

Bei Auflistung der gängigen Arten paternalistischer Erscheinungsformen haben wir implizit gefragt, welche paternalistischen Strukturen legitim sein können und welche davon Grenzen überschreiten, so dass wir auf zu verneinende paternalistische Phänomene gestoßen sind. Doch wir können zusätzlich fragen, ob all diese Ausprägungen überhaupt als paternalistische Formen kategorisiert werden können. Dabei geht es nicht unbedingt um eine moralisch legitime Kategorisierung, sondern, welche Kriterien erfüllt sein müssen, um überhaupt eine paternalistische Handlung als solche identifizieren zu können. Unabhängig der Rechtfertigung paternalistischer Strukturen, können wir ermitteln, ob alle als paternalistisch betitelten Handlungen auch solche sind. Auch können wir fragen, ob sich die Definition automatisch durch Überprüfung der Rechtfertigung ergibt. Demzufolge wäre jede zu befürwortende paternalistische Form automatisch eine Definitionssetzung.

Ferner setzen aufgrund der häufig angewendeten Definition mit den zwei Kategorien

A. Autonomieeinschränkung und
B. A rechtfertigt sich durch Wohlwollens-Absicht

die unterschiedlichen Paternalismus-Arten an diesen Prinzipien an. Wie viel Autonomieeinschränkung ist legitim unter der zusätzlichen Betrachtung des gesteigerten Wohlwollens? Andersherum: Wieviel Wohlwollen ist immer zu befürworten, unabhängig der eingeschränkten Autonomiegröße? Dies soll nun Untersuchungsgegenstand sein.

6.3.1 *Rechtfertigung Paternalismus in t1 aufgrund Autonomievergrößerung in t2*

In diesem Kapitel untersuche ich unter Bezugnahme von insbesondere Beauchamp die Argumentation, nach der sich paternalistische Maßnahmen in Zeitpunkt t_1 rechtfertigen, aufgrund der Autonomiesteigerung oder Autonomiewahrung in Zeitpunkt t_2. Laut Beauchamp gibt es zunächst einmal einen Unterschied zwischen der Definition und der Rechtfertigung von Paternalismus: „The *definition* of paternalism [...] should be kept distinct from the *justification* of paternalism."[43] Wie erwähnt, beinhaltet die Standarddefinition erstens Autonomiehemmung, die aufgrund des damit einhergehenden Wohlwollens gegenüber den Betroffenen gerechtfertigt wird. Beauchamp hingegen fragt, ob wir ein autonomiebegrenzendes Prinzip als Paternalismus-Prinzip überhaupt rechtfertigen können oder ob es sich dabei um ein ungültiges Prinzip handelt. Wäre Letzteres zutreffend, ließe sich Paternalismus nicht verteidigen.[44] Bevor sich Beauchamp der Untersuchung möglicher nichtautonomieeinschneidender paternalistischer Handlungen widmet, geht er zunächst davon aus, dass nur ein starker Paternalismus tatsächlicher Paternalismus ist: „[...] I have supported, only strong paternalism qualifies as paternalism."[45] Da laut ihm nur harter Paternalismus tatsächlicher ist, fragt er weiter, wie unter diesen Umständen sich aufgrund des Autonomieprinzips paternalistische Handlungen überhaupt rechtfertigen lassen. Beauchamp hat mit seiner Fragestellung das Ziel, innerhalb der Bio- und Medizinethik einen

43 Beauchamp, T.L. (2009): The Concept of Paternalism in Biomedical Ethics; in: Sturma, D./ Honnefelder, L. (Hrsg.): *Jahrbuch für Wissenschaft und Ethik;* Band 14/2009; Berlin/New York: Walter de Gruyter; S. 77–92. Zitat auf Seite 83.

44 Vgl. ebd.: S. 83.

45 Ebd.

gerechtfertigten Paternalismus identifizieren zu können. Dies realisiert er, indem er spezielle Einzelsituationen durchleuchtet. So gelangt er zur Legitimation des starken Paternalismus, wenn dieser aufgrund der Beschaffenheit bestimmter Situationen, notwendig wird. Laut ihm könnten wir starken Paternalismus als eine Art soziale Versicherungspolitik („social insurance policy“[46]) rechtfertigen, gemäß der jeder rationale Akteur zunächst zustimmen kann, jedes Mal beim Versuch eines Selbstmordes daran gehindert zu werden, da unabhängig des momentanen Wunsches auf Suizid *im Kern* die *Präferenzen* andere sind. Beispielsweise könnte ein Arzt seinen Patienten absichtlich anlügen, um so den potentiellen Selbstmord seines Patienten zu verhindern.[47] Dementsprechend wäre trotz des Autonomieeinschnitts (Lügen und Informationen vorenthalten) Autonomie gleichzeitig geschützt, da der Patient aufgrund des Informations-Verschweigens weiterleben wird und nur dadurch paradoxerweise weiterhin Autonomieträger sein kann. Dabei ließe sich zudem argumentieren, dass, selbst wenn das Kriterium der fundamentalen Präferenz des Patienten nicht erfüllt wäre, wir annehmen können, der Patient würde seine anfänglichen Suizidgedanken mit der Zeit wieder ablegen. So ließe sich ferner sagen, dass Wohlwollens- wie auch Autonomieschutz gegeben sind, indem der kurzfristige Gedanke der Selbstschädigung verhindert wird, da der Suizidgefährdete letztendlich nach Überwinden dieser Gedanken froh wäre, sich selbst nicht geschadet zu haben. Dementsprechend wäre der Suizidgefährdete zu Zeitpunkt t_2 eine andere Person als zu Zeitpunkt t_1.

Diese Überlegungen erinnern an das *personale Identitäten-Konzept* von Derek Parfit, sowie auch an das berühmte *Odysseus-Beispiel*, so dass ich beide knapp veranschaulichen möchte. Gemäß des personalen Identitäten-Konzepts Parfits gibt es eine Unterscheidung zwischen *numerischen Identitäten* und *qualitativen Identitäten*.[48] Zur Verdeutlichung seiner Identitäten-Unterscheidung illustriert Parfit eine fiktive Welt, in der wir uns als personale Einheit vorstellen sollen und wir zugestimmt haben, identisch kopiert zu werden, wobei wir als diese Kopie (ein sogenanntes „Replica“[49]) auf dem Mars aufwachen werden. Damit es neben der Replica-Identität keine weiteren Identitäten gibt, soll die originale Identität auf der Erde zerstört werden. Doch beim Vernichtungsvorgang kommt es zu einem Fehler, so dass die Erden-Identität weiterhin existiert. Diese wird über den Fehler unterrichtet mit dem Hinweis, in den nächsten Tagen zu sterben. Laut Parfit gibt es nun zwei numerische Identitäten, aber

46 Ebd.

47 Vgl. ebd.: S. 83f.

48 Parfit, D. [1984] 1991: *Reasons and Persons*; New York: Oxford University Press.

49 Ebd.: S. 200.

nur eine qualitative Identität. Das Replica und die Erden-Identität sind qualitativ identische Identitäten beziehungsweise Personen, sie unterscheiden sich jedoch in der Anzahl, da es eindeutig zwei gibt.[50] Parfit illustriert dieses Beispiel und der daraus folgenden numerischen und qualitativen Unterscheidung von personalen Identitäten, um uns vor Augen zu führen, welche Form der Identität diejenige ist, an die wir denken, wenn wir uns in der Zukunft denken: „When we are concerned about our future, it is our numerical identity that we are concerned about."[51] So die Konklusion Parfits. Das auf der Erde zurückgebliebene originale Ich wird sterben und dass ein qualitativ identisches Ich weiterleben wird, ändert daran nichts. Als zurückgebliebenes Original interessiert uns nur, dass wir sterben werden und das bereitet uns Sorgen, unabhängig, ob wir als andere Identität wo anders weiterleben. Zumal ferner das weiterlebende numerische Ich nie identisch mit späteren qualitativen Identitäten des aktuellen Ichs ist:

$$\text{Zeitpunkt } t_1 = \text{Person } A_n \text{ und Person } A_q$$
$$\text{Zeitpunkt } t_2 = \text{Person } A_n \text{ aber Person } B_q$$

Zu Zeitpunkt t_1 und t_2 sind wir nur nummerisch identische Personen, jedoch nicht qualitativ identische. Parfit möchte letztendlich darauf hinaus, dass *„personal identity is not what matters* […]"[52]. Es ist sozusagen eine Illusion, wenn wir uns vorstellen, wir wären morgen die gleiche Person wie heute. Letztendlich geht es um die Unterscheidung zwischen Körper und Geist, so dass wir zeitüberdauernd nicht das psychische Selbst bleiben, sondern unsere Identität sich nur auf Körperkontinuität berufen kann. Daher sind wir immer nur A_n, aber im weiteren Verlauf B_q, C_q, D_q, und so weiter. Für unsere Überlegungen sind Parfits Ansatzpunkte insofern interessant, da sie eine Untermauerung für Beauchamps Rechtfertigung des harten Paternalismus im Rahmen des Arzt-Patient-Verhältnisses liefern können. Wenn wir Person A_n in t_2 retten wollen, müssen wir gegenüber Person A_n in t_1 paternalistisch handeln. Die Rettung von A_n in t_2 rechtfertigt sich durch identisches Ich aus t_1 sowie unserem personalen Interesse an der Erhaltung der nummerischen Identität im Zeitverlauf. Für die Lösung des Umgangs mit dem betroffenen Patienten interessieren wir uns demnach nicht für sein A_q, sondern nur für A_n, weil A_n zeitüberdauernd gleichbleibt.

50 Ebd.: S. 201.

51 Ebd.: S. 202.

52 Ebd.: S. 215. Hervorhebung im Original.

Doch tatsächlich könnten wir sogar nicht nur im Rahmen der nummerischen Identität für paternalistische Maßnahmen plädieren, sondern auch auf Ebene der qualitativen Identität. So wäre:

$$\text{Person } A_q \text{ in } t_1 \neq \text{Person } B_q \text{ in } t_2 \text{ (oder: Person } A_q \text{ in } t_1 \neq \text{Person } A_q \text{ in } t_2\text{)}$$

Gerade, weil die Personen in ihren Eigenschaften nicht identisch sind und es dementsprechend narrativ zwei Personen gibt, könnte so Person B_q aus t_2 vor Person A_q in t_1 geschützt werden. Im Rahmen des von Beauchamp angeführten Beispiels ginge dies allerdings nur, wenn der Person aus t_1 bestimmte Informationen vorenthalten werden würden, weil wir davon ausgehen, dass diese Person zu einem bestimmten Zeitpunkt t_2 nicht mehr Träger der Überzeugungen (die sie bei Informationserhalten bilden würde) aus t_1 ist. In diesem Kontext ließe sich formulieren, dass Personen zu einem Zeitpunkt t_1 weniger autonom sind als zu einem Zeitpunkt t_2.

Hierzu ist eine Analyse des *Odysseus-Beispiels* interessant, auch da Beauchamps Überlegungen zur legitimen Handlung der Informationsverweigerung an das berühmte Odysseus-Beispiel erinnern, gemäß dem Odysseus in Anbetracht einer bevorstehenden Herausforderung eine Art Verfügung erließ. Odysseus wusste, dass er den verlockenden und todbringenden Sirenen nicht standhalten werden kann. Aus diesem Grund ließ er sich an einen Mast binden und befahl seiner Mannschaft, ihn unter keinen Umständen loszubinden, egal wie sehr er betteln, flehen oder schreien wird. Seine Mannschaft verstopfte sich in Anbetracht der Gefahr die Ohren mit Wachs, Odysseus jedoch wollte die Sirenen unbedingt hören, dabei allerdings nicht durch die unwiderstehliche Verlockung tödlich enden. In der Medizinethik wird das Odysseus-Beispiel gerne für Überlegungen zu Selbstbindungen von Patienten, in Anbetracht späterer potentiell eintretender Behandlungsformen, herangezogen.[53] Die sogenannte „Odysseus-Anweisung" wird dementsprechend als Patientenverfügung verstanden, nach der Patienten Anweisungen formulieren, wie im Falle einer möglicherweise eintretenden Krankheitssituation, die eine medizinische Handlung erfordern würde, mit ihnen umgegangen werden soll. Patienten geben demnach *vor* einer möglicherweise eintretenden Situation

53 Vgl. hierzu beispielsweise: Hallich, O. (2011): Selbstbindungen und medizinischer Paternalismus. Zum normativen Status von „Odysseus-Anweisungen"; in: *Zeitschrift für philosophische Forschung*; Bd. 65, H2, S. 151–172. Auch Gerald Dworkin übernimmt das Odysseus-Beispiel in seinem Essay „paternalism", um anhand diesem die Möglichkeit der Rationalität von selbstgewählten Zwangssituationen zu veranschaulichen. Vgl. Dworkin, G. 1972: S. 77.

Behandlungspräferenzen an, ohne genau zu wissen, wie ihr Empfinden in der dann tatsächlich eingetretenen Situation sein wird. Der Unterschied ist allerdings, dass Odysseus bereits weiß, dass er seine Meinung ändern wird und das aufgrund einer Verzauberung, jedoch nicht aufgrund eigener Präferenzänderung. Dennoch können wir im Rahmen von Beauchamps Vermutungen rechtfertigen, dass wir in bestimmten Situationen von unserem Vorhaben abgehalten werden wollen, da wir im Grunde wissen, dass die momentane Situation enden wird und/oder wir sie für den Moment verzerrt wahrnehmen. Wenn beispielsweise die Information eines Arztes so niederschmetternd ist, dass wir uns in diesem Augenblick das Leben nehmen wollen würden, wäre es dennoch sinnvoll, davon abgehalten zu werden. Ähnlich wie Odysseus könnte es sich um eine kurzfristige Sehnsucht handeln, die nicht unser eigentlicher Wunsch ist.

Oder gemäß Parfits Theorie wären wir in beschriebener Situation zwei Personen, so dass wir formulieren könnten, wir müssten Person B (Zeitpunkt t_2) vor Person A (Zeitpunkt t_1) schützen. Dies gelingt allerdings nur, wenn wir zugestehen, dass Person B gegenüber Person A autonomer ist. Somit wäre

$$\text{gegenwärtige Freiheit } (t_1f_1) < \text{zukünftige Freiheit } (t_2f_2)$$

also

$$t_1f_1 \text{ von Person A} < t_2f_2 \text{ von Person B}$$

Daraus ergibt sich wiederum die Rechtfertigung der Einschränkungen von gegenwärtiger Freiheit durch den zukünftigen Freiheitsschutz oder auch in der Zukunft stattfindender Freiheits*vergrößerung*.

Kommen wir noch einmal auf Beauchamp zurück: Laut ihm ergibt sich aus den Überlegungen zur Verhinderung einer katastrophalen Handlung des Patienten die Legitimation eines starken Paternalismus. Allerdings nur, wenn die Situation paradoxerweise autonomieschützend ist. Es bleibt dennoch das Problem bestehen, angeblich besser zu wissen, was tatsächliche Autonomieauslebung des anderen ist und was nicht. Nichtsdestoweniger lässt sich bei Beauchamps Analyse erkennen, inwiefern Definition und Rechtfertigung von paternalistischen Handlungen gegebenenfalls wechselseitig bedingt sein können. Beauchamp beschreibt die Rechtfertigung des starken Paternalismus unter der Bedingung bestimmter Merkmale innerhalb konkreter Situationen. In seinem Fall die Autonomiewahrung in einem fundamentalen Kern. Sprich Autonomie meint laut ihm nicht ausschließlich das Ausleben autonomer Zustände im Ist-Zustand. Dadurch definiert sich zugleich der starke Paternalismus als neue Form, nämlich als Paternalismus inklusive Autonomiewahrung. Es wäre vielleicht sinnvoll, Beauchamp hätte auf Basis dieser legitimen

Stark-Paternalismus-Erscheinungen eine eigene Paternalismus-Definition gegeben. So wäre es nicht der starke Paternalismus, der nur unter bestimmten Bedingungen legitim ist, der von Beauchamp als gerechtfertigt gilt. Sondern die bestimmten Bedingungen kreieren eine neue Paternalismus-Definition, die dann als gerechtfertigt eingestuft werden kann.

6.3.2 *Ablehnung einer weich-paternalistischen Definition*

Joel Feinberg hinterfragt (unter Bezugnahme auf Beauchamp) ob weicher Paternalismus überhaupt als Paternalismus bezeichnet werden kann: „It is not clear that ‚soft patenalism' is ‚paternalistic' at all."[54] Beide Philosophen konkludieren die Verneinung des weichen Paternalismus als tatsächlichen, indem sie die von ihnen angenommenen Kriterien für paternalistische Handlungen überprüfen. Dabei behandelt Beauchamp die Paternalismus-Frage im Kontext der Bioethik und medizinischer Interaktion von Arzt und Patient. Wohingegen Feinberg einen rechtlichen Paternalismus-Begriff untersucht.

Feinbergs Grundsatz des „legal paternalism justifies state coercion to protect individuals from self-inflicted harm, or in its extreme version, to guide them, whether they like it or not, towards their own good."[55] Auf Grundlage dieses formulierten legalen Paternalismus als Rechtsbegriff, konzentriert er sich zunächst auf das Prinzip „for his sake"[56], gemäß dem ein paternalistischer Akt, im Namen des Wohlwollens für die Paternalismus betreffende Person, stattfindet. Dabei meint weicher Paternalismus jedoch nur eine Hilfestellung zum Herausfinden des eigentlich Gewollten und nicht ein Aufzwingen von angeblich guten Entscheidungen. Holen wir uns das Brückenbeispiel ins Gedächtnis: Der Überquerer soll weich-paternalistisch nur über den morschen Zustand der Brücke aufgeklärt werden. Ob der Wanderer nun über die Brücke gehen wird oder nicht, bleibt in seiner Entscheidungsgewalt, so dass es letztendlich nicht darum geht, jemanden tatsächlich von einem potentiellen Schaden abzuhalten. Infolgedessen fragt Feinberg, ob es sich dabei um ein freiheitseinschränkendes Prinzip handelt und wenn nicht, ob es dementsprechend überhaupt ein paternalistisches Prinzip sein kann.[57] Feinberg meint weiter, unter Bezug auf Beauchamp, dass das Hindern vor einem potentiellen Schaden durch bloßen Hinweis darauf (Brücke ist morsch) nur ein *Hindern vor* oder

---

54 Feinberg 1986: S. 12.

55 Feinberg 1971: Legal Paternalism; in: *Canadian Journal of Philosophy*; Vol.1, No. 1; S. 105–124. Zitat auf S. 105.

56 Vgl. u.a. Feinberg 1986: S. 12.

57 Vgl. Feinberg 1986: S. 12.

Bewusstmachen über externe Faktoren ist und der Faktor *vor sich selber* gar nicht Platz findet. Beauchamp dazu:

> It is not a question of protection a man *against himself* or of interfering with his liberty of action. He is not *acting* at all in regard to his danger. He needs protection from something which is precisely *not himself*, not his intended action, not in any remote sense of his own making.[58]

Im staatlichen Paternalismus findet sich unter anderem die Begründung des Schutzes als Schutz vor dem Bürger selber, da der Bürger selber nicht weiß, was gut für ihn ist. Wie bereits dargestellt gilt beispielsweise:

> Kriterium K *Schutz Staat gegenüber Individuum*: Staat schränkt Rauchen ein, um Subjekt B (Raucher) gegenüber Subjekt B (Raucher) zu schützen.

Ich gebe Feinberg und Beauchamp insofern Recht, dass staatliche Paternalismus-Handlungen, verstanden als inklusive K definierte, mit dem der Definition eines weichen Paternalismus nicht vereinbar sind. Der Hinweis auf potentielle Schäden sowie eine paternalistische Maßnahme verstanden als Hilfestellung zur Findung der eigenen Autonomie oder des eigenen Willens, ist zumindest beim Brückenbeispiel kein wirklicher Schutz vor sich selber. Beim Brückenbeispiel weiß der Spaziergänger nichts vom morschen Zustand der Brücke und der Hinweis auf die potentielle Gefahr beim Überqueren, lässt den Spaziergänger erkennen, eigentlich nicht über die Brücke gehen zu wollen. Er wird hierbei durch Hinweis *nicht* vor sich selber, *sondern* vor der morschen Brücke geschützt. Schauen wir uns für die weitere Untersuchung zusätzlich das sogenannte „harm principle“ von Mill an:

> Dass der einzige Zweck, um dessentwillen man Zwang gegen den Willen eines Mitglieds einer zivilisierten Gemeinschaft rechtmäßig ausüben darf, der ist: die Schädigung anderer zu verhüten.[59]

Feinberg bezeichnet dieses Prinzip als „harm to others prinicple“[60] und vermutet, dass weicher Paternalismus nicht auf dieses Prinzip zurückgeführt werden kann.[61] Es sei nochmal kurz zur Erinnerung erwähnt, dass staatlicher

---

58 Beauchamp 1976: S. 68. Vgl. dazu auch Feinberg 1986: S. 13; Kleinig 1983: S. 8.

59 Mill [1859] 2010: S. 19.

60 Vgl. Feinberg 1984: *Harm to Others. The Moral Limits of the Criminal Law*; New York: Oxford University Press.

61 Vgl. Feinberg 1986: S. 13.

Paternalismus den Schutz Dritter, die durch das selbstschädigende Verhalten anderer auch zu Opfern werden (Passivraucher), und den Schutz von Bürgern vor sich selber (Raucher) meinen kann.

Beauchamp hingegen ist der Überzeugung, dass paternalistische Handlungen nur im Kontext von hartem Paternalismus von Interesse wären.[62] Und gerade dieses Prinzip wäre beim Brückenbeispiel, demnach beim weichen Paternalismus, nicht gegeben. Wie erwähnt wird hier der Wanderer nicht vor sich selber, sondern vor einer morschen Brücke geschützt. Dementsprechend ist beim weichen Paternalismus das *harm to other principle* nicht erfüllt, da es schlicht keine Anwendung findet. Dies entspricht auch der gängigen Definition von weichem Paternalismus als generellem Finden dessen, was man eigentlich will. Denn es ist nicht von Bedeutung, ob das eigentlich Gewollte einen Schaden impliziert oder nicht.

An dieser Stelle habe ich allerdings zwei Einwände. Erstens: Wie bereits erwähnt, gehe ich mit Feinberg und Beauchamp insoweit mit, dass Hilfestellung für eigene Autonomie- oder Willensfindung zunächst allgemein nicht immer Schutz der Person vor sich selber meint. Ich vermute jedoch, dass zumindest im Rahmen eines ärztlichen Paternalismus ein *implizierter* Schutz vor sich selber möglich ist. Der ärztliche Rat gegenüber einer übergewichtigen Person, die Ernährung umzustellen, um die Risiken einer Diabeteserkrankung zu reduzieren, könnte der Person erst bewusstwerden lassen, kein Diabetes-Kranker werden zu wollen. Auch hier wäre nun zunächst das eigentlich Gewollte fokussiert, das vor der Informationsgabe noch nicht existierte, nämlich in diesem Beispiel, nicht krank werden zu wollen. Analog ist beim Brückenüberquerer das eigentlich Gewollte und vor Informationsgabe Unbekannte, nicht über die Brücke laufen zu wollen, da sie möglicherweise einbrechen könnte. *Das heißt, aus der potentiellen Ergebnismenge der Überlegungen der Person kann das „eigentlich Gewollte" ein Ergebnis inklusive Selbstschutz sein.* Gelangt der Patient zum Ergebnis, sein Eigentlich-Gewolltes wäre, kein Diabetes zu bekommen, *impliziert seine gefundene Willensbildung den Schutz vor sich selber.* Somit ließe sich sagen, dass der Mechanismus des weichen Paternalismus über die Betroffenen herausfindet, was diese eigentlich wollen, zum Schutz vor sich selber führen kann, wodurch weicher Paternalismus das Kriterium des Schutzes vor sich selber erfüllt.

Zweitens behaupte ich gegenüber Feinbergs und Beauchamps Ablehnung des weichen Paternalismus, dass jedoch weicher Paternalismus als tatsächlicher und legitimer Paternalismus erklärt werden kann, da weich-paternalistische

---

62 Vgl. Beauchamp 2009: S. 82f. Vgl. dazu auch Feinberg 1986: S. 13.

Maßnahmen das erfüllte Wohlwollen an den Adressaten implizieren oder zur Absicht haben können. So können wir beispielsweise im Rahmen eines ärztlichen Paternalismus durchaus von paternalistischen Handlungen sprechen, die das Informieren und Empfehlen von Handlungen zum Schutz der Person vor ihrem eigenen Verhalten, definieren. Der Unterschied liegt allerdings beim Akteur der ausführenden Realisierung. Denn beispielsweise bleibt die Umsetzung des ärztlichen Rats, nicht zu rauchen, im Gegensatz zum staatlichen Rauchverbot, beim Bürger selber. Nur der Patient kann Vorschläge im Rahmen des weichen Paternalismus wirkungseffektiv werden lassen. Demzufolge haben zwar alle weich-paternalistischen Handlungen das Ziel der Willensbildung des Paternalismus-Angesprochenen. Doch nicht alle gefundenen Willensbildungen sind Träger des Schutzes vor sich selber. Worauf es meines Erachtens nach jedoch zusätzlich ankommt, ist der *implizierte Wille des Arztes,* also desjenigen, der weich-paternalistisch agiert. Durch Informieren und Empfehlen ist nicht direkt das tatsächlich Gewollte des Patienten gefragt, sondern das Gewollte, das den Patienten vor sich selber schützen wird. Demnach denke ich, dass ein implizierter Selbstschutz bei weich paternalistischen Handlungen im Rahmen des ärztlichen Paternalismus möglich ist.[63]

6.3.3 *Wohlwollen als Konstitutiv für paternalistische Handlungen*

Wir konnten festhalten, dass weich paternalistische Handlungen tatsächliche paternalistische Handlungen sein können, wenn Wohlwollens-Charakter impliziert ist. Vor allem, wenn wir auf rechtlichen Paternalismus blicken, wird über den Wohlwollens-Charakter der paternalistische Charakter deutlich. So können wir beispielsweise im rechtlichen Raum zwischen *hartem Paternalismus* und *Rechtsmoralismus* unterscheiden. Eine Differenzierung, die das nötige Vorhandensein von Wohlwollen als Paternalismus-Kriterium unterstützen kann. Gesetze im Rahmen des Rechtsmoralismus fokussieren nicht wie paternalistische Gesetze den Schutz der Bürger vor sich selber und das Wohlwollen gegenüber den Bürgern, sondern allgemein das Verhindern von selbstschädigenden Verhaltensweisen, die in sich als schlechte Handlungen interpretiert sind oder innerhalb der Gesellschaft bestimmte Moralvorstellungen verletzen.[64] Harter Paternalismus fokussiert den individuellen Schutz vor sich selber, wodurch Wohlwollens-Charakter gegeben ist. Dementsprechend liegt der wesentliche Unterschied zwischen *Rechtsmoralismus* und *hartem Paternalismus* darin, dass erstgenannter sich auf die Ablehnung von

---

63 Wobei ich der Vollständigkeit halber nochmal erwähne, dass Feinberg von einem Rechtsbegriff des Paternalismus beziehungsweise Rechtspaternalismus ausgeht.

64 Vgl. Fateh-Moghadam 2010: S. 25.

allgemein schlecht angenommenen Zuständen bezieht und zweitgenannter auf das Wohlwollen der einzelnen Individuen. Beide Formen tragen jedoch im Kern die Legitimierung von Autonomieaushebelungen von Individuen und begründen sich durch eine Moralvorstellung, die außerhalb der Betroffenen liegt. Somit ließe sich von moralischem Paternalismus sprechen, wenn beispielsweise der Wohlwollens-Charakter über dem Autonomieprinzip steht.[65]

Im Rahmen dieser Diskussion bildet sich nun ein zusätzlicher Aspekt der zu klärenden und definitionsgebenden Erörterung ab: dem des *Informierens*. Das Kapitel zuvor zeigte bereits hinsichtlich weich-paternalistischer Handlungen, wie Informieren die weiche Paternalismusform begründen kann. Nun wird sich zeigen, wie durch Informieren das *Wohltätigkeitsprinzip* begründet und gerechtfertigt werden kann. Führen wir uns diesbezüglich wieder einmal das Brückenbeispiel vor Augen. Die Rechtfertigung des eingreifenden Aufhaltens, wie auch vorheriges Informieren über den Zustand der Brücke, können auf die Annahme zurückgeführt werden, dass der Wanderer sein Eigentlich-Gewolltes, aufgrund seines Nichtwissens über den Zustand der Brücke, nicht weiß. Also ein Nicht-Wissen über das Eigentlich-Gewollte aufgrund fehlender Informationen. Aufgrund des Nichtwissens halten wir den Wanderer gegebenenfalls auch gewaltvoll vom Überqueren ab. Wie erwähnt, impliziert das Abhalten nicht nur den Aspekt der Annahme des Nichtwissens, sondern auch des Anders-handeln-wollens, wenn der Wanderer denn alle Informationen hätte und somit der Nichtwissens-Aspekt wegfallen würde. Wir gehen davon aus, dass der Spaziergänger erstens über den Zustand der Brücke informiert werden wollen würde und zweitens, dass der Betroffene auch ohne Informationsgabe geschützt werden wollen würde. Mills implizit utilitaristische Sichtweise lässt ihn die automatische Schadensvermeidung des Brückenüberquerers annehmen. Er geht also davon aus, dass der Überquerer den Schaden vermeiden wollen würde, wenn er vom potentiellen Schaden weiß. Wir haben bei Diskussionen über Aufklärung als Kriterium einer weichpaternalistischen Maßnahme oft die Vorstellung, der dann Aufgeklärte würde die „richtige" Entscheidung treffen. Wobei diese richtige Entscheidung von vornherein als *objektiv richtig* angenommen wird. Mills Brückenbeispiel mag ein Szenario einer eindeutig objektiv besten Verhaltensweise darstellen. In der Realität sind wir allerdings mit weitaus komplexeren Situationen konfrontiert. Zumal sich auch eine objektiv gut erscheinende Entscheidung im Nachhinein als weniger gut herausstellen könnte, wie uns Beispiele aus der Kritik an der Nudging-Theorie gezeigt haben.[66]

65 Vgl. ebd.
66 Vgl. Kapitel 6.2.

An dieser Stelle können wir mit oben aufgeführtem Erkennungsmerkmal des Wohlwollens-Charakters paternalistischer Maßnahmen ein zusätzliches Element paternalistisch legitimer Zustände ausmachen. Wie dort festgestellt, kann das Informieren als Teil paternalistischer Handlung verstanden werden, da das Informieren den Wohlwollens-Gedanken gegenüber der Person, die wir über einen Zustand informieren, ausmachen *kann*. Und genau darin liegt die Essenz von legitimen Paternalismus-Handlungen: *Denn demgegenüber offenbart sich ein falscher (oder besser illegitimer) Paternalismus durch das Vorgeben im Wohle des anderen zu handeln, wobei jedoch andere Interessen der Grund für die paternalistische Handlung sind.* Das bedeutet, dass der Informationsaspekt nur dann ein legitimer paternalistischer Akt ist, wenn dieser tatsächlich aufgrund der Wohlwollens-Steigerung des Paternalismus-Angesprochenen ausgeführt wird. *Somit ist das tatsächliche Wohlwollen während solcher Handlungen ein Konstitutiv für legitime und definitionsgebende Paternalismus-Handlungen.*

Im Rahmen ärztlichen Paternalismus können solche Situationen jedoch komplex sein. Hierzu eine Illustration: Obwohl der Gynäkologe keinen Verdacht auf tatsächliche Krankheit bei seiner Patientin hegt, empfiehlt er ihr, einen Ultraschall zur Früherkennung eines möglichen Eierstockkrebses durchführen zu lassen. Dieser wird allerdings nicht von der Krankenkasse übernommen, sondern muss von der Patientin selbst bezahlt werden. Ist es tatsächlich das Wohlwollen gegenüber der Patientin, das den Arzt zum Anraten der Ultraschalluntersuchung motiviert, können wir von einer legitim-paternalistischen Handlung sprechen, wenn der Arzt hierfür der Patientin alle Informationen zu dieser Untersuchung erörtert. Ist die Behandlung allerdings aufgrund finanzieller Motivation heraus vorgeschlagen, gilt der Wohlwollens-Aspekt nicht.

Dennoch bleibt auch in diesem Beispiel der Informations-Aspekt als wichtiges Kriterium legitim-paternalistischer Maßnahmen erhalten. Liegen nämlich die Interessen des Arztes in seiner Nutzenmaximierung, wie beispielsweise monetäre Maximierung durch für den Patienten unnötige Vorsorgebehandlungen, sind die von ihm formulierten Informationen *nicht* zum Wohlwollen seines Patienten gedacht. Dadurch werden gegebene Informationen an den Patienten wirkungslos, wodurch es sich um keine tatsächlichen Informationen mehr handelt. Es geht dabei gar nicht mal darum, dass die Informationsgabe nur dann intrinsisch gut wäre, wenn sie ausschließlich mit positiver Absicht des Arztes formuliert ist. Sondern die Informationen werden aufgrund des finanziellen Interesses des Arztes bereits verfälscht. Damit Informationen als paternalistisches Element funktionieren können, müssen sie jedoch einen Wohlwollens-Charakter aufweisen. Da der Arzt jedoch in unserem Beispiel eigene Interessen mit der Informationsgabe verfolgt, ist kein Wohlwollen gegenüber der Patientin[67] und damit kein paternalistischer Aspekt erfüllt.

6.3.4 *Paternalismus als getarnter Anti-Paternalismus*

Aus vorheriger Analyse lassen sich unterschiedlich ausgeprägte Auffassungen ableiten von einerseits *legitimen* Paternalismushandlungen und andererseits solchen, nach denen sich Paternalismushandlungen als solche *bezeichnen* dürfen. Dabei war Ausgangspunkt meist, *wie* sich Paternalismus rechtfertigen lässt. Dementsprechend wird Paternalismus nicht direkt verneint, sondern man versucht Strukturen und Kriterien zu finden, nach denen er sich legitimiert. Interessant sind jedoch auch Paternalismus ablehnende Positionen, da sie bei genauer Betrachtung selbst wiederum paternalistische Haltungen sein können. Johannes Drerup nennt solche Argumentationen sogenannte „Wolf-im-Schafsfell-Strategie[n]".[68] Bei Analyse Drerups Untersuchungen fällt auf, dass diese Strategien zum einen *mit* und zum anderen *ohne* Wohlwollens-Charakter angeführt werden. Beide Ebenen sind für die Definitions-Setzung des Paternalismus interessant, wobei jedoch insbesondere Strategien ohne Wohlwollens-Charakter größerer Beachtung wert sind.

Drerup unterstellt den sich selbst benannten Anti-Paternalisten, bei gewollter Hilfestellung zur Aneignung von Autonomiekompetenz, eine paternalistische Handlung durchzuführen.[69] In der Schaffung von Rahmenbedingungen zur besseren Autonomie- und Entscheidungsfähigkeit und der Förderung zur Nutzung dieser, werden die Angesprochenen wiederum gemäß eines wohlwollenden Prinzips paternalistisch behandelt. So sind beispielsweise Aufklärungskampagnen zu nennen, die als Ziel eine bessere Urteilskraft der Adressaten wünschen.[70] Auch hier spiegelt sich das Problem der Zuordnung von Autonomiegewinnung auf der einen Seite oder der Manipulation zu einem bestimmten Verhalten aufgrund diverser Interessen der Kampagnen-Organisatoren auf der anderen Seite wider. Wodurch sich die Ebene von einem wohlwollenden Anti-Paternalismus-Paternalismus in einen nicht-wohlwollenden Anti-Paternalismus-Paternalismus verschieben könnte. Die Grenzen können hier teilweise fließend sein, insbesondere, wenn bestimmte Überzeugungen hinter dem Wohlwollens-Charakter stecken. Beispielsweise,

67 Anm.: Im Übrigen ist hierbei auch kein Schutz-vor-sich-selber-Aspekt erfüllt.

68 Drerup, J. (2013): *Paternalismus, Perfektionismus und die Grenzen der Freiheit*; Paderborn: Ferdinand Schöningh; Kapitel 2.6 (S. 58–66).

69 Vgl. ebd.: S. 59f.

70 Vgl. ebd.: S. 60.

wenn ein Veganer auf die angeblich gesündere vegane Ernährungsweise hinweist (Wohlwollen) und damit implizit Tierwohl-Maximierung generiert.

Als weitere anti-paternalistische Strategie kann die Behauptung der Gleichstellung von Freiheit mit dem Wohl der Akteure genannt sein, die sich aufgrund des Paternalismus-Wegfalls ergeben soll.[71] Diese Methode zielt demnach auf den Wohlwollens-Charakter, indem dieser als gegeben betrachtet wird, wenn Paternalismus *nicht* gegeben ist. Dementsprechend wird Wohlwollen aus der Paternalismus-Definition ausgehebelt, indem es als Teil des Anti-Paternalismus definiert wird. Wenn es Paternalisten um das Wohlwollen des Adressaten ginge – so könnte die Argumentation interpretiert werden – müssten sie ihre paternalistischen Handlungen unterlassen, da nur durch Autonomie, verstanden als Abwesenheit paternalistischer Maßnahmen, Wohlwollen gegenüber dem Adressaten gegeben wäre. Aus Freiheit ergibt sich Wohlwollen. Drerup verweist auf die Gefahr des dabei möglichen Verantwortungsentzugs der Anti-Paternalisten, der sich aufgrund dieser Gleichstellung ergeben könnte.[72] Denn die jeweilige lebensweltliche Situation von Personen ist auch unabhängig ihres Freiheits-Status von Bedeutung, so dass es eben einen Unterschied macht, ob jemand frei und obdachlos ist oder frei und Villenbesitzer.[73] Freiheit als das alleinige Kriterium für das Vorhandensein von Wohlwollen zu bestimmen, ist daher ungenügend und entzieht sich der Verantwortung für mögliche negative Konsequenzen, die aufgrund der Paternalismusabwesenheit folgen könnten.

Ich vermute zudem, dass hinter der Gleichstellung von Wohlwollen und Freiheit eine paternalistische Handlung steckt. Auch das Wollen für andere, dass jene sich der eigenen Autonomie bedienen aufgrund von Wohlwollen, ist letztendlich paternalistisch. An der Aussage, sich der eigenen Autonomie zu bedienen und dies als Wohlwollen zu bezeichnen, kann zunächst kein inhaltlicher Vorwurf gemacht werden. Das Problem liegt in der anti-paternalistischen Begriffsbestimmung. Fällt zudem der Wohlwollens-Charakter weg, könnte es insbesondere im Namen des Anti-Paternalismus zur Instrumentalisierung eigener Interessen und zu Machtmissbrauch kommen.[74] Hierfür müsste nur definiert werden, was als personale Autonomie beziehungsweise Freiheit verstanden wird, um so den Betroffenen zu angeblich autonomen Entscheidungen puschen zu können. Dieses Problem wurde in dieser Arbeit bereits öfters

---

71 Vgl. ebd.: S. 61f.

72 Vgl. ebd.

73 Vgl. ebd.

74 Ähnlich wie Berlins positiver Freiheitsbegriff als Deckmantel für Tyrannei fungieren könnte. Vgl. dazu Kapitel 3.1.1.3.

festgestellt. Aus diesem Grund braucht es *tatsächliche paternalistische Staats-Handlungen*, die sich auch genau als solche *definieren*. Nur durch die so geschaffene *Transparenz* ist tatsächliches Wohlwollen gegeben, wodurch erstens Vertrauen geschaffen werden und zweitens Machtmissbrauch von Freiheitskonzepten zumindest eingedämmt werden kann.

6.3.5 *Prinzipienwidersprüche*

Aus bisheriger Analyse ging immer wieder der mögliche Widerspruch beziehungsweise die Nichtvereinbarkeit des Wohltätigkeitsprinzips beziehungsweise Wohlwollensprinzips (im ärztlichen Kontext auch Fürsorgeprinzip) mit dem Autonomieprinzip einher. So scheint es, dass gerade dadurch, dass das Wohlwollensprinzip für paternalistische Eingriffe konstitutiv ist, das Autonomieprinzip keine Anwendung finden kann. Dominik Düber vermutet, dass es sich bei der Frage um Rechtfertigung von paternalistischen Maßnahmen um die Frage nach dem *Maß* des Eingreifens zum Wohle des anderen handelt.[75] Demnach vermutlich letztendlich auch eine Einschätzung über das Maß an Autonomieeinschränkung. Ferner fragt er, *wann* paternalistisches Handeln *moralisch gerechtfertigt* ist. Wobei er explizit betont, dass es sich dabei nicht automatisch auch um ein Gebot handelt. Wenn wir eine paternalistische Handlung als moralisch legitim einstufen, folgt daraus nicht zwangsläufig auch das Gebot zur Handlung.[76] Düber nähert sich der moralischen Paternalismus-Frage durch Konzentration auf mögliche kategorische („ausnahmslos gültig und abwägungsresistent"[77]) oder *prima facie* („ausnahmslos gültig […] [und] gegen andere *prima facie*-Prinzipien abwägbar"[78]) Prinzipien. Wenn wir uns nun beispielsweise an den vier gängigen Prinzipien aus der (bio-) medizinischen Ethik[79] orientieren würden, so haben wir laut Düber das Problem von zwei daraus konfligierenden – nämlich dem Autonomieprinzip und

---

75 Vgl. Düber, D. (2013): Lassen sich moralische Grenzen des Paternalismus durch Prinzipien bestimmen?; in: *Preprints and Working Papers of the Centre for Advanced Study in Bioethics*; Münster 2013/58. Hier S. 3.

76 Vgl. ebd.

77 Düber 2013: S. 6. Düber bezieht sich hier auf Schmidt, T. (2012): Vom Allgemeinen zum Einzelfall. Die orientierende Funktion moralischer Prinzipien; in: *Zeitschrift für philosophische Forschung*, Band 66, Nr. 4; S. 515–520.

78 Ebd. Hervorhebung im Original. Auch hier Bezug auf Schmidt 2012: S. 521–527.
Anm.: Wie der Titel von Düber bereits nahelegt, geht es ihm im Kern um die Frage, ob Prinzipien die moralischen Grenzen paternalistischer Handlungen abstecken können.

79 Diese vier Prinzipien realisieren ein Konzept der Autoren Beauchamp & Childress aus dem Jahre 1979 und lauten: 1. Respect for autonomy; 2. nonmaleficence; 3. beneficence; 4. justice. Vergleiche dazu: Beauchamp, T.L./Childress, J.F. (1979): *Principles of Biomedical Ethics*; Oxford University Press.

dem Wohltätigkeitsprinzip. An dieser Stelle wird Dübers These deutlich: Die Paternalismusfrage kann nicht per kategorischen oder prima facie Prinzipien beantwortet werden, da entweder ein Konflikt innerhalb der vorhandenen Prinzipien besteht oder es spezifischere Prinzipien braucht, die immer auf die jeweilige Situation angewendet werden und dadurch gleichzeitig zeigen, dass diese Prinzipien mit legitimem oder nicht legitimem Paternalismus in Einklang stehen würden.[80] Es sind somit nicht die Prinzipien, die in paternalistischen Situationen angewendet werden, sondern diese Prinzipien werden erst im Nachhinein erkannt oder es liegt an der moralischen Urteilskraft, die die paternalistische Situation löst, nicht jedoch das Prinzip an sich. Daraus folgt, „[...] dass dabei weder die rechtfertigende noch die orientierungsstiftende Funktion durch die Prinzipien übernommen wird."[81]

Zu Dübers ersten These des Prinzipienkonflikts erwidere ich, dass sich Autonomieprinzip und Wohltätigkeitsprinzip nicht gegenseitig ausschließen müssen und sie nicht in jeder Situation komplementär zueinander sind. Im Hinblick auf einen Gesamtüberblick des 6. Kapitels bis hierher lässt sich verknüpfend zusammenfassen: Wir *definieren allgemein* paternalistische Handlungen durch den Wohlwollens-Charakter, der wiederum Autonomieeinschränkung entschuldigen soll. Ferner besteht insbesondere beim politischen Paternalismus die Annahme, besser zu wissen, was gut für den Bürger sei als der Bürger selber. Meiner Ansicht nach *rechtfertigt* dieser Wohlwollens-Moment eine paternalistische Maßnahme jedoch *nicht*. Wir können ferner zunächst festhalten, dass Autonomiebeschränkung als Kriterium für eine Paternalismusdefinition nicht zwingend der Fall sein muss. Es braucht im ersten Schritt eine positive Absicht zum Wohlwollen gegenüber dem Paternalismus-Angesprochenen. *Ohne den Wohlwollens-Charakter übersetzt sich die paternalistische Handlung in einen Manipulationsvorgang. Gerade auch dieser Unterschied macht deutlich, wann Autonomie gegeben ist und wann nicht*. Wie wir im Kapitel über Autonomie gesehen haben, hebeln Manipulationsmechanismen Autonomie aus. Da Manipulation kein Kriterium paternalistischer Maßnahmen sein kann, gibt dieser Unterschied einen Hinweis auf Autonomievorhandensein oder Autonomieabwesenheit. Auch sind legitime paternalistische Eingriffe durch Autonomievorhandensein gekennzeichnet, was nur unter bestimmen Umständen möglich ist. Wie sich diese Umstände äußern, wird von mir im nachfolgenden Kapitel am Beispiel des Organhandels erörtert. Dabei wird auch deutlich, dass paternalistische Handlungen (insbesondere im medizinischen Bereich) nur in Verboten, nicht jedoch in Pflichten formuliert sein sollten. Ferner hat sich

80 Vgl. Düber 2013: S. 3, S. 7
81 Ebd.: S. 7.

bereits gezeigt, dass auch der Wohlwollens-Charakter *mit* guter Absicht nicht immer ein tatsächlicher ist. Wir müssen bezüglich der angeblich „guten Entscheidungen“ vorsichtig sein, wie die Analyse der Nudging-Theorie gezeigt hat.

6.4 Adäquate Optionenmenge als gerechtfertigte Begründung paternalistischer Maßnahmen

In diesem Kapitel arbeite ich die These heraus, dass paternalistische Handlungen *legitim* und sogar *wünschenswert* sind, wenn dadurch Autonomie geschaffen beziehungsweise geschützt wird. Ich schreibe hierzu unter anderem häufiger von „paternalistischen Handlungen“, da ich hier in Analogie zu Nida-Rümelins personalem Handlungsbegriff ein implizites staatliches Verantworten festmache. Staatliche Handlungen, die im Namen paternalistischer Kriterien erfolgen, müssen aufgrund der implizierten Verantwortlichkeit streng überprüft sein.

Um die Korrektheit der Adäquatheitsbedingungen bestätigen zu können, muss zunächst folgende Teilthese begründet sein: Paternalistische Gesetze, Handlungen oder Maßnahmen *können* unter Umständen Autonomie schaffen und wahren. Um zu zeigen, dass paternalistische Handlungen legitim sind, *wenn* dadurch Autonomie geschützt wird, muss also gezeigt werden, *dass* paternalistische Handlungen Autonomie schützen *können*. Mein Argumentationsziel ist somit, aufzuzeigen, dass paternalistisches Einmischen notwendig sein kann, um personale Autonomiebedingungen (adäquate Optionenmenge) zu schützen. Daher sind paternalistische Maßnahmen im Umkehrschluss genau dann legitim, wenn diese Maßnahmen dazu beitragen, eine Situation mit nicht-adäquater Optionenmenge zu verhindern. Diese Auffassung ist insofern aufschlussreich, da die Begriffe „Autonomie“ und „Paternalismus“ durchaus als Reflexionsbegriffe verstanden werden (siehe Kapitel 6.3.5) und sich ihr jeweiliger Inhalt durch ihr gegenseitig negatives Verhältnis zueinander reflektieren lässt.[82] Zudem bestätigt diese Beweisführung die Kompatibilität paternalistischer Gesetze mit Eigenverantwortung.

„Am Anfang fast aller paternalistischer Argumentationen steht die Diagnose eines Defizits […]“[83] schreibt Drerup. Auch meine Analyse zu gerechtfertigten Paternalismus-Maßnahmen beinhaltet einen Verweis auf ein Defizit. Eine

---

82 Vgl. dazu beispielsweise Quante, M. (2009): Reichweite und Grenzen des Anti-Paternalismus; in: Sturma, D./Honnefelder, L. (Hrsg.): *Jahrbuch für Wissenschaft und Ethik; Band 14/2009*; Berlin, New York: Walter de Gruyter; S. 73–76. Hier Seite 74f.

83 Drerup 2013: S. 122.

Schwachstelle, die sich bei Konzentration auf konkrete Situationen offenbart und durch einen Teil des von mir vorgestellten Autonomiekonzepts begründet wird. Da eine adäquate Optionenmenge für autonome Zustände notwendig ist, ist es zweckdienlich, das Vorhandensein solcher Mengen im Kontext paternalistischen Eingreifens zu überprüfen. Hierfür werde ich zwei medizinethische Themen aufgreifen – erstens die potentielle Legalisierung des Organhandels und zweitens das der Sterbehilfe. Neben dem Beleg der Wichtigkeit von adäquaten Optionenmengen für autonome Zustände, zeigt sich dadurch die *Notwendigkeit* paternalistischer Staats-Maßnahmen und wie wir diese Notwendigkeit erkennen können. *Ich erarbeite demnach ein Konzept, welches wir zur Befragung von hilfreichen paternalistischen Maßnahmen in den jeweiligen Situationen konkret anwenden können.*

6.4.1 *Beispiel Organhandel*

Um die Notwendigkeit adäquater Optionenmengen und den Gebrauch paternalistischer Gesetze zu verdeutlichen, analysiere ich im Folgenden beispielhaft den Organverkauf in Indien und Iran, wodurch sich die erforderliche Differenzierung zwischen bloßer Mengenanzahl und der Wertigkeit von Wahloptionen deutlich erkennen lässt. Dieses Beispiel zeigt auf, *wann* paternalistische Handlungen notwendig sind.

Der finanzielle Status indischer Familien liegt teilweise unter dem Existenzminimum, so dass die eigene Nahrungsversorgung nicht mehr oder kaum noch gewährleistet ist. Betroffene Familien müssen mit der ständigen Bedrohung leben, nicht ausreichend Lebensmittel zur Verfügung zu haben. Ausweg vor einem möglichen Hungerstod soll ihnen der Verkauf der eigenen Nieren bieten. Dementsprechend argumentiert Peter Oberender, dass die Option des Verkaufs eigener Organe, Chance zur Rettung der eigenen Familie wäre:

> Wenn jemand existentiell bedroht ist, weil er nicht genug Geld hat, um den Lebensunterhalt seiner Familie zu finanzieren, muss er meiner Meinung nach die Möglichkeit zu einem geregelten Verkauf von Organen haben.[84]

Oberender vermutet aufgrund der einmaligen Finanzspritze zudem einen insgesamt positiven Effekt als Konsequenz für die Organverkäufer und ihre Familien. Der Verkaufserlös für die eigenen Organe könne als Startkapital dienen, indem es als Basis für den Aufbau eines besseren Lebensstandards fungiert.

84 Oberender, P. (2006): *Wir brauchen einen regulierten Markt für Organe*; Deutschlandfunk Kultur: https://www.deutschlandfunkkultur.de [02.10.2023].

Vgl. dazu auch: Oberender, P./Rudolf, T. (2003): *Das belohnte Geschenk – Monetäre Anreize auf dem Markt für Organtransplante;* Diskussionspapier 12–03.

Die Diskussion zur Legalisierung des Organmarktes ist nicht neu, sowie auch konzentrierte Beobachtungen über die realen Situationen in Indien und Iran.[85] In der Regel wird dem von Oberender hervorgebrachtem Argument entgegengebracht, dass es sich bei Legalisierung des Organverkaufs nicht um eine Freiheitsentfaltung handeln würde, sondern gegenteilig um eine nicht-autonome Entscheidung.[86] Wer aus finanziellen Nöten heraus seine Organe verkauft, handelt aus ökonomischem Zwang. Bei Begutachtungen einiger Studien wird sich dieses Gegenargument bestätigen. Die Frage ist jedoch, warum es sich dabei um Zwang handelt und wie wir diesen identifizieren können.[87] Ich argumentiere gegen Oberenders Behauptung (Rettung aus einer existentiellen Situation durch Organverkauf), indem ich zwar eingestehe, dass bei Möglichkeit des eigenen Nierenverkaufs eine Wahlmöglichkeit hinzukommt, diese *jedoch nur Einfluss auf Optionenmenge in der Quantität hat, nicht jedoch die Qualität der Wahl erhöht*. Ich untersuche ferner neben Studien zum organmarktillegalen Indien auch Studien zum organmarktlegalisierten Iran. Denn es muss zugestanden werden, dass Oberender von einem „geregelten Organmarkt" spricht, der in einem organmarktillegalen Land (Indien) durch einen mehr oder weniger ungeregelten Verkauf höchstwahrscheinlich nicht gegeben ist.[88] Dennoch können auch bei geregelten Organmärkten erstens nicht-adäquate Optionenmenge vorkommen und zweitens ein staatliches Versagen festgehalten werden. Ebenso kann die zweite Behauptung Oberenders (Organverkauf als Startkapital) per empirischer Untersuchung widerlegt werden.

---

85 Vgl. dazu beispielsweise Schneider, I. (2011): Kann ein regulierter Organmarkt den Organmangel beheben – und zu welchem Preis?; in: *APuZ 20–21 Organspende und Selbstbestimmung*; S. 28–34.

86 Vgl. beispielsweise Achilles, M. (2003): *Lebendspende-Nierentransplantation. Eine theologisch-ethische Beurteilung*; Münster: LIT Verlag.

87 Im Rahmen der Legalisierung eines (freien) Organmarktes setzen Autoren an unterschiedlichen Stellen an. Zentral sind Argumente der ökonomischen Ausbeutung, aber auch die Frage nach Besitz über den eigenen Körper und wie weit dieser gehen darf, wird beim Organverkauf diskutiert. So macht beispielsweise Michael Sandel auf die Folge der möglichen Selbsttötung innerhalb eines freien Organmarktes aufmerksam. Körperbesitz impliziert nicht ausschließlich solche Organe, die selbst bei Wegnahme ein Weiterleben ermöglichen. Nehmen wir Körperbesitz als gegeben an, müssten wir im Umkehrschluss auch Organentnahmen von Herzen, Lungen, etc. zulassen, die die unweigerliche Tötung des Verkäufers mit sich bringen würde. Vgl. Sandel, M. (2009) [2013]: *Gerechtigkeit. Wie wir das richtige tun*; Berlin: Ullstein Buchverlag. Hier Seite 101.

88 Vgl. Oberender 2006. Oberenders Argument eines geregelten Organmarkts umschließt auch die dadurch entstehende Eindämmung illegalen Organhandels.

Vgl. dazu auch Obermayer, B. (2007): Auf Herz und Nieren. Organe bekommt man bisher nur geschenkt – oder auf dem Schwarzmarkt. Das ließe sich ändern; in: *fluter. Das Heft – Nr. 22*; S. 12–13.

Auch hier ist fairerweise anzumerken, dass Oberender sich dieser Realität bewusst ist und daher einen regulierten und keinen willkürlichen Organmarkt verlangt. Meine Argumentation richtet sich jedoch fundamental auf ein anderes Problem: Im Fokus stehen nicht die Zustände des Organhandels in diversen Ländern, sondern die gerechtfertigte Formulierung eines angemessenen Paternalismus. Dieser ergibt sich durch Aufzeigen, inwiefern Situationen eintreten können, in denen Optionenmengen qualitativ nicht adäquat sind und wie wir solche identifizieren können. Diese Behauptung begründe ich nun schrittweise.

Ein Blick in die Studienlage offenbart den Grund „finanzielle Not" als Entscheidungsgrund des Nierenverkaufs: In einer Studie aus dem Jahr 2002 gaben von 305 befragten Nierenverkäufern, 96% als Verkaufsgrund die Begleichung ihrer Schulden an.[89] Diese Schulden wurden hauptsächlich zur Deckung notwendiger Versorgung, wie Lebensmittelerwerb, gemacht. Demnach haben wir ein erstes Indiz dafür, dass die finanzielle Not tatsächlich den Kampf um das eigene Überleben widerspiegelt. Lebensmittelkauf als Verschuldungsgrund können wir als aussagekräftig zur Bestätigung der schlechten Lebensumstände aufnehmen. Ein weiteres Indiz spieltet sich darin, dass 71% der Nierenverkäufer bei Nierenverkauf unter der Armutsgrenze lebten.[90] Auch ein weiterer Artikel konnte Schuldenbefreiung als Hauptmotiv des eigenen Organverkaufs feststellen.[91] Zudem deckte dieser Artikel auf, dass die Schuldenfreiheit der Verkäufer nicht anhielt.[92] Auch im Jahr 2022 sind Armut und schlechter sozioökonomischer Status nach wie vor einer der Hauptgründe für den Organverkaufsentschluss der Verkäufer.[93] Ebenso bestätigen im organmarkt*legalisierten* Iran immerhin 66% der Nierenverkäufer einen nachhaltigen finanziellen Negativeffekt nach Organverkauf.[94] 85% der Befragten würden „definitely

89 Vgl. Goyal, M./Mehta, R.L./Schneidermann, L.J./Sehgal, A.R. (2002): Economic and Health Consequences of Selling a Kidney in India; in: *JAMA*, October 2/2002; Vol 288, No. 13; S. 1589–1593. Hier Seite 1591.

90 Vgl. Goyal et al. 2002: S. 1591.

91 Vgl. Cohen, L. (1999): Where It Hurts: Indian Material for an Ethics of Organ Transplantation; in: *Daedaldus*, Vol. 128, No.4, S. 135–165. Hier Seite 152.

92 Vgl. Cohen 1999: S. 152.

93 Vgl. Shrestha, B./Adhikari, B./Shrestha, M./Poudel, A./Shrestha, B./Sunuwar, D.R./ Mishra, S.R./ Sringernyuang, L. (2022): ‚The broker also told me that I will not have problems after selling because we have two and we can survive on one kidney': Findings from an ethnographic study of a village with one kidney in Central Nepal; *PLOS Global Public Health*; S. 1–19.

94 Vgl. Zargooshi, J. (2001): Quality of life of Iranian kidney donors; in: *The Journal of urology*; Vol. 166, November 2001. S. 1790–1799. Hier Seite 1790.

not"[95] ihre Niere wieder verkaufen. Auch aus persönlichen Befragungen mit den Organverkäufern aus dem Iran geht deutlich hervor, dass sich diese aufgrund ihrer Armut zu einem Verkauf entschlossen hatten und der Entscheidungsprozess nicht autonom wahrgenommen wurde. So berichtet die Studienteilnehmerin Fatolaa F. über ihre präoperative Verfassung:

> We are crushed by poverty and exploited by mercantile capitalism that press us to sell our only remaining belongings – our kidneys – only to lose. [...] I was struggling with myself for 3 months preoperatively, to persuade myself to undergo operation and vend my kidney. During this period, my condition was worse than a prisoner waiting execution.[96]

Ferner gab „the majority of vendors"[97] an, dass in Gesamtbetrachtung des Nierenverkaufs, die daraus entstandenen Kosten höher als der Nutzen waren. Gründe hierfür sind unter anderem der Verlust der eigenen Arbeitskraft aufgrund gesundheitlicher Verschlechterung durch die Nierenentnahme. Aus der erstgenannten Studie aus Indien berichten 86% der Nierenverkäufer von einer Verschlechterung des eigenen Gesundheitszustands. Bei der iranischen Studie gaben immerhin 60% eine Verringerung der physischen Fähigkeiten an. Zusammenfassend konnte also die finanzielle Entschädigung erstens den Organverkauf nicht kompensieren und zweitens führte die einmalige Finanzspritze nicht aus der Armut und schützte auch nicht vor weiterer Schuldenlast, wodurch sie auf lange Sicht die existentielle Bedrohung nicht abwenden konnte. Dementsprechend kam es größtenteils zu keiner Lebensumstandsverbesserung.[98]

Der finanzielle Druck und die hohen gesundheitlichen und damit beruflichen Schäden für Organverkäufer machen eine paternalistische Position deutlich. *Ein Schutz vor selbst zugefügtem Schaden würde sich hier rechtfertigen, da dieser Schutz implizit Autonomieschutz bedeutet.* Ferner wird hier die Kopplung von Selbstbestimmung an äußere Autonomie deutlich. Das Abhandenkommen der inneren Autonomie ist gekoppelt an die Nichtexistenz äußerer Autonomie. Weil sich ein Organverkäufer in einer lebensbedrohlichen Situation (Verlust äußerer Autonomie) befindet, muss er *scheinbare* Gründe abwägen, wobei durch die Nichtexistenz äußerer Autonomie die Deliberation

95 Zargooshi 2001: S. 1790.

96 Ebd.: S. 1791.

97 Ebd.: S. 1796.

98 Ebd.: S. 1796: „The majority of vendors stated that what they obtained from vending did not compensate them for what they lost. None were able to remove themselves from poverty and debt or chance their lives radically."

von Gründen keine autonome sein kann. Die Gründe sind nur scheinbar seine, da der Organverkauf nicht sein Wunsch und ausschließlich der finanzielle Druck Grund für diese Optionenwahl ist. Demnach liegt die Urheberschaft des Wunsches nicht beim Organverkäufer selber.[99] Ferner kann aufgrund des äußeren Zwangs die Selbstverantwortung nicht mehr greifen. Das Vor-sich-selbst-verantworten ist auf das Minimum der Selbsterhaltung gedrückt, da die existentielle Überlebungsangst das Gründeabwägen stark einschränkt. Aus diesem Grund kann staatliches Organhandelsverbot als legitimes paternalistisches Gesetz interpretiert werden, da hierbei der Autonomieschutz der Bürger gewährleistet wird.

Zudem offenbart sich bei Betrachtung der Situation im Iran[100] und der potentiellen Lösung der Armut durch Organhandel ein viel schwerwiegenderes Problem: *Da der Staat nicht in der Lage ist, seine Bürger vor Armut und Hungersnot zu schützen, wird die Verantwortung ins Private geschoben, so dass nur durch den eigenen Körperteileverkauf das vorläufige Überleben gesichert ist.* Wir haben die Zwecklosigkeit eines solchen Verkaufs erörtert und selbst, wenn Organmärkte schlechtgestellte Bürger aus der Misere befreien könnten, bleibt der Staatsentzug problematisch. Ich räume ein, dass durch Regulierung möglicherweise die medizinische Versorgung für Organverkäufer verbessert werden könnte. Zudem ist es nicht ganz unproblematisch, Verbote auszusprechen, während Betroffene ohne Verbot ihre Existenz sichern könnten.[101] So schreibt auch Felix Ekardt analog über das Kinderarbeitsverbot: „Wem nützt z. B. ein solches Verbot [Kinderarbeit], wenn das Kind dann mangels Lebensunterhalt verhungert?“[102] Nichtsdestoweniger behandelt eine potentielle Legalisierung des Organverkaufs in Indien (so wie auch im Übrigen Kinderarbeit) nicht das eigentliche Problem. Um nicht sterben zu müssen, mag der eigene Organverkauf (kurzfristige) Lösung sein. *Doch diese Lösung behandelt nur ein Symptom des Problems und nicht das Problem selber*, nämlich, dass sich Bürger überhaupt in einer existenzbedrohenden Situation befinden, wodurch sich wiederum Zwangs-Entscheidungen ergeben.

Betrachten wir nun für den deutschen Gesundheitsmarkt, ob wir im Rahmen von paternalistischen Handlungen einen (freien) Organhandel legalisieren

---

99 Vgl. dazu auch: Nida-Rümelin [2005] 2012: S. 97.

100 Anm.: Das folgende Argument kann sich nur auf den Iran beziehen, da nur dort Organhandel legal ist. Da in Indien der Organhandel illegal ist, lässt sich nicht argumentieren, der Staat würde per Organhandel-Legalisierung Verantwortung abstreifen.

101 Vgl. Ekardt, F. (2016): *Theorie der Nachhaltigkeit. Ehtische, rechtliche, politische und transformative Zugänge – am Beispiel von Klimawandel, Ressourcenknappheit und Welthandel*; Baden-Baden: Nomos Verlagsgesellschaft. Hier Seite 363.

102 Ebd.: S. 363.

wollen würden. Diese Untersuchung liefert eine weitere Möglichkeit zur genauen Analyse der Rechtfertigung und des Grundes der Rechtfertigung paternalistischer Eingriffe. Denn auch unabhängig von der beispielhaft vorgestellten Extremsituation in Indien, ist ein finanzieller Anreiz bei (freiem) Organhandel nicht unbedenklich. In diesem Fall könnten Organverkäufer im Konflikt stehen zwischen den „[…] Kurzzeitpräferenzen (finanzieller Vorteil) und den Langzeitpräferenzen (körperliche Unversehrtheit) […]“[103]. Bei Legalisierung müsste dieser Präferenz-Widerspruch mitberücksichtigt werden. Wie erwähnt, plädiert oben genannter Peter Oberender für einen *regulierten* Organmarkt, so dass medizinische Komplikationen wie sie in Indien zu sehen sind, nicht auftreten würden.

Dem lässt sich allerdings entgegenhalten, dass die Studienlage bei Lebendspenden in medizinisch besser gestellten Ländern ein anderes Bild abzeichnet. So sind beispielsweise auch in medizinisch gut aufgestellten Ländern[104] teilweise starke gesundheitliche Beeinträchtigungen der Organspender belegt. Laut Studie aus dem Jahr 2021 verschlechterte sich die Nierenfunktion der Spender erheblich, indem sich die glomeruläre Filtrationsrate (Größe zum Einschätzen der Nierenfunktion) der Niere um bis zu 37% verschlechterte.[105] Eine weitere schwerwiegende Auswirkung bei Nierenentnahme (fast 47% der Nierenspender laut einer Studie aus 2020[106]) kann das Fatigue Syndrom sein, welches sich gegebenenfalls auch in Chronisches Fatigue Syndrom (CFS) entwickeln kann. In diesem Zustand leiden Patienten fast durchgängig an einer extremen Müdigkeit, wodurch Betroffene mehrere Monate arbeitsunfähig sind. Damit sich Spender auf eine möglicherweise längere Rekonvaleszenz-Zeit einstellen und dementsprechend ihre Arbeitssituation überprüfen können,

---

103 Schroth, U. (2003): Das strafbewehrte Organhandelsverbot des Transplantationsgesetzes. Ein internationales Problem und seine deutsche Lösung; in: *MedR Schriftreihe Medizinrecht: Grundlagen einer gerechten Organverteilung*; Berlin Heidelberg: Springer Verlag. S. 115–143. Zitat auf Seite 116.

104 In Deutschland sind Nierenlebendspenden unter Familienangehörigen, Ehe- und Lebenspartnern, sowie sehr engen Bezugspersonen erlaubt.

105 Vgl. Suwelack, B./Berger, K./Wolters, H./Gerß, J.W.O./Bormann, E./Wörmann, V./Burgmer, M. (2022): Results of the prospective multicenter SoLKiD cohort study indicate bio-psycho-social outcome risks to kidney donors 12 months after donation; in: *Kidney International*, Vol 101, Issue 3.

106 Vgl. Rodrigue, R.J./Fleishman, A./Schold, J.D./Morrissey, P./Whiting, J./Vella, J./Kayler, L.K./Katz, D.A./Jones, J./Kaplan, B./Pavlakis, M./Mandelbrot, D.A. (2021): Patterns and predictors of fatigue following living donor nephrectomy: Findings from the KDOC Study; in: *American Journal of Transplantation*; Volume 20, Issue1; S. 181–189. Anm.: Genannte Studie schließt daraus, dass das Fatigue-Syndrom als Risiko Lebendspendern mitgeteilt werden muss.

bedarf es einer gründlichen Aufklärung über diese und weitere Risiken. Nierenspender in Deutschland werden jedoch leider nicht immer ausreichend über psychische und physische Folgeschäden unterrichtet.[107] Auch, wenn die meisten Spender sich ohnehin in jedem Fall dazu bereit erklären würden, ihren Liebsten mit einer Niere zu helfen, ändert das trotzdem nicht die Aufklärungs-Verantwortung der zuständigen Instanzen. Es sind zusammenfassend nicht nur in weniger gut medizinisch ausgerüsteten Ländern Folgeschäden aufgrund Nierenentnahme identifizierbar, wodurch der Verweis auf die schlechte medizinische Versorgung Indiens unzureichend ist und daher nicht als Grund für den schlecht ausgeführten Organhandel genannt sein kann. Ferner gerät unter diesen Umständen das Plädoyer, dass Nierenverkäufe aus ökonomischer Sicht effektiver wären als Dialysetherapien, ins Wanken. Arbeitsunfähigkeit aufgrund Nierenentnahme sind im Hinblick auf wirtschaftliche Negativfolgen zu berücksichtigen. Meine soeben aufgeführte Argumentationsreihe könnte den Anschein erwecken, sie würde sich von der Frage nach legitimem Paternalismus entfernen. Doch es sind insbesondere solche realen Beobachtungen innerhalb der gesundheitssystemrelevanten Sektoren, die bei Erwägungen potentieller Gesetzesentwürfe (im Namen des Paternalismus) zu berücksichtigen sind. Auch im Namen der personalen Eigenverantwortung und Autonomiegegebenheit braucht es für Patienten medizinische Aufklärung und intensive Beschäftigung potentieller Folgen somatischer Eingriffe.

Wir könnten als weiteren Schritt mit der Rechtfertigung des eigenen Körperbesitzes gegen das Organverkaufsverbot argumentieren, allerdings muss hierfür bereits der Selbstbesitz des eigenen Körpers akzeptiert sein. Zudem ist der in unserem Beispiel beschriebene Selbstschaden kein freiwillig zugefügter und er steht auch nicht im Fokus der Debatte. Solche Schäden sind Folgen aufgrund vorheriger Handlungen, aber die zentrale Frage ist dabei nicht, ob Selbstschädigung legitim ist. Sondern, ob die Handlung an sich als ausbeuterisch und nicht-autonom einzustufen ist.[108] Auch unabhängig der Debatte über körpereigenen Selbstbesitz, kann durch Fremdbestimmung, Selbstbestimmung geschützt sein. *Es kann nicht sein, unter Selbstbestimmung die Freiheit zur*

107 Diese traurige Tatsache spiegelt sich unter anderem in Gerichtsurteilen, bei denen die Kläger als Nierenlebendspender die Institution/Ärzte verklagen, die für ihre Nierenentnahme zuständig waren und dabei nicht ausreichend über Folgeschäden unterrichtet wurden. Vergleiche hierzu beispielsweise das Urteil des Landgerichts Fulda, Aktenzeichen 3O75/20 vom 10.11.2022. Hier wurde eine Nierenlebendspende als rechtswidrig erklärt, aufgrund der mangelhaften/fehlerhaften medizinischen Aufklärung gegenüber dem Nierenspender. Urteil kann nachgelesen werden unter https://www.nierenlebendspende.com [02.10.2023].

108 Vgl. Achilles 2003: S. 384.

eigenen Ausbeutung zu meinen. Zumindest nicht, wenn es keine adäquate Wahlmöglichkeit gibt und sich die eigene Ausbeutung in einer viel zu engen Gesamtauswahlmenge befindet. Ähnlich wie beim Raubüberfall-Beispiel nur die Option „Geld hergeben" *praktisch möglich* ist, ist im Organverkaufs-Beispiel nur die Wahl der eigenen Ausbeutung möglich, da die jeweilige andere Auswahlmöglichkeit (Raubbeispiel/Option B: erschossen werden; Organhandelbeispiel/Option B: verhungern) paradoxerweise nur theoretisch existiert. Aus diesem Grund können paternalistische Gesetze zum Erhalt einer praktischen Selbstbestimmung gerechtfertigt sein. Somit ist Fremdbestimmung ausgeübt, um Autonomie zu schützen. Es geht im Wesentlichen darum, nicht das Glück vorzugeben, nach dem jeder sich zu verhalten hat, sondern mögliche Unglücke weitestgehend einzudämmen. Dabei ist jedoch weder die Autonomie eigener Schadenszufügung oder Autonomie, mit sich selber zu wirtschaften, gemeint, noch das bloße Wählen zwischen Optionen, unabhängig ihrer Qualität. Sondern der Fokus liegt auf der *bereits eingeschränkten Autonomie*, durch die sich der Weg zum Unglück bilden könnte. Somit liegt ferner der Zwang nicht im Selbstverkaufs-Verbot. *Wäre dies der Fall, würde ohne Verbot der Zwang verschwinden.* Der Zwang bleibt jedoch durch die nicht-adäquate Optionenmenge weiterhin bestehen. Jemand, der für Legalisierung eines freien Organmarktes im Namen der Freiheit und der Möglichkeit, sich damit selber helfen zu können argumentiert, verwischt innere Autonomie mit äußeren Faktoren. Es ist klar, dass ohne Verbot, äußere Autonomie *scheinbar* vorhanden ist. *Paternalistische Politik muss folglich immer prüfen, ob durch Einführung eines bestimmten Gesetzes ein Autonomieentzug verhindert werden kann.* Nur, wenn Autonomie gegeben ist, kann eine auf sich selber bezogene Handlung auch als eigenverantwortlich identifiziert werden.

6.4.2 *Beispiel aktive Sterbehilfe*

Auch das Verneinen einer Legalisierung der aktiven Sterbehilfe kann die Relevanz von paternalistischen Maßnahmen zum Schutz personaler Autonomie illustrieren. Denn auch in diesem Beispiel kann sich die Abwesenheit von adäquaten Optionenmengen offenbaren oder anders formuliert, die Schaffung von nicht-adäquaten Optionen abbilden. Interessant ist zudem, dass bei Debatten um die Sterbehilfe meist die Inkommensurabilität der Werte „Autonomie der Person" und „Wert des Lebens" angenommen wird.[109] Zumindest im Rahmen von „Autonomie der Person" ließe sich anhand der Notwendigkeit adäquater Optionenmengen argumentieren, dass dieser Wert bei Verbot der

---

109 Vgl. Moser, E. (2020): *Unveräußerliche Rechte*; Tübingen: Mohr Siebeck. Hier S. 193.

aktiven Sterbehilfe nicht – wie angenommen – untergraben wird. Wenn mir diese Beweisführung gelingt, würde sich im Umkehrschluss auch keine Nicht-Vereinbarkeit mit dem Wert des Lebens ergeben. Dabei ist es ausschlaggebend, wie wir Autonomie definieren und wie erwähnt, werde ich dieses Beispiel im Rahmen meiner Autonomie-Definition, anhand der eine Überprüfung der adäquaten Optionenmenge notwendig ist, tätigen.

Zunächst ist eine knappe Unterscheidung der gängigen Sterbehilfe-Formen obligat, da sich mein Argumentarium auf *aktive Sterbehilfe*, sowie auf die *Beihilfe zum Suizid* bezieht. Unter aktiver oder auch direkter Sterbehilfe wird das *absichtliche* Herbeiführen des Todes aufgrund des Wunsches des Patienten verstanden, wobei der Patient nicht handelt. Bei der *Beihilfe zum Suizid* oder auch assistierter Suizid hingegen, nimmt der Patient das ihm bereitgestellte, todbringende Medikament selber ein, der Patient handelt dementsprechend. Diese zweite Form kennen wir aus der Schweiz und sie ist in Deutschland illegal. Der Vollständigkeit halber seien noch die weiteren Sterbehilfe-Arten genannt, die jedoch aus meiner Sicht unproblematisch sind: *Passive Sterbehilfe* liegt vor, wenn lebensverlängernde Maßnahmen nicht umgesetzt werden, wie beispielsweise das Abschalten der Beatmungsgeräte oder das Nicht-Anschließen an eine Ernährungssonde. Dies geschieht in der Regel aufgrund von vorher festgelegten Patientenverfügungen, aus denen der Wunsch nach nicht weitergeführter Behandlung hervorgeht. Der Patient stirbt zwar aufgrund des Einstellens lebensnotwendiger Methoden, dennoch wird die dafür ausführende Person (beispielsweise der Arzt, der eine lebenserforderliche Maschine ausschaltet) für den eintretenden Tod nicht kausal moralisch verantwortlich gemacht.[110] Als eine letzte Form der Sterbehilfe kann die *indirekte Sterbehilfe* genannt sein, nach der ein Patient in der Sterbephase mit schmerzstillend-notwendigen Medikamenten behandelt wird, wodurch der Tod eintritt. Diesen Prozess als Sterbehilfe zu bezeichnen ist allerdings leicht irreführend, da es sich letztendlich um Leidensminimierung handelt, die bei Umsetzung den Tod als Nebenkonsequenz hat.

---

110 Unter Bezugnahme der Unterscheidung zwischen „Handeln" und „Unterlassen" existiert allerdings die Diskussion darüber, inwiefern es sich bei manchen Situationen nicht eher um einen Fall der aktiven Sterbehilfe handelt. So wäre passive Sterbehilfe im Rahmen des *Unterlassens* zu verstehen, wie beispielsweise keine Aufnahme einer weiteren möglicherweise lebensverlängernden Maßnahme. Mein aufgeführtes Beispiel des Abschaltens eines Beatmungsgeräts wäre dementsprechend auf Ebene des *Handelns* angesiedelt, so dass die Frage besteht, ob es sich dabei nicht bereits um aktive Sterbehilfe handelt. Vgl. dazu beispielsweise Birnbacher, D. [2000] 2020: Tun und Unterlassen; in: Wiesing, U. (Hrsg.): *Ethik in der Medizin. Ein Studienbuch*; Stuttgart: Reclam Verlag; S. 258–265.

Gegen die Legalisierung[111] der aktiven Sterbehilfe (Tötung auf Verlangen) spricht die Möglichkeit der dadurch geschaffenen Situation einer nicht-adäquaten Optionenmenge für den möglich Sterbenden. Problematisch ist insbesondere, dass die nicht-adäquate Optionenmenge dabei von Angehörigen und dem Umfeld des Kranken nicht erkannt werden könnte, da der Patient aus Rücksichtnahme gegenüber seinem Umfeld handelt und daher die Entscheidung des vorzeitigen Todes wählt. Insbesondere der soziale Druck könnte gerade bei älteren Patienten oder auch nicht-kranken, aber gebrechlichen, älteren Mitmenschen, sowie Todkranken jeden Alters zur vorzeitigen Lebensendung führen. Dies befürchtet der Deutsche Hospiz- und Palliativverband aufgrund des Entschlusses des Bundesverfassungsgerichts zum 26.02.2020, laut dem das „Verbot der geschäftsmäßigen Förderung der Selbsttötung verfassungswidrig“[112] ist.[113] Das würde bedeuten, dass sich todkranke oder alte Mitmenschen für einen künstlich herbeigeführten Tod entscheiden würden, damit sie ihren Angehörigen oder auch ihrem generellen Umfeld wie dem Krankenhaus, den behandelnden Ärzten, etc., nicht mehr zur Last fallen. Möglich ist auch, dass diese Entscheidung dabei nicht rein altruistisch aufgeladen ist, sondern Angehörige direkt oder indirekt Betroffene zur lebensverkürzenden Behandlung unter Druck setzen. Im Rahmen solcher Situationen sind den Betroffenen keine adäquaten Optionenmengen gegeben. Unter der Prämisse des Drucks zu einer bestimmten Wahl gelenkt zu werden, wird die Entscheidungssituation zu einer zwang-behafteten, wodurch die Entscheidungsoptionen nicht adäquat sind. Entweder Betroffene wählen die von außen gewollte Option, die die Betroffenen selber jedoch nicht wählen wollen würden oder sie wählen die von ihnen bevorzugte Option, die jedoch durch den Druck als nicht-mögliche Option erscheint. Wird die von außen gewollte Option gewählt, sind es nicht die Gründe der Betroffenen, die zur Optionenwahl führen, wobei die Wähler dennoch diejenigen sind, die die Konsequenz der Wahl treffen wird.

Wie erwähnt, wird im Rahmen der Beantwortung einer legitimen Sterbehilfe-Legalisierung die medizinische Selbstbestimmung (laut Argumentation wäre dies der Autonomie-Wert) als Begründung der gewollten

111 In Deutschland ist die aktive Sterbehilfe verboten, vgl. dazu §216 StGB.

112 Bundesverfassungsgericht, Pressemitteilung Nr. 12/20 vom 26. Februar 2020. Vgl. dazu auch Fußnote zu §217 StGB Geschäftsmäßige Förderung der Selbsttötung.

113 Vgl. RND: „Sterbehilfe-Urteil: Hospizverband fürchtet Druck auf Ältere“; https://www.rnd.de [15.09.2023]. Vgl. dazu auch Deutscher Hospiz- und Palliativ Verband e.V.: Stellungnahme von Prof. Dr. Winfried Hardinghaus als Vorstandsvorsitzender des DHPV zur Anhörung des Rechtsausschusses am 28.11.2022 zum Thema „Sterbebegleitung und Suizidprävention“.

Legalisierung angeführt. Allerdings sollten wir uns die Frage stellen, inwiefern die Inanspruchnahme einer aktiven Sterbehilfeleistung tatsächlich Äußerung der Selbstbestimmung des Patienten ist. Angenommen, medizinische Selbstbestimmung meint den Wunsch der eigenen Wahl von medizinischen Behandlungen, so ist die Wahl bei aktiver Sterbehilfe irreführend selbstbestimmt. In der Regel möchten Patienten, die über Sterbehilfe deliberieren, nicht ihr Leben verkürzen, sondern ihre akut leidvolle Lebenssituation nicht weiterführen.[114] Somit herrscht nicht der eigentliche Wunsch zu sterben, sondern der Wunsch, das aktuelle Leid zu beenden. Norbert Arnold beschreibt hinter diesen Wunsch einen „[...] Ruf nach Hilfe, um eine Lebens-*Situation* (nicht das Leben als solches), die als unerträglich empfunden wird, zu beenden [...]“[115]. Durch Leidlinderung aufgrund medizinischer und auch psychologischer Behandlung ändere sich die Einstellung zur gewünschten Sterbehilfe. Arnold schlussfolgert daraus den sensiblen Umgang mit einem geäußerten Sterbewunsch und einer notwendigen Kontrolle und Hilfestellung anderer Möglichkeiten zur Behandlung des Patienten.[116] Es darf nicht die Gefahr bestehen, dass Betroffene den assistierten oder aktiven Suizid als einzigen Ausweg aus ihrer Situation wahrnehmen. Wenn der eigentliche Wunsch nicht vorzeitige Lebensbeendung ist, sondern Leidminimierung, so besteht erstens keine medizinische Selbstbestimmung. Zweitens sind durch die (gefühlte) Ausweglosigkeit der Patienten keine adäquaten Optionen gegeben. Wenn als einzige Lösung zur Leidreduktion das vorzeitige Sterben betrachtet wird, ist auch hier der Raum für Gründe zu eng.

Zusammenfassend lässt sich festhalten, dass aktive Sterbehilfe aus zwei Gründen keine adäquate Optionenmenge zulässt beziehungsweise das Potential der nicht-adäquaten Wahlmöglichkeiten hoch ist: Erstens ist durch möglich ausgeübten Druck vom äußeren Umfeld des Patienten die Entscheidungssituation minimiert. Zweitens kann die medizinische Selbstbestimmung irreführend sein, da der Patient nicht den eigentlichen Tod wünscht, sondern eine Linderung seines Leidzustands. *Somit wäre Inanspruchnahme der aktiven Sterbehilfe (oder Beihilfe) nicht Ausdruck von Selbstbestimmung, sondern Ausdruck von Ausweglosigkeit, wodurch die Entscheidung weder autonom, noch eigenverantwortlich getroffen wird.* Das Sterbehilfe-Beispiel ist ferner insofern interessant, da es nicht wie beim Organhandel-Beispiel ein implizites Problem

---

114 Vgl. Arnold, N. (2014): Verbot der organisierten Beihilfe zum Suizid; in: *Konrad-Adenauer-Stiftung. Analysen & Argumente;* Ausgabe 142.

115 Ebd.: S. 3. Hervorhebung im Original.

116 Vgl. Arnold 2014: S. 3.

aufweist.[117] Zudem sind die Wahlmöglichkeiten weitaus weniger drastisch, da der Patient ohnehin zu baldigem Zeitpunkt sterben wird und es nicht um eine generelle Existenzsicherung geht. Daher können wir die Vielfältigkeit von nicht-adäquaten Optionenmengensituationen ableiten, so dass eine genaue Untersuchung von (paternalistischen) Gesetzmöglichkeiten obligat ist.

6.4.3 *Verbote statt Pflichten*

Die beiden genannten Beispiele Organhandellegalisierung und Sterbehilfe zeichnen bereits den Rahmen von legitimen paternalistischen Maßnahmen ab, nämlich innerhalb eines Verbots-Aussprechens. Innerhalb der Sterbehilfe-Debatte wird von liberaler Seite argumentiert, der Staat dürfe sich nicht in die Wünsche und das Selbstbestimmungsrecht der Patienten einmischen, indem er Sterbehilfe verbietet. Eine Beschreibung von Arnold: „Das Recht eines Menschen auf Selbstbestimmung und Eigenverantwortung gilt auch in der letzten Lebensphase. [...] Dies gilt grundsätzlich auch für den Wunsch, vorzeitig aus dem Leben zu scheiden [...]“[118] veranschaulicht diese Argumentationsstruktur recht eindrücklich. Dabei übersehen Liberale folgendes: Das System, welches zur Umsetzung von assistiertem Suizid etabliert werden müsste, *ist* beziehungsweise *wäre* ein staatliches. Wir können durchaus darüber diskutieren, ob mit unseren Krankenversicherungsbeiträgen der Tod anderer oder auch unser eigener Tod finanziert werden soll. Innerhalb der Diskussion um Etablierung von Sterbehilfe sind nicht nur Fragen zur Rechtfertigung der vorzeitigen Lebensbeendung relevant. Sowie damit implizit Forderungen nach Selbstbestimmung und eigenverantwortlichen Entscheidungen über den Vorgang des weiteren Krankheitsverlaufs oder Sterbeprozesses. Man kann zu dem Ergebnis kommen, dass die Tötung des eigenen Körpers legitim ist und trotzdem bleibt die Frage, inwiefern dies in einem staatlichen Gesundheitssystem etabliert werden soll und kann. Die medizinische Selbstbestimmung des Patienten umfasst nicht zwangsläufig das Recht auf Tötung von außen, da dies kein medizinischer Anspruch im eigentlichen Sinn ist.[119] Beziehungsweise selbst, wenn wir aktive Sterbehilfe als medizinischen Selbstbestimmungs-Anspruch kategorisieren

---

117 Zur Erinnerung: Die Argumentation zur Legalisierung des Organhandels aufgrund der Existenzsicherung der Organverkäufer behandelt nur das Symptom des Problems und nicht das Problem selber. Hierbei ist das Problemsymptom die existenzbedrohende Armut und das Bestehen dieser Situation.

118 Arnold 2014: S. 3.

119 Vgl. dazu Fuchs, T./Lauter, H. (1997): Euthanasie: Kein Recht auf Tötung; in: *Deutsches Ärzteblatt*; 94/Heft 5; A220–224. Und: Ach, J S./Wiesing, U./Marckmann, G. [2000] 2020: Einführung Sterbehilfe; in: Wiesing, U. (Hrsg.): *Ethik in der Medizin. Ein Studienbuch*; Stuttgart: Reclam Verlag; Hier Seite 235.

wollen, steht dennoch die Frage nach der Legitimation eines solchen Systems im Wertepluralismus unserer Gesellschaft. *Dementsprechend bezieht sich die vorzeitige Lebensbeendung nicht auf eine Verwehrung der Selbstbestimmung, sondern auf die Legitimität der staatlichen Umsetzung.* Wodurch wiederum das Argument gegen die staatliche Einmischung auf selbstbestimmte Lebensbeendung nicht logisch ist. Es ist nicht der Staat, der einen Suizid verhindert, sondern es ist der Staat, der schlussendlich über das Gesundheitssystem aktive Sterbehilfe ausführen müsste.

Auch bei einer Organhandellegalisierung wäre der Staat im Rahmen des Gesundheitssystems die Instanz, die das dafür notwendige System liefern würde. Aus diesem Grund missachtet das Argument des staatlichen Eingriffs in den individuellen Umgang mit dem eigenen Körper, dass der Staat nicht direkt eingreift, sondern nur die dafür notwendigen Organisationen nicht errichtet. Wie würde dementsprechend eine Organentnahme ohne die Abwicklung über das Gesundheitssystem aussehen? Es wird an dieser Stelle deutlich, dass sich manche Verbote oder Diskussionen um die Erhaltung solcher Verbote, nicht nur innerhalb des individuellen Schutzes bewegen, sondern auch im Kontext der staatlichen Erschaffung der Ausführung von bestimmten Gesetzen.

Wir konnten „Schutz vor sich selber" als gerechtfertigtes Paternalismus-Merkmal identifizieren. Innerhalb medizinischer Kontexte sollte dieses Kriterium dennoch ausschließlich im Rahmen von Verboten formuliert werden. In einem größeren Zusammenhang bedeutet das im Umkehrschluss, das Recht auf Verneinung von medizinischen Interaktionen. Demensprechend können medizinische Maßnahmen nicht als Pflicht formuliert werden, so dass gemäß paternalistischer Konzipierung eine Person zu Behandlungsschritten auf erzwungene Weise gebracht wird. Der „Schutz vor sich selber" obliegt nur einem Schutz *vor* einer medizinischen Therapie, nicht zur Ausführung solch einer Behandlung. *Demensprechend kann es keine Pflicht* ***zur*** *medizinischen (Be-)Handlung geben, sondern nur Verbot* ***von*** *einer medizinischen Handlung.* So kann beispielsweise keiner gezwungen werden, eine Kopfschmerztablette bei Kopfschmerzen einzunehmen, sowie, dass diese medizinische Aktion als Pflicht formuliert werden könnte. Jedoch kann es das Verbot geben, aufgrund von Kopfschmerzen Drogen einzunehmen oder ohne Rezept bestimmte Medikamente aus der Apotheke zu erhalten. Ferner kann so dementsprechend passive Sterbehilfe erlaubt sein, wohingegen aktive Sterbehilfe zu verneinen wäre. Sterben-lassen beziehungsweise auf Wunsch des Patienten keine weiteren medizinischen Maßnahmen (zum Beispiel künstliche Beatmung im Endstadium einer Amyotrophen Lateralsklerose) durchzuführen darf beziehungsweise sollte in jedem Fall erlaubt sein. Für Patienten sollte es niemals eine Pflicht sein, medizinischen Maßnahmen (weiter) durchführen lassen zu müssen, auch dann nicht, wenn das ihren Tod bedeuten würde.

6.5 Definition gerechtfertigter Paternalismus-Handlungen

Abschließend folgt eine Zusammenfassung legitimer paternalistischer Handlungen. Im Rahmen einer Definitionssetzung gäbe es weitere Möglichkeiten, paternalistische Maßnahmen zu bestimmen als nur die von mir festgelegten Kriterien. Meine Definition zielt allerdings vorrangig auf die Identifikation von *legitimen* paternalistischen Handlungen, demnach von Paternalismus-*Rechtfertigungen*. Somit ist meine Arbeitsthese und gleichzeitig zutreffende Rechtfertigung von paternalistischen Handlungen/Maßnahmen/Eingriffen/potentiellen Gesetzen im Rahmen des Gesundheitssektors (ärztlich, wie auch rechtlich) folgende:

> Paternalismus ist *gerechtfertigt*, wenn durch die paternalistische Maßnahme eine Situation mit nicht-adäquaten Optionenmengen – demnach Autonomieabwesenheit – verhindert wird.
> Paternalismus ist *definiert* durch den Wohlwollens-Charakter gegenüber dem Paternalismus-Angesprochenen und dessen Schutz vor sich selber aufgrund äußerer Nötigungsumstände.

Das bedeutet konkret erstens, dass paternalistische Gesetze gerechtfertigt sind, wenn hierbei kein Zwang auf Bürger ausgeübt wird, es sei denn, ohne Bevormundung würde dies zu einem Schaden Dritter führen. Es mag Situationen geben, die zwang-behaftet erscheinen, jedoch bei genauerer Überprüfung keinen Zwang schaffen, so dass der zu schützende Wert Autonomie besteht. *Das Schutz-vor-sich-selber-Prinzip ist nicht der Grund, der Autonomiezersetzung rechtfertigt. Sondern Schutz-vor-sich-selbst ist geboten, wenn der vorgefundene lebensweltliche Zustand bereits nicht autonom ist. Daher schließen sich Wohltätigkeitsprinzip und Autonomieprinzip nicht aus. Denn Wohlwollen bedeutet auch, der Person Autonomie und Rationalität zuzugestehen.* So können wir auch von autonom-paternalistischen Strukturen sprechen beziehungsweise die von mir formulierten gerechtfertigten Paternalismus-Handlungen sind autonom-paternalistische Strukturen.

Zweitens folgt daraus, dass dieser Wohlwollens-Gedanke Kriterium für die Definition paternalistischer Handlungen ist. Feinberg und Beauchamp argumentieren gegen weichen Paternalismus, indem sie seine Erscheinungsform als nicht-paternalistisch (Feinberg) oder für bestimmte Fragestellungen unbedeutend (Beauchamp) einstufen. Demgegenüber ist jedoch mein Argument, dass sich in weich-paternalistischen Maßnahmen der Wohlwollens-Charakter befinden *kann* und dementsprechend erstens weicher Paternalismus tatsächlich als Paternalismus zu bezeichnen und insbesondere bei ärztlichen Paternalismusausübungen relevant ist. Denn: *Informieren* ist zulässiges

Element innerhalb einer paternalistischen Vorgehensweise. Ferner konnte konstatiert werden, dass paternalistische Politik die Aufgabe hat, einen Autonomieentzug zu verhindern. Umgekehrt kann so die Differenzierung zum *weichen Paternalismus* festgestellt sein. Im Rahmen eines weichen Paternalismus soll einer Person darin geholfen werden, ihr autonomes Urteil finden zu können.[120] Dies kann durch zusätzliche Informationen oder auch direkte Warnungen erfolgen. In der von mir herausgearbeiteten Paternalismusform werden bestimmte Entscheidungsmöglichkeiten von vornherein nicht gegeben und zwar immer genau dann, wenn dadurch Autonomie geschützt wird. Der Wohlwollens-Charakter impliziert das Autonomieprinzip. Unter Rücksichtnahme der herausgearbeiteten Autonomiedefinition ist eine *adäquate Optionenmenge* wesentlich für einen gelungenen Paternalismus. Wenn bei Überlegungen zu neuen Gesetzen oder dem Bürger gewährenden Freiheiten, diese Freiheiten keine adäquate Optionenmenge aufweisen können, muss der Staat paternalistisch eingreifen. *Die paternalistische Aufgabe besteht demnach nicht in der bloßen Schaffung von mehr Wahlmöglichkeiten, sondern erstens in der Überprüfung, ob eine ausreichende adäquate Optionenmenge besteht, zweitens der Abwendung von Situationen, in denen es keine ausreichenden Wahlmöglichkeiten gibt und drittens der Kontrolle, ob staatliches Handeln tatsächlich im Namen der Freiheit passiert oder ob andere Motive hinter paternalistischen Absichten zugeordnet werden können.* Unter Anwendung des erwähnten Brückenbeispiels würde die Brücke abgesperrt oder im besten Fall wiederhergerichtet werden, so dass ein Eingriff weder in die Entscheidung eines Individuums, noch ein aktives Verhindern von bereits entschiedenen Handlungen, nötig wäre. Auch dienen umgekehrt solche Situationen als Kennzeichen einer nicht-vorhandenen adäquaten Optionenmenge. Dies ist jedoch für das Vorhandensein von Autonomie unabdingbar. *Wenn wir Situationen identifizieren können, bei denen keine adäquaten Optionenmengen vorhanden sind, kann sogar per paternalistischer Staatshandlung Autonomie geschützt werden.* Allerdings muss dafür auch in einem weiteren Schritt die nicht-adäquate Situation verbessert werden, sonst würden wir schlussendlich zu einem autonomieeinschränkenden Ergebnis kommen. Das Organhandel-Beispiel hat eine konkrete Situation aufgezeigt, innerhalb der über den Autonomiebegriff eine Verbotsaufhebung des Organhandels argumentiert wird, sich jedoch letztendlich bei genauer Analyse einer potentiellen Legalisierung eine Autonomieeinschränkung offenbaren würde. Somit muss erstens das paternalistische Gesetz

120 Vgl. Kühler 2017: S. 73.

des Nicht-Organverkaufs etabliert sein und zweitens das Problem in seinen Fundamenten (Betroffene sind an Existenzgrenze) gelöst werden.

Drittens ist eine paternalistische Handlung nur im Kontext eines *Verbots* legitim, nicht im Rahmen einer Pflicht. Dementsprechend befürworte ich einen *passiven Paternalismus*. Insbesondere im medizinischen Sektor erscheint mir diese Herangehensweise vernünftig und potentiell schadensvermeidend. Demensprechend dürfte im Rahmen einer paternalistischen Gesetzgebung eine Person beispielsweise keine Selbstmedikation betreiben. Der Zugang zu bestimmten Medikamenten bleibt rezeptpflichtig und es ist *verboten*, ohne Rezept Medikamente zu erwerben. Auch im Rahmen von Verboten gibt es sicherlich Themen, die in ihrer Sinnhaftigkeit eines Verbotes diskutiert werden können. Allgemein sollten wir jedoch paternalistische Maßnahmen im medizinischen Sektor ausschließlich in Verboten etablieren. Demgegenüber lehne ich paternalistische Handlungen innerhalb des Gesundheitsbereichs im Rahmen von Pflichten ab. *Die moralische Objektivität hinter paternalistischer Maßnahmen liegt in der Vermeidung von nicht-adäquaten Situationen, die sich für das Individuum ohne paternalistische Handlung ergeben würden. Dabei ist es nicht ausreichend als Staat oder medizinisches Personal anzunehmen, was objektiv gut für den Bürger beziehungsweise Patienten ist. Diese zweite Form von Objektivität kann keine moralische sein, wenn dadurch dem Patienten eine Behandlung auferlegt wird. Objektivität erhalten paternalistische Maßnahmen ausschließlich durch das Verhindern von nicht-autonomen Zuständen im Sinne von nicht-adäquaten Optionenmengen.*

Es sei nochmal erwähnt, dass sich meine Untersuchungen speziell auf paternalistische Maßnahmen/Eingriffe/Handlungen/potentielle Gesetze innerhalb des Gesundheitssektors beziehen. Im Rahmen des Gesundheitssektors bewegen sich ärztlicher Paternalismus, sowie Rechtspaternalismus innerhalb medizinischer Fragestellungen. Demnach könnte meine Analyse bei anders gelagerten Themen ohne medizinischen Bezug möglicherweise anders ausfallen. Da sich meine Frage jedoch auf den Umgang mit dem Eigenverantwortungsbegriff innerhalb des Gesundheitswesens bezieht, liegt dementsprechend mein Fokus auf diesem Bereich.

KAPITEL 7

Knappe Zusammenfassung normativer Begriffe

Alle Kapitel zu meinen Untersuchungen der für diese Arbeit zentralen Begriffe enden mit einer größeren Zusammenfassung und herausgearbeiteten Arbeitsdefinition. Nichtsdestoweniger soll dieses Kapitel einen sehr verkürzten Überblick über genannte Begriffe bieten.

Nur wer eigenverantwortlich die eigene Eigenverantwortung wählen kann, ist autonom. Nur diejenige Eigenverantwortung, die frei gewählt werden kann, ist eine tatsächliche. Wir können nur dann von Eigenverantwortung sprechen, wenn das Subjekt sie autonom wählt und wählen kann. Aus diesem Grund sind erstens Eigenverantwortung und Autonomie eng miteinander verflochten. Zweitens lassen sich so Fremdbestimmungen von Eigenbestimmungen unterscheiden. Autonomie oder autonome Zustände ergeben sich erstens durch die Möglichkeit der Deliberation von Gründen, wobei solch eine Möglichkeit sich zweitens durch eine adäquate Optionenmenge ergibt. Demnach ist eine adäquate Wahlmöglichkeit Kriterium zur Erfüllung der Ausführungsmöglichkeit des Gründeabwägens. Das vor sich selbst verantworten ist in die Gründedeliberation involviert, denn sonst wären die Gründe nicht die eigenen. Die Verantwortung einer Person gegenüber sich selber, demnach ihre Eigenverantwortung, beinhaltet die Notwendigkeit, sich in Reflektion ihrer Gründe zu setzen. Eigenverantwortung ist so auch Gründe-Überprüfung.

Unter Rücksichtnahme der herausgearbeiteten Autonomiedefinition ist eine adäquate Optionenmenge wesentlich für einen gelungenen und legitimen Paternalismus. Wenn bei Überlegungen zu neuen Gesetzen oder gewährenden Freiheiten, diese angeblichen Freiheiten keine adäquaten Optionenmengen aufweisen können, muss der Staat paternalistisch eingreifen. Die paternalistische Aufgabe besteht demnach nicht in der bloßen Schaffung von mehr Wahlmöglichkeiten, sondern erstens in der Überprüfung, ob ausreichend adäquate Optionenmenge besteht und zweitens in der Abwendung von Situationen, die zu nicht-ausreichendenden adäquaten Wahlmöglichkeiten führen würden und drittens der Kontrolle, ob staatliches Handeln tatsächlich im Namen der Freiheit passiert oder ob andere Motive hinter paternalistischen Absichten zugeordnet werden können.

 | DOI:10.30965/9783969753330_008

TEIL III

Der Eigenverantwortungsbegriff im Gesundheitswesen – Probleme und Kritik

KAPITEL 8

Perspektiven von Krankheit und Gesundheit

In diesem Kapitel erörtere und kritisiere ich mögliche Implikationen, die mit einer Moralisierung von Gesundheit und vor allem auch Krankheit einhergehen können. Das heißt, soziale Determinanten wie etwa das Einkommen oder Bildungsmöglichkeiten, die das Gesundheitsverhalten und den Zugang zu einer gesundheitsfördernden Lebensweise möglicherweise beeinflussen, sind in diesem Kapitel kein Thema, werden jedoch zu einem späteren Zeitpunkt erörtert. Zunächst soll erstens die *soziale Bedeutung* von Krankheit und Gesundheit ausgewertet werden. Dementsprechend inwiefern gesellschaftliche Überzeugungen einen Einfluss auf unser Verständnis von kranken und nicht-kranken Zuständen haben. Ich untersuche dabei auch, wie solche potentiellen Einflussquellen das personale Gesundheitsverhalten verändern können. Zweitens ist vor allem die Untersuchung nach einer *moralischen Setzung* von Gesundheit und Krankheit zur Kristallisierung einer möglicherweise verzerrten Wahrnehmung des Eigenverantwortungsbegriffs im Gesundheitssystem elementar. Nur, wenn im gesellschaftlich-sozialen Bereich der Status personalen Krankseins als moralisch fragwürdig kategorisiert wird, wird eigenverantwortlich gesundheitsbezogenes Handeln auf den Prüfstand gestellt. Das liegt daran, dass sogenanntes eigenverantwortliches Verhalten in gesundheitsbezogener Sphäre (womit positiv gesundheitsförderndes und negativ gesundheitsschädigendes Verhalten gemeint ist) als Überprüfungsfaktor gelten soll, um so das moralisch positive Gesundheitsverhalten identifizieren zu können. Wenn wir Krankheit und Gesundheit moralisieren, folgt daraus auch die Moralisierung des Vermeidens von Krankheiten und des Erhalts von Gesundheit. Durch diese Zusammenhänge ist es wichtig, auch den gesellschaftlichen Status von krank-sein und gesund-sein in seinem Ist-Zustand zu analysieren und gegebenenfalls zu hinterfragen. Wenn Eigenverantwortung als in irgendeiner Form relevantes Element in unserem Gesundheitssystem etabliert werden soll, kann dieser Schritt nur durch kritische Auseinandersetzung mit dem Umgang und unserer Wertvorstellung von Krankheit gegangen werden.

8.1 Soziale Bedeutung und Interpretation

Im einleitenden ersten Teil dieser Arbeit wurde bereits ersichtlich, dass Krankheit ebenso wie Gesundheit als jeweilige naturwissenschaftliche Norm interpretiert werden kann. Die Interpretation als naturwissenschaftliche Norm

© BRILL MENTIS, 2025 | DOI:10.30965/9783969753330_009

meint nicht zwangsweise, dass Gesundheit und Krankheit als rein naturwissenschaftliche Phänomene zu verstehen wären. *Phänomen ist nicht Norm.* Eine naturwissenschaftliche Norm meint, dass Gesundheit ebenso wie Krankheit bestimmten Strukturen, ähnlich einer Norm, folgen. Solche Strukturen sind dabei Abläufe im menschlichen Körper, wie beispielsweise der gesunde Vorgang eines Herzschlags oder der krankhafte Prozess eines viruserzeugten Hustenanfalls. Eine gesundheitssituative (oder krankheitsstrukturierte) Norm ist somit eine Art Ablauf, die nach naturwissenschaftlich festhaltbaren Strukturen stattfindet.

Dennoch sind Gesundheit und Krankheit Begriffe, die wir nicht nur als naturwissenschaftliche Normen denken können. Ihre Definition variiert auch immer im Kontext *gesellschaftlicher Gegenwart.* So führte beispielsweise die Weltgesundheitsorganisation (WHO) im ICD-Katalog unter dem Code 302.0 bis zum Jahr 1992 die Homosexualität als mentale Krankheit auf. Daraus ergaben sich für aus heutiger Sicht unvorstellbare Situationen, wie beispielsweise Einreiseverbote in manchen Ländern für Homosexuelle, da sie bei Einreise gegen das geltende Gesetz verstoßen würden, gemäß dem Personen mit mentaler Störung die Einreise untersagt ist.[1] Aus heutiger Sicht scheint es uns bizarr, Homosexualität als mentale Krankheit zu kategorisieren, die dementsprechend eine Therapie benötigen würde. Doch zur damaligen Zeit waren das normale Annahmen, so dass aufgrund der *gemachten* Struktur eine homosexuelle Person als mental krank galt. Insbesondere für mögliche Therapien (auch im Rahmen einer missbräuchlichen Medikalisierung[2]) ist es wichtig, Krankheiten zu identifizieren, *wobei diese nicht nur aufgrund bestimmter Normabweichungen als definiert gelten dürfen.* Allgemein ließe sich argumentieren, dass nur, weil etwas als Krankheit definiert ist, darin kein Wert (negativ oder positiv) impliziert ist. Beispielsweise ist ein Kind mit ADHS oder Down-Syndrom nicht weniger wert als ein Kind ohne Erkrankung. Wir leiten jedoch unwillkürlich aus krankhaften Zuständen eine unterstellte Schlechtigkeit ab. Beispielsweise kann es passieren, dass wir die damalige Einschätzung der WHO als implizite Negativität dieser Setzung sehen. Moralisch betrachtet gäbe es dafür keinen Grund. Homosexualität impliziert keine schlechten Handlungen und Homosexuelle sind aufgrund ihrer Sexualitätspräferenz keine schlechten Personen. *Wer hier einen Zusammenhang denkt, sitzt einem kausalen*

1 Vgl. Laurenti, R. (1984): Homosexuality and the International Classification of Diseases; in: *Rev Saude Publica*; Oct;18(5):344-7, S. 346–347. Hier Seite 346.

2 Vgl. hierzu Kapitel 1.2 in dieser Arbeit.

Irrschluss auf.[3] Lebensweltlich ließen sich jedoch solche Subjunktionen durch Aufklärung brechen. Man denke hierbei beispielsweise an diverse AIDS-Kampagnen aus den letzten Jahrzenten, um die Stigmatisierung von an HIV infizierten Personen aufzubrechen. Problematisch sind zugeordnete Krankheiten hauptsächlich lebensweltlich, indem sich für Betroffene durch ihren (angeblichen) Krankheits-Status negative Konsequenzen ergeben können, wie ein Einreiseverbot.

Dennoch gibt es Krankheiten beziehungsweise mentale Zustände, die moralisch negativ bewertet und Beurteilungen dieser auch absolut sinnvoll sind. Bereits in Kapitel 1.2 weise ich auf darauf hin, dass insbesondere bei psychologischen Krankheitszuständen nach einer dadurch implizierten, moralischen Wertung geforscht wird. So absurd uns aus heutiger Sicht die Einstufung der Homosexualität als Sexualpräferenzstörungs-Krankheit erscheinen mag, sind wir der absoluten und gerechtfertigten Überzeugung, dass dies bei der Pädophilie anders gelagert ist. Der Grund dahinter liegt in der Schädigung Dritter. Selbst, wenn eine pädophile Person ihre Sexualpräferenz nicht auslebt, ist allein die Präferenz immer mit Leid verbunden. Aufgrund der (potentiellen) Fremdschädigung können wir solche Krankheitsmuster als unerwünscht und unmoralisch identifizieren. Andererseits sind umgekehrt nicht alle moralisch falschen Handlungen als Resultat von psychischen Krankheiten zu übersetzen oder aufgrund psychisch krankhafter Mentalität erklärbar. Insgesamt ist es wichtig, nach der Werthaftigkeit hinter kranken Zuständen zu fragen und ob Krankheiten als wertneutral oder wertbehaftet gelten sollen. Denn von der Werthaftigkeit können moralische Implikationen abgeleitet werden. Letztendlich ist es womöglich nicht eine Krankheits-Definition, die einen Zustand als moralisch oder nicht-moralisch identifiziert. Unabhängig, ob wir Umstände als krank kategorisieren, bleibt die Leidausübung an anderen *immer* moralisch inakzeptabel. Daher plädiere ich zwar einerseits für ein moralisches Aufbrechen von Krankheiten. Dabei handelt es sich allgemein um solche, die keine schlechten Handlungen in sich tragen. Auf der anderen Seite müssen wir jedoch durchaus präzise kranke sowie auch nicht-kranke Zustände als solche identifizieren (auch, damit es zu keiner unnötigen Medikalisierung kommt). Umgekehrt ist es zugleich wichtig, krankhafte Zustände als solche anzunehmen und nicht als gesund einzustufen. Hierzu erfolgt weiter unten in diesem Kapitel eine Beispielsanalyse.

---

3 Der kausale Irrschluss ergibt sich durch: Homosexualität ist eine Krankheit und da Krankheiten moralisch schlecht sind (erste falsche Kausalität), handeln Homosexuelle moralisch schlecht (zweite falsche Kausalität).

Es besteht nicht nur die Möglichkeit von „gemachten" Krankheiten aufgrund gesellschaftlicher Ordnung. Auch tatsächliche Welterfahrungen sind relevant, um einen krankhaften Zustand identifizieren zu können. Der Aufbau der Welt, in der wir leben, hat direkten Einfluss auf Krankheitserscheinungen. So ist uns beispielsweise die Angststörung beim Flugzeugfliegen nur dann bekannt, wenn wir in einer Welt leben, in der die Möglichkeit besteht, mit einem Flugzeug fliegen zu können. Der Aviaphobiker[4] bleibt theoretisch gesund, bis er das erste Mal in ein Flugzeug steigt und sein krankhaftes Verhalten entdeckt, wodurch er paradoxerweise ein Kranker wird. Paradoxerweise, weil er theoretisch immer schon ein Aviaphobiker war, jedoch vor gemachter Welterfahrung, die Phobie unerkannt blieb. Außerdem müssen wir zusätzlich annehmen, dass angstfrei fliegen der gesunde Zustand ist. Ebenso ist beispielsweise Dyskalkulie, also die Schwäche mathematische Aufgaben zu lösen, erst in einer Gesellschaft, in der gerechnet wird als Krankheit existent. Das Leid, der an dieser Krankheit Erkrankten, wäre ohne mathematische Weltstruktur nicht vorhanden. Dieses Leid ist zusätzlich mit dem Aufbau der Sozialstruktur und der darin innewohnenden sozialen Normvorstellungen der Begriffe Gesundheit und Krankheit verbunden.[5] Eine Normabweichung ist mit der *Erwartungshaltung* an eine Person, die gerade nicht der Norm entspricht, verknüpft.[6] Denn Unzulänglichkeiten offenbaren sich, wenn wir „[...] etwas Bestimmtes vom Menschen erwarte[n]"[7], formuliert Maio hierzu. Wir haben die Erwartung, dass Personen dazu in der Lage sind, Rechenaufgaben selbstständig lösen zu können. Diese Erwartung rührt aus der von uns angenommenen Norm, nach der jeder Mensch ohne Probleme mathematische Aufgaben meistern kann.

Beide beispielhaft genannten Erkrankungen können per Diagnose festgehalten werden, wodurch betroffene Personen Schutz vor potentieller Diskriminierung erhalten. Es ist jedoch interessant, dass Flugangst weniger als Krankheit ernst genommen wird als Dyskalkulie. Dies liegt vermutlich an der Vorstellung, wir könnten Dyskalkulie nicht beeinflussen, wohingegen Flugangst nur eine innere Einstellung wäre, die durch die richtige Denkweise geändert werden könnte. Untersuchungen legen jedoch nahe, dass auch Phobien durch eine Fehlfunktion im Gehirn begünstigt werden können, wobei ein Ungleichgewicht der Botenstoffe zu den Störungen führen soll.[8] Somit

---

4 Person, die Angst vor dem Flugzeugfliegen hat.

5 Vgl. Maio [2011] 2017: S. 134.

6 Vgl. ebd.

7 Ebd.

8 Vgl. Bassler, M. (2005): Neurobiologische Grundlagen von Angst; in: Bassler, M./Leidig, S. (Hrsg.): *Psychotherapie der Angsterkrankungen*; Stuttgart: Thieme Verlag; S. 11–19.

können Phobien (Flugangst) wie auch Teilleistungsstörungen (Dyskalkulie) als materiebasierte (Fehlfunktion im Gehirn) Krankheit kategorisiert werden. Und obwohl das naturwissenschaftlich der Fall ist, deuten wir die Flugangst als vom Individuum produziert, während die Rechenstörung als vom Individuum unverschuldet interpretiert wird. Diese Beobachtung ist insofern interessant, da bei Krankheiten möglicherweise ein *gesellschaftliches Urteil* gefällt wird und diese Einschätzung fehlerhaft sein kann. Hierbei zeigt sich erstens das Problem, Krankheit ausschließlich als eigenverschuldete Situation zu kategorisieren. Zweitens ist es nicht unbedenklich, inwiefern gesellschaftliche Strukturen unser Verständnis von krankhaften und nicht krankhaften Zuständen beeinflussen.

Diese soziale Suggestion bezüglich Krankheiten oder auch krankhaftem Verhalten kann auch anders herum gedacht werden, indem wir durch veränderte Wahrnehmung krankhafte Zustände nicht mehr als solche einstufen. Beispielsweise hat die eigentlich positiv gemeinte body-positivity-Bewegung mittlerweile Züge angenommen, nach denen ungesundes Verhalten unter dem Deckmantel des Respekts gegenüber dem eigenem Körper gerechtfertigt wird. Body positivity galt als Bewegung, nach der Selbstliebe im Fokus steht, à la „Liebe deinen Körper, unabhängig seiner Erscheinungsform". Die Akzeptanz aller Körperformen und Erscheinungen wie Größe, Farbe, Geschlecht etc. ist als individuelle und auch als gesellschaftliche Entwicklung zu begrüßen. Dennoch sind manche körperlichen Erscheinungen eindeutig ungesund und sollten demnach nicht mit Hilfe moralischer Wertsetzungen gerechtfertigt werden. Ein übergewichtiger Körper hat das starke Potential, ungesund zu sein, ebenso wie ein untergewichtiger Körper. Problematisch wird es in dem Moment, in dem das Übergewicht als zweifellos positiv eingestuft und sogar Diskussionen über gesunde Körperformen und Lebensweisen als moralisch verwerflich benannt werden. Die innere Einstellung zu bestimmten Körperformen wird in den extremen Ansichten der body positivity Bewegung insoweit übertragen, dass der Körper *immer* gesund ist.

Es handelt sich hierbei jedoch um zwei Kategorien: Erstens, die innere Einstellung, die unabhängig vom tatsächlichen Gesundheitszustand als positiv eingestellt sein darf und auch sein sollte (Ich akzeptiere mich). Dies ist auch der eigentliche Kern der Bewegung. Zweitens werden jedoch ungesunde Körperformen durch diese innere Einstellung in Schutz genommen, was gefährlich werden kann. Wenn eine Person unter Esssucht leidet, sollte sie in ihrer Krankheit nicht unterstützt werden und wir sollten erst recht nicht diese Unterstützung als moralische Pflicht betiteln. Wir würden es auch nicht akzeptieren, wenn eine unter Anorexia leidende Person ihre damit verbundenen Einstellungen teilt und behaupten würde, der ärztliche Hinweis auf ihr

Untergewicht wäre ihr gegenüber diskriminierend. Extreme Body-Positivity-Anhänger bezeichnen Hinweise zur ungesunden Körpererscheinung als Diskriminierungsmomente. So wird beispielsweise die Frage des Arztes nach dem Gewicht oder der Hinweis darauf, dass das Übergewicht ein möglicher Faktor für vorhandene Symptome sein kann, als diskriminierend bezeichnet. Die Körperinformation über das Gewicht ist allerdings nur ein Anamnese-Punkt des Arztes, ähnlich der Frage, ob der Patient raucht, trinkt, Sport treibt, etc. Ärzte fungieren als Art Überprüfungsmechanismus unseres Gesundheitsverhaltens, wodurch wir unser Fehlverhalten vor Augen gespiegelt bekommen. Und das auch dann, wenn behandelnder Arzt unseren Lebensstil nicht verurteilt oder negativ kommentiert. Es scheint mir ein natürlicher Selbstschutzmoment zu sein, wenn Patienten das eigene Fehlverhalten als solches nicht annehmen wollen, sondern ein von sich gesundes Selbstbild manifestieren, wodurch der Arzt mit seiner Frage nach dem Gewicht, zur sie diskriminierenden Person wird. Das selbstgemachte Problem wird nach außen gekippt und nicht als eigenes gesehen.

In diesem Beispiel zeigt sich, dass sogar gesundheitsgefährdendes Verhalten durch gesellschaftliche Wahrnehmung als unbedenklich modifiziert werden kann. Daher ist für unsere Diskussion ein erster relevanter Faktor ersichtlich: soziale Faktoren wirken an den Vorstellungen von kranken und gesunden Zuständen mit. Diese Vorstellungen können dabei problematisch sein, da tatsächliche Körperzustände nicht mehr real erfasst werden.

8.2 Moralischer Krankheitsstatus

Nachdem vorheriges Kapitel die Rolle der gesellschaftlichen Wahrnehmung von Krankheitsinterpretationen als Indiz für unser Krankheitsverständnis gezeigt hat, sollen nun mögliche *moralische Wahrnehmungs-Veränderungen* bezüglich (angeblich) gesundheitsbezogenem Verhalten überprüft werden. Selbstverständlich ist es legitim, ungesunde Verhaltensweisen anzusprechen, auf Gefahren hinzuweisen und mögliche Hilfestellungen anzubieten. Bei der moralischen Interpretation von eingetretenen Krankheiten oder personalem Gesundheitsverhalten bietet der zwischenmenschliche Umgang jedoch *keine Hilfestellung* mehr, sondern Kranke werden als eigenverantwortlich schuldig an ihrem Zustand aufgefasst. Es hat beispielsweise auf der einen Seite wenig Sinn, zu behaupten, dass Fettleibigkeit keine Auswirkungen auf den Gesundheitszustand hat. Genauso wenig hilfreich ist es jedoch, der dann bereits an Übergewicht leidenden Person zu *unterstellen*, sie sei an ihrem Zustand selber schuld, wodurch Hilfestellungsverweigerung gerechtfertigt wird. *Ich vermute nämlich gerade aufgrund der Moralisierung und Stigmatisierung von krankhaften Zuständen das Phänomen des Abstreitens von ungesundem Verhalten.* So führen Vorbehalte, wie beispielsweise, dass alle Übergewichtigen faul wären, wiederum zu solch extremen Behauptungen von Übergewichtigen, wie dass ihr Essverhalten weder problematisch, noch ungesund wäre. Solche Haltung fungiert dementsprechend als Schutz- oder Verteidigungsmechanismus. Gerade aus diesem Grund ist es wichtig, körperlich krankhafte Zustände erst mal als gegeben und als Tatsache anzunehmen, ohne dabei eine Wertung vorzunehmen. Natürlich hört kein Raucher gerne, dass sein Zigarettenkonsum womöglich zu seiner schlechten Kondition beiträgt. Ebenso ist es für übergewichtige Personen nicht immer leicht, einzugestehen, dass der eingetretene Diabetes möglicherweise mit dem eigenen Essverhalten zusammenhängt. Aus diesem Grund erachte ich es als hilfreich, ärztliche Übermittlungen von medizinischen Wahrscheinlichkeiten und Risiken ohne (moralischen) Vorwurf zu tätigen. Nur außerhalb von Stigmatisierungen kann ein fruchtbarer Umgang mit Krankheiten geschehen.

Ein weiteres Beispiel von implizit unterstellten Handlungen konnte während der Corona-Krise festgestellt werden. Besonders zu Beginn der Pandemie wurde interpretiert, dass Covid19 Patienten aufgrund ihres persönlichen Verhaltens erkrankten. Hier wurde im öffentlichen Raum jedoch leider erstens versäumt, den Unterschied zwischen dem Virus Sars-Cov2 und der daraus möglich resultierenden Erkrankung Covid19 eindeutig zu kommunizieren. Zumeist wurden ohne klare Differenzierung die Begriffe „Corona", „SarsCov2" sowie „Covid19" in Diskussionen oder Berichterstattungen angewendet. Daraus ergab sich die öffentliche Verwunderung darüber, wie Personen auf das Virus positiv getestet werden konnten, während sie gleichzeitig keine Symptome aufwiesen. Die Auflösung ist simpel: Wir können Träger von Viren sein, ohne daran tatsächlich zu erkranken. Jeder von uns ist Wirt vieler Viren, wie beispielsweise diverser Herpesviren. Dennoch sind wir nicht ständig an für diese Viren typischen Krankheiten erkrankt. Wurde also eine symptomfreie Person positiv auf Corona getestet, war sie zwar Träger des Virus SarsCov2, jedoch nicht an Corona erkrankt. Sie hatte demnach medizinisch gesprochen *kein* Covid19, sondern war lediglich mit Sars-Cov2 *infiziert*. Für uns als Gesellschaft ist es jedoch essentiell, solche Unterscheidungen eindeutig zu formulieren und transparent zu kommunizieren, damit wir Krankheiten und dazugehörige Besonderheiten auch als medizinische Laien besser einstufen können. Zudem führte die nicht getätigte Unterscheidung von Infizierten und Erkrankten insbesondere in der anfänglichen Coronazeit zu einer Verzerrung des Krankheitsbildes. Auch, wenn Vieles über Covid19 zunächst noch unbekannt war, ist die medizinische Unterscheidung zwischen infiziert und erkrankt nicht neu. Da diese Differenzierung von der öffentlichen Kommunikation vernachlässigt wurde, wurde die Begriffsverwendung des Coronabegriffs *als Krankheit* falsch unterfüttert. Aufgrund der nachlässigen Begriffsanwendung hat sich ein *verzerrtes* Krankheitsbild abgezeichnet. Dabei ging es wesentlich um die Gefährlichkeitseinschätzung des neuen Virus, gerade aufgrund der manchmal ausbleibenden Symptomatik. Für die Virus-Verbreitung war genannte Unterscheidung jedoch nicht relevant, da auch Infizierte das Virus weitergeben konnten. Wodurch im Übrigen das Fiebermessen bei öffentlichen Veranstaltungen wenig Sinn ergeben hatte, da Symptomlosigkeit *kein* Indiz dafür war, virusfrei und damit nicht ansteckend zu sein.

Zweitens lastete auf Erkrankten (sowie Infizierten) teilweise eine implizite Schuldzuweisung, indem Sars-Cov2-Infizierte und Covid19-Erkrankte an ihrer Situation kausal eigenverantwortlich illustriert wurden. Zwar können wir personale Verhaltensweisen festmachen, die die *Wahrscheinlichkeit* eines Krankheitseintritts eindeutig erhöhen. Wer sich beispielsweise für einen längeren Zeitraum in einem menschengefüllten Raum aufhielt, hatte eine höhere Wahrscheinlichkeit, sich mit SarsCov2 zu infizieren und folglich an Covid19 zu erkranken, als eine Person, die alleine im Wald spazieren ging. Als Waldspaziergänger wählen wir eine kleinere Risikowahrscheinlichkeit, denn als Partygänger. Worauf ich jedoch hinaus möchte, ist die gemachte *Unterstellung* eines falschen Verhaltens beziehungsweise der Unterstellung einer gewählten hohen Risikowahrscheinlichkeit. Zunächst einmal sind individuelle Infektionsnachweise äußerst schwer rückzuschließen. Selbst, wenn sich eine Sars-Cov2-infizierte Person in einem menschengefüllten Raum aufhielt, hätte es dennoch sein können, dass sich besagte Person schlussendlich an einem vorbeilaufenden Passanten angesteckt hatte. Dennoch ist die Infektions-Wahrscheinlichkeit in einem menschengefüllten Raum höher. Wir können also der Handlungswahl der höheren Risikowahrscheinlichkeit einen negativen Wert geben. Darauf möchte ich an dieser Stelle allerdings nicht hinaus, wird jedoch zu einem späteren Zeitpunkt noch angesprochen. Hier geht es um die Unterstellung, jeder Infizierte *hätte sich absichtlich den höheren Risikowahrscheinlichkeiten ausgesetzt,* obwohl wir die Wahl von risikohohen Handlungen nicht beweisen können. Damit also der impliziten Annahme, dass persönliches Verhalten Grund der Ansteckung war. Diese Annahme ist äußerst gefährlich, da sie einen *negativen Handlungswert in das Individuum setzt, von dem nicht einmal eine tatsächliche Falschhandlung bewiesen ist.* Aufgrund eines Resultats werden Handlungsinterpretationen gesetzt, die dieses Resultat kausal hervorgerufen hätten, ohne die Handlungen bewiesen zu haben.

Auch ohne Verhaltensanklage, bleibt die Frage, ob das Eintreten von Krankheiten generell als Konsequenz menschlichen Handelns mit zusätzlicher moralischer Bewertung betrachtet werden sollte. Dementsprechend wären Krankheiten das Ergebnis falscher Handlungen, während die falschen Handlungen gleichzeitig aufgrund des Krank-seins aufgedeckt werden würden. Wenn wir diese Interpretation annehmen, dann wären Gesunde Träger von moralisch richtigen Handlungen, wohingegen Kranke moralisch falsch gehandelt hätten. Im anschließenden Kapitel wird unter anderem erörtert, warum solche Interpretationen von Eigenverantwortung irreführend sind.

KAPITEL 9

Überprüfung der Eigenverantwortung im Gesundheitswesen

Wir können innerhalb des Gesundheitswesens das bereits erörterte Sich-Verantworten in der prospektiven Perspektive analysieren. Verantwortung wird demnach nicht nur für bereits Geschehenes übernommen, sondern vor allem auch um potentiell Negatives nicht eintreten zu lassen. Patienten sollen erst gar nicht zu Patienten werden, indem das eigene Verhalten gesundheitsbewusst gesteuert wird. Im Rahmen der geforderten Eigenverantwortung ergibt sich somit

1. *Prospektive Verantwortung* ist nun *präventive Eigenverantwortung*
2. *Retrospektive Verantwortung* ist nun *nicht-eingehaltene Eigenverantwortung*

Solch Schema ist allerdings auf mehreren Ebenen problematisch, was nun ausführlich erörtert werden soll. Dabei beziehe ich mich auf drei Bereiche: Erstens überprüfe ich, ob Eigenverantwortung in irgendeiner Form als paternalistische Forderung gerechtfertigt werden kann. Hierbei ist vorweg bemerkt, dass dies nicht funktionieren kann und zwar weder als geforderte Regeleinhaltung, noch als rein gefordertes eigenverantwortliches Verhalten. Eine in irgendeiner Form geforderten Eigenverantwortung kann keine paternalistische sein. Dennoch betrachte ich anschließend lebensweltliche Kontexte, die bei Etablierung von Eigenverantwortung innerhalb des Gesundheitswesens, nicht unberücksichtigt bleiben dürfen. Denn Eigenverantwortung als gesundheitsbezogenes Verhalten könnte auch unabhängig eines paternalistischen Kontexts gefordert werden. Doch auch in diesem Bereich sind eigenverantwortliche Forderungen, aufgrund der Komplexität der Lebenswelt, zu verneinen. Abschließend beziehe ich mich drittens auf den Bereich des Eigenverantwortungsbegriffs im Kontext unseres Solidaritätsprinzips.

9.1 Ungeklärter Eigenverantwortungsbegriff

Wie bereits erwähnt, handelt es sich bei der Verwendung des Eigenverantwortungsbegriffs in der öffentlichen Rhetorik im Gesundheitsbereich immer schon um *inhaltliche Setzungen*, die Regeln formulieren. Für eine

 | DOI:10.30965/9783969753330_010

vollständige Anschauung sei dieses Schema einmal ausführlich aufgeführt, um so auch die von mir später eingeführte Differenz zwischen *inhaltsleerer* und *inhaltsgesetzter* Eigenverantwortung besser nachvollziehen zu können: Eigenverantwortung meint innerhalb der gesundheitsbezogenen Rhetorik ein gesundheitsbezogenes Verhalten, positiv wie negativ verstanden. Somit ist

> Eigenverantwortung = gesundheitsbezogen handeln/verhalten = Einhaltung von Regel X; Regel Y; Regel Z, […] = inhaltliche Setzung

Die zu befolgenden Regeln sind die inhaltlichen Setzungen, die wiederum den Eigenverantwortungscharakter identifizieren sollen. In einem konkreten Beispiel wäre das: **Regel X = dreimal die Woche Sport treiben.** Aus Einhaltung der Regel X folgt wiederum *positive Eigenverantwortung*. Somit beispielsweise: Person A treibt dreimal die Woche Sport und hat dementsprechend Regel X eingehalten. Durch Einhaltung von X ist A eigenverantwortlich (im positiven Sinn). Umgekehrt wäre bei **Regel Y = nicht rauchen**, eine Person *nicht* eigenverantwortlich, wenn sie raucht, also die Regel nicht befolgt. Solche Regeln können also im positiven (gesundheitsfördernd, einhaltend), wie im negativen (gesundheitsschädigend, vermeidend) Kontext formuliert sein. Es ließe sich auch sagen: in Pflichten wie Verboten. Nach dieser Logik ist Einhaltung des Positiven und Vermeidung des Negativen ein eigenverantwortliches Verhalten. Eine Person ist demnach retrospektiv eigenverantwortlich für ihren gesundheitlich schlechten oder auch guten Zustand, da sie prospektiv entweder ihre Eigenverantwortung nicht eingehalten hat (schlechter gesundheitlicher Zustand) oder eingehalten hat (guter gesundheitlicher Zustand). Dementsprechend wird bereits deutlich, dass die öffentliche Rhetorik von einer inhaltsgesetzten Eigenverantwortung ausgeht, indem Eigenverantwortung eingehaltene inhaltlich ausformulierte Regeln meint.

9.2 Eigenverantwortung als paternalistische Forderung

In diesem Kapitel ist der Argumentationsaufbau folgender: Ich untersuche zunächst, ob Eigenverantwortung gefordert werden kann. Dabei konkludiert sich als erste Beobachtung die Unmöglichkeit einer paternalistischen Forderung von reiner Eigenverantwortung, verstanden als zunächst einmal *inhaltsleere* Eigenverantwortung. Unter inhaltsleerer Eigenverantwortung verstehe ich die allgemeine Forderungsformulierung eines eigenverantwortlichen Verhaltens, ohne dabei explizit zu sagen, wie dieses Verhalten auszusehen hat.

Demnach der Forderungssatz: „Sei eigenverantwortlich X". Aufgrund der sich daraus ergebenden Paradoxie, könnten Eigenverantwortungsforderungen nur als Regelsätze formuliert werden, wobei auch solch eine Forderung überprüft werden muss. Wie im vorherigen Kapitel angeführt, meint die öffentliche Rhetorik unter einer Eigenverantwortungs-Forderung die Einhaltung vorgegebener Regeln. Diese werden zwar nicht explizit ausgesprochen, sind jedoch im Begriff der Eigenverantwortung *inhaltsgesetzt* etabliert. Das angeblich eigenverantwortliche Verhalten ist dementsprechend an eine Regel gebunden und drückt sich formal aus durch: „Sei eigenverantwortlich X, indem du dich gemäß Y verhältst".[1] Angenommen, wir würden inhaltsgesetzte Regeln explizit formulieren (die dann Eigenverantwortung angeblich beweisen), so wäre auch dieses Vorhaben aus mehreren Gründen problematisch, so dass übergeordnete Konklusion die Ablehnung einer Eigenverantwortungskategorie als Forderung ist.

9.2.1 *Paradoxie bei geforderter Eigenverantwortung*

Mein Argumentationsziel ist es, aufzuzeigen, dass geforderte Eigenverantwortung keine Forderung im paternalistischen Sinn sein kann. Da paternalistische Strukturen jedoch gemäß Kapitel 6 dieser Arbeit zu begrüßen sind, zeigt sich so die Verneinung von Eigenverantwortung als paternalistische Forderung. Aus diesem Kapitel wird sich ergeben, dass bei geforderter Eigenverantwortung *als* paternalistische Forderung, paradoxerweise keine paternalistische Ebene gegeben ist. Eigenverantwortung als paternalistische Forderung erfüllt paradoxerweise nicht die Kriterien paternalistischer Handlungen. Dabei betrachte ich zunächst den *inhaltsleeren* Eigenverantwortungsbegriff, der demnach keine geforderten Regeleinhaltungen (*inhaltsgesetzt*) meint, die im Namen der Eigenverantwortung formuliert wären.[2] Es wird sich zeigen, dass aufgrund der Paradoxie der Forderung nach Eigenverantwortung diese Forderung unmöglich ist. Das Ergebnis ist insofern von Bedeutung, da ich *nicht gegen* paternalistische Maßnahmen argumentiere, sondern gegenteilig behaupte, dass paternalistische Einhaltungen für Autonomiewahrungen

---

1 Beispielsweise konnte zu Zeiten Coronas solch Sprache in der öffentlichen Rhetorik beobachtet werden. Hier wurde eigenverantwortliches Verhalten beispielsweise als die Regeleinhaltung „zu Hause bleiben" übersetzt. Sprich, eigenverantwortliches Verhalten war nicht mehr der Zuspruch an jedes Subjekt, eigenverantwortlich *abwägen zu dürfen*, ob und wann das Haus verlassen wird. Sondern Eigenverantwortung wurde interpretiert als Regeleinhaltung. Dementsprechend ganz konkret: „Sei eigenverantwortlich, indem du zu Hause bleibst."

2 Beispielsweise: Jeden Tag drei Liter Wasser trinken ist gesundheitsfördernd und daher eigenverantwortlich, wodurch dies eine paternalistische Forderung sein sollte.

sogar nützlich sein können.[3] Würde demnach geforderte Eigenverantwortung als paternalistische Maßnahme keine Paradoxie manifestieren, so würde die Forderung als paternalistische Forderung vielleicht sogar sinnvoll sein. Durch den sich zeigenden Widerspruch und durch meine Fürsprache von paternalistischen Maßnahmen bei Autonomiewahrung, zeigen meine Ergebnisse in diesem Kapitel jedoch die Verneinung von Eigenverantwortung *als* paternalistische Forderung.

Wenn wir den in dieser Arbeit herausgearbeiteten Eigenverantwortungsbegriff annehmen, bedeutet Eigenverantwortung die Verantwortung des Selbst gegenüber dem Selbst. Dies impliziert nicht nur die Verantwortung vor mir selber für meine mich betreffenden Handlungen und mein Verhalten in der Welt, sondern insbesondere die Verantwortung des Umgangs mit mir selbst. Demnach: mein Ich gegenüber meinem Ich, Ich gegenüber Ich. Wobei zugleich ich selber die Person bin, die per Gründedeliberation diese Verantwortung gegenüber mir selber schafft und einhält. Demgegenüber sind paternalistische Maßnahmen ein Ansatz, um den Bürger vor sich selbst zu schützen. Man könnte im Kontext der Eigenverantwortung sagen, dass Person A nicht weiß, was gut für sie ist, wodurch sich die übernommene Verantwortung einer äußeren Instanz rechtfertigt. Dementsprechend stehen sich Eigenverantwortung und Paternalismus zunächst gegenüber.

Allgemein kann jedoch die Forderung nach Eigenverantwortung als „ein Akt paternalistischer Politik"[4] interpretiert sein. Denn die Argumentation könnte konkret lauten: Eigenverantwortliches Verhalten der Bürger innerhalb des Gesundheitswesens impliziert gesundheitsförderndes oder zumindest krankheitsabweisendes Verhalten, wodurch ein Nutzen beziehungsweise Wohl für die Bürger entsteht. Es lässt sich auf zwei Ebenen argumentieren: Gesundheitsförderndes Verhalten ist zu befürworten, da es dem Subjekt durch eine insgesamt bessere Lebensweise Wohl bringt. Gesundheitsschädigendes Verhalten schafft subjektiven Schaden und sollte somit unterbunden sein, um das Wohl des Subjekts zu steigern. Beide Szenarien könnten mit paternalistischen Maßnahmen umgesetzt werden und meinen zusammengefasst: *Der Staat ist der Überzeugung, besser als seine Bürger zu wissen, was für seine Bürger gut oder schlecht ist.*

Hierbei sind nun bereits leicht inhaltlich gesetzte Kriterien herauslesbar, nämlich gesundheitsförderndes und krankheitsabweisendes Verhalten. Aus

3 Vgl. hierzu Kapitel 6.4.

4 Nullmeier, F. (2006b): Paradoxien der Eigenverantwortung; in: Heidbrink, L./Hirsch, A. (Hrsg.): *Verantwortung in der Zivilgesellschaft. Zur Konjunktur eines widersprüchlichen Prinzips*; Frankfurt/New York: Campus Verlag; S. 151–164. Zitat auf Seite 152.

der Prämisse, der Staat wüsste besser als seine Bürger, was für seine Bürger gut ist, würde sich rein formal (ohne konkrete Regeln) die staatliche Forderung eines eigenverantwortlichen Verhaltens ableiten lassen. Diese Forderung ist allerdings paradox. Es handelt sich um ein Postulat, das mittelbar das Subjekt selbst betrifft, indem sich der Appell an die Verantwortung des Subjekts gegenüber dem Subjekt richtet. Eigenverantwortung ist die Verantwortung gegenüber sich selber. *Eine paternalistische Maßnahme impliziert jedoch die Annahme, dass derjenige, für den diese Maßnahme entwickelt wurde, nicht dazu in der Lage ist, zu wissen, was für ihn selber gut ist.* Vereinfacht lässt sich formulieren:

> A: Der Bürger B weiß nicht, was für B gut ist
> Deswegen gelten paternalistische Gesetze mit Kriterien:
> B: Der Staat S weiß, was für B gut ist
> C: S schützt B vor B

Wie bereits untersucht, folgt aus diesem Schema die Konklusion und Rechtfertigung von staatlichen Maßnahmen zum Wohle der Bevölkerung. Wenn jedoch nun unter Satz B die Regelung fällt, dass der Bürger eigenverantwortlich handeln soll, dann korreliert das mit Satz A, da der Bürger laut Staat schließlich nicht weiß, was gut für ihn ist. Ähnlich formuliert auch Frank Nullmeier: „Mit der Erklärung, besser zu wissen, was gut sei für den Bürger, wird die Eigenverantwortung in dem Moment abgesprochen, da sie zugewiesen wird [...]"[5]. Zum deutlicheren Verständnis eine detailliertere Illustration:

> A: B weiß nicht, was für B gut ist
> B: S weiß, dass eigenverantwortliches Verhalten EV gut für B ist
> C: S schützt B vor B durch EV

Dabei muss der Staat annehmen, dass eigenverantwortliches Verhalten das Wissen über diejenigen Handlungen impliziert, die gut für einen sind. Ansonsten müsste der Staat davon ausgehen, dass auch selbst-schädigendes Verhalten absolut legitim ist, da *jedes* selbstgewählte Verhalten ein eigenverantwortliches ist. Staatlicher Paternalismus beinhaltet jedoch zusätzlich Satz C. Auch an dieser Stelle vermute ich das Versäumnis, den Begriff Eigenverantwortung weniger in seiner reinen Form zu betrachten und dementsprechend anzuwenden, sondern immer schon als bestimmte Regeln anzunehmen. Es ist festzuhalten,

5 Nullmeier 2006b: S. 153.

dass jedoch unabhängig von Regeleinhaltungen, alleine die Forderung, sich eigenverantwortlich zu verhalten, widersprüchlich ist. Auch Klaus Günther ist der Ansicht, dass „[d]ie Ermächtigung des Einzelnen zum Subjekt seiner Handlungen [...] immer nur eine Selbstermächtigung sein [kann] [...]“[6]. Wie soll jedoch jemand eigenverantwortlich handeln, der angeblich nicht dazu in der Lage ist (Satz A)? Folglich kann eine inhaltlich offene Definition von Eigenverantwortung („sei eigenverantwortlich X“) nicht als paternalistische Forderung etabliert werden. Der Inhalt der Eigenverantwortung als bestimmte Regel müsste dementsprechend immer bereits festgesetzt sein. Auch dies ist problematisch, wie die nächsten Unterkapitel noch zeigen werden.

Zugegeben, diese Argumentation ist jedoch zunächst nur anwendbar, wenn wir von der Prämisse ausgehen, dass paternalistische Forderung aufgrund Satz A und Satz B gerechtfertigt ist, sowie Satz A und B Kriterien zur Definition eines staatlichen Paternalismus sind. *Doch auch in Anwendung meiner Definition legitimer Paternalismus-Handlungen kann personale Eigenverantwortung nicht im Rahmen paternalistischer Maßnahmen gefordert sein.* Das liegt schon daran, da ich paternalistische Handlungen in Form von Pflichten ablehne. Man müsste dementsprechend zunächst in angepasster Form ein nicht-eigenverantwortliches Verhalten als Verbot formulieren. Doch auch bei einer Verbots-Formulierung können wir die Paradoxie nicht umgehen, denn unabhängig, ob in zusagender oder verneinender Forderung, bleibt es eben bei einer *Forderung*. Die Probleme bleiben bestehen: Wie soll jemand nicht-eigenverantwortliches Verhalten vermeiden, der angeblich nicht dazu in der Lage ist, den Eigenverantwortungscharakter identifizieren zu können?

Die Paradoxie einer geforderten Eigenverantwortung macht sich ferner auf einer weiteren Ebene bemerkbar. *Durch die Forderung der Eigenverantwortung verwandelt sich paradoxerweise die Eigenverantwortung des Subjekts in eine auferlegte Fremdbestimmung, wodurch zugleich die Sphäre der Eigenverantwortung verlassen ist.* Dieses Phänomen begründe ich nun stufenweise: Frank Nullmeier macht auf die Verwandlung der geforderten Eigenverantwortung in eine *doppelte Verantwortung* aufmerksam[7]: In dem Moment, in dem der Staat die Selbstverantwortung seiner Bevölkerung fordert, spaltet sich eine weitere Verantwortung ab, nämlich die Verantwortung des Bürgers gegenüber dem Staat, diese Selbstverantwortung zu erfüllen. Wir können festhalten, dass Eigenverantwortung generell meint

6 Günther, K. 2002: S. 121.

7 Vgl. Nullmeier 2006b: S. 155.

Satz A: Eigenverantwortung ist die Verantwortung des Selbst gegenüber dem Selbst

Im Moment der staatlichen Forderung von Satz A, separiert sich zusätzlich aus A

Satz B: Die Bürger haben die staatliche Verantwortung einer Einhaltung ihrer Verantwortung des Selbst gegenüber dem Selbst

Somit ist der Bürger gegenüber dem Staat verantwortlich, selbst verantwortlich zu sein. Und da Eigenverantwortung immer die Verantwortung gegenüber einem selber meint, stehen wir durch die Forderung vor einer doppelt gerichteten Verantwortung. Damit kehrt „[d]ie ubiquitäre Aufforderung zur Eigenverantwortung [...] das liberalistisch interpretierte Verhältnis zwischen Staat und Bürgern um“[8] vermutet Nullmeier. Durch die doppelte Verantwortung beziehungsweise genauer, durch die entstandene Verantwortung nicht nur gegenüber sich selber, wird Eigenverantwortung zu einer Überprüfung des eigenen verantwortlichen Handelns, wodurch sich Fremdbestimmung ergibt. Diese Fremdbestimmung ergibt sich unter anderem auch dadurch, dass der Eigenverantwortungsbegriff immer schon eine Regeleinhaltung meint. Denn ich vermute ferner: *Wenn wir die Forderung genauer anschauen, werden wir nämlich die angeblich angemessene Interpretation von eigenverantwortlichem Handeln des einzelnen Bürgers als die geforderte Eigenverantwortung identifizieren können.* Speziell an dieser Stelle mutmaße ich das Versäumnis, Eigenverantwortung als das anzuerkennen, was es ist. Die geforderte Eigenverantwortung meint nicht dem diesen Begriff innewohnende Rhetorik einer Selbstverantwortung, sondern geforderte Eigenverantwortung meint die Forderung nach Einhaltung eines bestimmten Verhaltens, wobei ferner die Bürger gegenüber dem Staat eine Beweispflicht solcher Verhaltenseinhaltungen tragen. Der Angelpunkt liegt damit erstens in der Forderung und zweitens in dem damit implizit geforderten und vorgegebenen Verhalten der Bürger. Auch ohne Teilung von gesetzter und inhaltsleerer Eigenverantwortung ergibt sich alleine schon durch die Forderung von Eigenverantwortung paradoxerweise Fremdbestimmung. Es ist ersichtlich geworden, dass geforderte Eigenverantwortung mit der Verantwortung des Subjekts nicht übereinstimmen kann, da sobald sich das Subjekt in die Konstruktion einlässt, es das ist, „[w]as ihm seine Eigenmacht garantieren soll, [...] zugleich das [ist], was ihm diese Eigenmacht nimmt [...]“[9]. Demnach müssen einerseits aufgrund des Entzugs der

8 Ebd.: S. 155.
9 Günther, K. 2002: S. 122.

individuellen Eigenmacht innerhalb der Eigenverantwortungs-Rhetorik schon implizit festgelegte positive und negative Werte angenommen sein und man nimmt ferner unkontrolliert an, dass diese Werte der Bürger als seine eigenverantwortlichen akzeptiert. Dadurch befinden wir uns aber, wie erwähnt, paradoxerweise nicht mehr in der Sphäre von Eigenverantwortung.

Angenommen, wir würden darüber hinwegsehen, dass eine inhaltsgesetzte Eigenverantwortungs-Regel[10] letztendlich keine Eigenverantwortung meint und fragen, ob solch eine Eigenverantwortungs-Regel nicht verwendet werden könnte, um Situationen mit nicht-adäquaten Optionenmengen vermeiden zu können. Es ließe sich tatsächlich argumentieren, dass Regeln, die angeblich einen Eigenverantwortungs-Charakter aufweisen, eine nicht-adäquate Situation möglicherweise verhindern. So wäre ein gesundheitsbewusstes Verhalten die Verhütung vor diversen Krankheiten, wobei eingetretene Krankheiten wiederum nicht adäquate Optionenmengen schaffen würden. Analog zu dem erörterten Organhandelsverbot-Beispiel (Kapitel 6.4.1) wäre dies: Organhandelsverbot ist ein paternalistisches Gesetz aufgrund der dadurch geschaffenen Verhinderung einer nicht-adäquaten Situation. Inhaltsgesetzt eigenverantwortliches Verhalten, indem gesundheitsbewusst gehandelt wird, ist ein paternalistisches Gesetz aufgrund der Abwendung von nicht-adäquaten Optionenmengen, die sich aufgrund Krankheit ergeben würden. *Doch, wenn wir von dieser Struktur ausgehen, würde es einen angewendeten Eigenverantwortungsbegriff gar nicht benötigen.* Die paternalistische Regel könnte schlicht lauten, sich gesundheitsbewusst zu verhalten. Daher scheint mir der gemachte Umweg über eine geforderte Eigenverantwortung (unabhängig, ob die Forderung nun paradox ist oder nicht) anstelle einer geforderten Gesundheitsregel, als *Verwischung,* worum es tatsächlich geht. Die Forderung nach (mehr) Eigenverantwortung in gesundheitsspezifischen Belangen meint letztendlich keine Forderung nach Eigenverantwortung, sondern meint die Forderung der Einhaltung von bestimmten Verhaltensmustern. Nichtsdestoweniger wären selbst geforderte, spezifische Gesundheitsregeln ein zu verneinendes Instrument innerhalb gesundheitspolitischer Bereiche. Doch hierzu später mehr.

Selbst, wenn wir über den Charakter der doppelten Verantwortung hinwegsehen, können wir gewandelte Eigenverantwortung in Fremdbestimmung ausmachen und somit einen Widerspruch identifizieren. Laut Günther sind nur solche eigenverantwortlichen Paternalismus-Phänomene paradox, die empirisch für das betroffene Subjekt widersprüchlich sind. Der Widerspruch

10 Beispielsweise „Eigenverantwortung bedeutet, sich gesundheitsbewusst zu verhalten, was wiederum bedeutet, jeden Tag 10.000 Schritte zu gehen."

steht demnach zwischen dem, was vom Subjekt verlangt wird und dem, wie das Subjekt das eigene Leben führt oder führen will.[11] Wir können uns Günthers Behauptung auf beiden Ebenen vorstellen – mit konkreter Regel, aber auch ohne konkrete Regel, wodurch mein Eigenverantwortungsbegriff miteingeschlossen werden kann. Der von mir angeführte Eigenverantwortungsbegriff umschließt ausschließlich das Verantworten vor sich selber, wobei dieses Verantworten keine festen Inhalte meint, sondern die Manifestation der eigenen Gründe. Somit kann die von außen gesetzte Forderung, die nur allgemein meint, gegenüber sich selber verantwortlich zu sein und beispielsweise für das eigene Leben Verantwortung zu übernehmen, bereits als Widerspruch zum eigenen Selbst aufgefasst werden. Dies jedoch nur, laut Günther, sobald die Forderung als solche, inklusive repressivem Druck, vom Subjekt wahrgenommen wird.[12] Wer kein Problem mit der Forderung „sei eigenverantwortlich" (ohne konkrete Regel) hat, wird keinen Widerspruch verspüren. Andersherum wird Paradoxie manifestiert, sobald der geforderte Eigenverantwortungscharakter zwanghaft erscheint, wodurch sich, wie erwähnt, aus Eigenverantwortung Fremdbestimmung ergibt. Ich vermute jedoch, dass die Fremdbestimmung stärker durch geforderte Eigenverantwortung *als* Regeleinhaltung in Erscheinung tritt als rein durch die Forderung nach Eigenverantwortung. Dies wiederum, *weil wir den Bereich der Eigenverantwortung durch Regeleinhaltungsforderung bereits verlassen haben.* Interessant ist dieser Aspekt ferner, da er nur mit Bezug zur Autonomiediskussion Sinn ergibt, wodurch sich zudem das Verlassen der Eigenverantwortungs-Ebene ergibt. Schauen wir uns das konkret an: Nach der Rhetorik des Eigenverantwortungsbegriffs als Einhaltung bestimmter Verhaltensweisen, könnte ein Raucher X als nicht-eigenverantwortlich eingestuft werden, woraus sich die Forderung an ihn ergibt, er solle mit dem Rauchen aufhören. X könnte daraufhin erwidern, dass er sich jedoch nach eigenverantwortlichen Maßstäben verhält und das selbst dann, wenn er lungenkrank werden sollte, weil er sich auf momentane Zustände konzentriert und nicht auf zeitlich entfernte. Ferner könnte X behaupten, dass spätere Ereignisse aufgrund des momentanen Verhaltens nicht vorhersagbar oder nur bedingt zu vermuten

---

11 Vgl. Günther, K. 2002: S. 122. Anm.: Günther möchte darauf hinaus, dass nicht jede öffentliche Rhetorik über den Begriff der Eigenverantwortung zwangsläufig in eine Paradoxie läuft oder bereits ein widersprüchliches Merkmal in sich trägt. Seine Analyse bezieht sich auf das Spannungsverhältnis zwischen „(Selbst-)*Ermächtigung*" (S. 122, Hervorhebung im Original) und „Druck der *Disziplinierung*" (S. 122, Hervorhebung im Original.). Ich stimme diesbezüglich Günther zu. Meine Untersuchung der paradoxen Eigenverantwortungsrhetorik bezieht sich auf paternalistische Forderungen und nicht auf die allgemeine öffentliche Rhetorik des Eigenverantwortungsbegriffs.

12 Vgl. ebd.

sind, was für X ausreichender Grund ist, sich auf gegenwärtige Situation zu konzentrieren und dementsprechend den Suchtentzug zu vermeiden. Weiter könnte X entgegnen, dass selbst tatsächliches Wissen um Eintreten eines schlechten Gesundheitszustandes wenig Relevanz hat, da X sich ausschließlich auf *gegenwärtige Pflichten* konzentriert, nach der X gegenüber sich selber der Eigenverantwortung nachkommt, unnötiges eigenes Leid (Suchtentzug) zu unterbinden. X handelt dementsprechend autonom eigenverantwortlich. Dies wird ihm jedoch abgesprochen, indem eine Handlung (Rauchen) als nicht-eigenverantwortlich kategorisiert ist. Konkret gesprochen werden X die eigenen Gründe abgesprochen und indem er vorgegebene Gründe einhält, wäre er angeblich eigenverantwortlich. *Da es aber hierbei nicht mehr seine eigenen Gründe wären, die handlungsaktiv würden, ist X paradoxerweise nicht eigenverantwortlich, während ihm gleichzeitig Eigenverantwortung zugesprochen wird.*

Zusammenfassend kann festgehalten werden, dass eine Etablierung von Eigenverantwortung unter dem Deckmantel einer paternalistischen Maßnahme, paradoxerweise keine Eigenverantwortung sein kann. Paternalistische Gesetze rechtfertigen sich durch die Annahme, dass die den Paternalismus betroffene Person nicht weiß, was gut für sie ist. Da Eigenverantwortung jedoch ausschließlich das Subjekt betrifft, konkurrieren Paternalismus und Eigenverantwortung. Ferner wird aufgrund des *Forderungselements* die Sphäre der Eigenverantwortung verlassen, da sich so Fremdbestimmung ergibt. Dementsprechend hat sich so gezeigt, dass die Forderung von Eigenverantwortung als paternalistische Handlung nicht möglich ist.

9.2.2 *Scheinbare Eigenverantwortung*

Sinn dieses Kapitels ist es, die soeben aufgeführten Überlegungen nun konkreter im Kontext der unabdingbaren Autonomie zu setzen und auszuwerten. Aus Kapitel 6 ging hervor, dass gegenüber dem paternalistischen Wohlwollensprinzip die Anforderung steht, nicht mit Autonomie zu konkurrieren oder Auslöser für Autonomie-Defizite zu sein. Wir können paternalistische Maßnahmen identifizieren, die sowohl dem Wohlwollens- als auch dem Autonomieprinzip gerecht werden. Durch den Forderungscharakter zum eigenverantwortlichen Verhalten, wird Eigenverantwortung (möglicherweise) nicht frei gewählt. Hätte eine Person unabhängig der Forderung immer das eigenverantwortliche Verhalten oder auch das Einhalten von vorgegebenen Regeln, welches unter dem Deckmantel der Eigenverantwortung bestimmt ist, gewählt, ist kein Fremdbestimmungscharakter festzuhalten. *Dennoch transformiert sich schlussendlich aufgrund der Forderung nach Eigenverantwortung die Optionenmenge auf eine nicht-adäquate. Wenn aufgrund der Anweisung paradoxerweise keine Eigenverantwortung mehr vorhanden ist und dennoch ein eigenverantwortliches Verhalten ausgeführt wird, so handelt es sich hierbei nur um den Schein von eigenverantwortlichen Handlungen.* Dies wird deutlicher, wenn wir die Forderung nach Eigenverantwortung als konkrete Regeln (inhaltsgesetzt) betrachten, wie beispielsweise dreimal wöchentlich Sport treiben. Eigenverantwortliches Verhalten impliziert in der öffentlichen Rhetorik meist immer schon ein bestimmtes Verhalten, wie eben beispielsweise einen gesunden Lebensstil zu führen, der wiederum die Regel „dreimal wöchentlich Sport" beinhaltet. Nun ist bei Einhaltung der geforderten Eigenverantwortung letztendlich *nur* eine Regel oder eine bestimmte Lebensweise eingehalten. *Nicht jedoch ein eigenverantwortliches Verhalten an sich.* Eigenverantwortlich Entscheidungen treffen, Lebensweisen wählen und Handlungen tätigen sind frei von außen gesetzten Anforderungen. Denn eine bloße Regeleinhaltung ohne Reflektion kann keinen Raum bieten für das Vor-sich-selbst-verantworten, welches wiederum immer schon im Gründeabwägen enthalten ist. Denn die Verantwortung gegenüber sich selber impliziert die Prämissen der eigenen Gründereflektion und der Manifestation der eigenen Gründe als Narrativ zu sich selbst. Bei der Aussage „du bist eigenverantwortlich, wenn du Y tust" und dieses Y ohne zu hinterfragen ausgeführt und immer schon als eigenverantwortlich angenommen wird, ist letztendlich keine Eigenverantwortung gegeben. *Daher hat es nur den Schein, eigenverantwortlich zu sein, wobei sich der Schein gerade dadurch ergibt und aufrechterhalten wird, indem das geforderte Verhalten vom Individuum ausgeführt wird.* Eine bloße Regeleinhaltung ist jedoch kein eigenverantwortliches Verhalten. Es wird nur als solches wahrgenommen, da die öffentliche Rhetorik bestimmte Verhaltensweisen als eigenverantwortlich *übersetzt.* Um es ganz konkret zu formulieren: Es wird behauptet, dass bestimmte Verhaltensweisen eigenverantwortlich sind (und bestimmte Verhaltensweisen nicht-eigenverantwortlich) und aufgrund dieser Behauptung kann der Schein von vorhandener Eigenverantwortung existieren, so dass die Paradoxie nicht bemerkt wird.

Ferner ergibt sich im Kontext der geforderten Eigenverantwortung ausschließlich die Möglichkeit, nach diesem Schein zu handeln. Die Wahl zur Eigenverantwortung als Regeleinhaltung ist keine tatsächliche Wahl durch erstens den Forderungscharakter und zweitens der schon implizierten Regel. Spezifischer formuliert: Durch die Forderung einer bestimmten Verhaltensweise ist die ausgeführte Eigenverantwortung keine tatsächliche, sondern nur ein Schein (eben die bestimmte Verhaltensweise). Dadurch ergibt sich unweigerlich eine nicht-adäquate Optionenmenge, wodurch die Wahl zur Eigenverantwortung wiederum keine tatsächliche Wahl ist. Es ließe sich behaupten, betreffende Akteure könnten sich auch letztendlich dazu entschließen, nicht gemäß der geforderten Verhaltensweise zu agieren, wodurch zumindest überhaupt eine Optionenmenge vorhanden wäre. Jedoch wäre solch eine Entscheidung oder Verhaltensstruktur vom Akteur nicht so einfach umzusetzen, durch die Unterstellung, nur explizites Verhalten wäre eigenverantwortliches Verhalten. Analog sehen wir bei den genannten Beispielen zur Veranschaulichung von nicht-autonomen Zuständen, was die Optionenmenge adäquat macht. Bei einem Überfall sind die Optionen Geld hergeben oder erstochen werden keine adäquaten, genauso *wie die Wahl zwischen einer bestimmten Verhaltensweise, die als eigenverantwortlich gilt und einer Verhaltensweise, die als nicht-eigenverantwortlich gilt, keine adäquaten Optionen sind.* Wir können nicht für uns selber sprechen, wenn das Für-uns-selber-sprechen (eigenverantwortlich sein) von außen abgesprochen wird, sobald wir uns nicht in geforderter Weise verhalten. Würden wir uns gemäß der geforderten Eigenverantwortung verhalten, beispielsweise unter Androhung von sonstigen Sanktionen, so wäre die Einhaltung der Eigenverantwortung keine tatsächliche, da die Gründe der getätigten Eigenverantwortung nicht die eigenen sind. Eigenverantwortung kann jedoch immer nur die (frei) gewählte Verantwortung gegenüber mir selber sein. Auch bei manipulativen Forderungsstrukturen würde der Verlust der Eigenverantwortung deutlich werden, wobei Eigenverantwortung gleichzeitig als gegeben behauptet wäre. So wäre aus dem Forderungssatz „sei eigenverantwortlich X, indem du dich gemäß Y verhältst" die implizite Manipulation bei Gleichsetzung von eigenverantwortlichem Verhalten und Regeleinhaltung festzuhalten. In der Regel haben wir ein Interesse daran, von anderen als (eigen-)verantwortlich wahrgenommen zu werden. Dadurch sind wir jedoch zu Handlungen manipulierbar, indem uns Regeleinhaltungen als eigenverantwortliches Verhalten übersetzt werden und die Ausführung der geforderten Handlung als Beweis unserer Eigenverantwortung gilt.

Ferner ist dies ebenso problematisch wie die Aufforderung „sei (mehr) autonom!", wenn hierbei dementsprechend das autonome Verhalten die Einhaltung einer bestimmten Verhaltensweise meint. Das Wohlwollensprinzip darf nicht vor oder über dem Autonomieprinzip stehen. Zumal bei solchen Forderungen der Wohlwollens-Charakter möglicherweise nur Vorwand zur Umsetzung eigener Interessen sein kann. An dieser Stelle wird eine zusätzliche Erkenntnis offenbar: *Die Forderung nach Eigenverantwortung als rhetorischer Appell ist eine Bezeichnung, unter der paternalistische Maßnahmen verdeckt bleiben können.* Somit scheitert nicht nur das Konzept der Eigenverantwortungs-Forderung als paternalistische Forderung. Sondern der öffentliche Ruf nach (mehr) Eigenverantwortung kann versteckter Paternalismus sein. Die Forderung nach personalem eigenverantwortlichem Verhalten ist dementsprechend ein dadurch getarnter Paternalismus. Hier passiert eine doppelte Argumentation meinerseits: Erstens kann im Namen paternalistischer Maßnahmen keine

Eigenverantwortungs-Forderung stattfinden und zweitens meint die öffentliche Rhetorik keinen tatsächlichen Eigenverantwortungs-Appell, sondern dahinter kann sich interessensgeleiteter Paternalismus verstecken. Paternalistische Maßnahmen sind, wie von mir diskutiert, unter bestimmten Vorraussetzungen legitime Staatshandlungen. *Problematisch ist nicht der indirekte Paternalismus, sondern der Versuch, paternalistische Maßnahmen als autonome Eigenverantwortungs-Entscheidungen und nicht transparent als paternalistische Forderung auszudrücken.* Dies ist die Problematik, auf die Isaiah Berlin mithilfe seiner Unterscheidung zwischen negativer und positiver Freiheit hinweisen wollte. Wie in Kapitel 3.1.1.3 beschrieben, kann laut Berlin im Namen der positiven Freiheit Fremdbestimmung ausgeübt werden, wobei der Adressat meint, autonom zu sein. Seine Bedenken beziehen sich auf die Oktroyierung angeblich positiver Selbstbestimmungsmerkmale, wobei bei genauerer Betrachtung kein Mehrwert an Selbstbestimmung geschaffen wird. Dies alleine ist schon problematisch und wird noch verschärft, indem durch diesen Mechanismus versteckte Interessen umgesetzt werden, die nicht transparent kommuniziert sind. Wenn beispielsweise das Interesse des Gesundheitssystems in Wahrheit nicht die Gesundheitserhaltung der potentiellen Patienten meint, sondern die Reduzierung von Kosten, dies aber so nicht offengelegt wird, müssen wir den hierbei angewendeten Sprachgebrauch genauer analysieren. Das Problem liegt nicht an der gewollten Kostenreduzierung im Bereich des Gesundheitswesens, sondern an der Übermittlung. Neben dem berechtigten Interesse des Gesundheitssystems und des Staates nach einer Ressourcen- und Kostenoptimierung, bleibt die dabei getätigte Übermittlung dennoch wahrheitspflichtig.

In diesem Kontext möchte ich noch abschließend auf das dabei möglicherweise folgende Phänomen der „Rücküberantwortung“[13] eingehen. Eine Forderung nach Eigenverantwortung (zumeist als Regeleinhaltung) kann als Rücküberantwortung des Staates aufgefasst werden. Dementsprechend transkribiert sich die staatliche Verantwortung zur Hilfestellung bei Krankheitsfall und Systemetablierung zur Sicherung solcher Hilfestellungen (Gesundheitssystem) in die Eigenverantwortung der Bürger, damit es zu weniger Systemnutzung kommt. Giovanni Maio beschreibt diesbezüglich, dass wir es „[...] zuweilen mit einer Verengung der Verantwortungsperspektive zu tun [haben], die damit einhergeht, dass eine problematische Rücküberantwortung sozialer und struktureller Defizite ins Private vollzogen wird [...]“[14]. Dies geschieht

13 Maio [2014] 2016: S. 134.

14 Maio, G. 2014: Der Mensch als Macher seiner eigenen Gesundheit; in: *Dialog. Bildungsjournal der Pädagogischen Hochschule Karlsruhe*; 1. Jahrgang 2014 Heft 1; S. 9–13. Zitat auf Seite 10.

meines Erachtens nach auch, indem Autonomie von Personen als Selbstbestimmung festgesetzt wird, die wiederum durch für *jede* Person zugänglich gemachte Bildung und Informationszugang gewährleistet sein soll, wobei gleichzeitig gefordert wird, gemäß der erhaltenen Bildung zu handeln. Heißt also, dass diese Rücküberantwortung sich rechtfertigt, indem angeblich Fairness durch *gleiche Autonomie* für alle geschaffen wird. Das Problem an diesem Konzept ist der Ort, an dem gleiche Autonomie angeblich geschaffen wird: der Gesundheitsmarkt. Um „Fairness" zu schaffen, soll die individuelle Autonomie gestärkt werden, so dass jeder Bürger gleichberechtigter Akteur auf dem Gesundheitsmarkt ist. Allerdings findet diese Selbstbestimmung eben auf dem Gesundheitsmarkt und durch staatliche Vorgaben statt. Problematisch ist hierbei die Definitionssetzung von Autonomie. In ihr findet sich implizit die Annahme, dass autonom handelnde Akteure, die als *gesundheitlich richtig eingestuften Handlungsmöglichkeiten wählen werden.* So wird ähnlich wie beim Eigenverantwortungs-Begriff unter dem Schlagwort Autonomie die Einhaltung einer vorgegebenen, als objektiv klugen, Handlung impliziert. Autonom Handeln heißt somit, die als richtig vorgegebene Handlung zu wählen und nach ihr zu leben. Die Wahl solcher angeblich autonomen Handlungen wird als eigenverantwortliches Verhalten interpretiert, die der Adressat auch als solche annimmt, „[…] da […] unmittelbar mit Gewinn und Verlust belohnt oder bestraft wird […]".[15] Doch wie wir feststellen konnten, ist die Wahl aus solchen Handlungsoptionen keine tatsächliche, sondern eine wirklichkeitsfremde Wahlmöglichkeit. Eigenverantwortung meint in diesem Kontext nicht, dass man frei handeln *kann*, sondern, dass man frei handeln *soll.* Wobei das gewählte Frei-handeln wiederum vorgegebene Autonomie, inklusive bereits vorgegebenem Verhalten, meint. Daher können wir auch hier eine nur scheinbare Eigenverantwortung festhalten.

Problematisch sind solche Strukturen gar nicht mal, weil Bürger sich nicht (mehr) gesundheitsverschlechternd verhalten dürften. Wie erwähnt ist diese Arbeit nicht als Plädoyer eines willkürlichen Gesundheitsverhaltens zu lesen. Sondern problematisch sind daran folgende Punkte: Zunächst einmal kann hier der Versuch passieren, ein staatliches Defizit ins Private zu verlagern.[16] Wenn das staatliche Gesundheitssystem seiner Versorgungs-Aufgabe nicht

15 Reese-Schäfer, W. (2007): *Das überforderte Selbst. Globalisierungsdruck und Verantwortungslast;* Hamburg: merus Verlag. Zitat auf Seite 38. Anm.: Reese-Schäfer schreibt, dass Autonomie an eine bestimmte Verhaltensweise angepasst ist, was das Individuum leisten wird, da es mit Gewinn und Verlust belohnt/bestraft wird.

16 Vgl. Maio [2014] 2016: S. 134. Vgl. Schmidt, B. 2008: S. 73. Vgl. dazu auch: Majone, G. (1997): From the Positive to the Regulatory State: Causes and Consequences of Changes in the Mode of Governance; in: *Journal of Public Policy 17:2*; S. 139–167.

mehr nachkommen kann, so kann zunächst das persönliche Verhalten der Bürger für Entlastungen sorgen. Dennoch ist solch Rücküberantwortung bedenklich. Das persönliche Gesundheitsverhalten hängt nicht nur von persönlicher Verantwortung ab. Auch kann solch Verschiebung einer (marktbezogenen) Etablierung von Eigenverantwortung soziale Unterschiede *verhärten*. Wir sind tatsächlich Macher unserer eigenen Gesundheit und trotzdem hängt die Umsetzung davon mitunter von nicht-selbstgewählten Gesundheitsdeterminanten ab. Dies ist ein allgemeines Problem, welches sich bei Etablierung von Verhaltensregeln als Eigenverantwortung ergeben würde und ist von mir im anschließenden Kapitel ausführlich erörtert. Individuelles Präventionsverhalten kann nur fruchtbar sein, wenn die äußeren Rahmenbedingungen dafür geschaffen werden. Somit ist es ferner nach wie vor Staatsaufgabe, solche Voraussetzungen zu ermöglichen, damit sich zudem gefordertes Präventionsverhalten nicht als Deckmantel zum Verdecken anderweitiger Interessen einschleichen kann. Denn zum anderen zwingt sich durch diese Verlagerung eine Lösung über Marktmechanismen auf, die auch im Rahmen von Krankenversicherungen real umgesetzt werden. Dies ist mitunter kein zu befürwortendes Ziel, da sich hier die paternalistische Fremdbestimmung von einer staatlich basierten auf eine krankenversichert-marktliche verlagert.[17] Auch ist so geforderte Eigenverantwortung nur Zahlungsmittel im neu gelagerten Gesundheitssystem. So würde beispielsweise autonome Eigenverantwortung durch den Nachweis bestimmter Verhaltensweisen bewiesen, wodurch Prämien oder vergünstigte Beitragszahlungen erwirtschaftet werden können. Dieser Mechanismus macht das angeblich eigenverantwortliche Verhalten zum Zahlungsmittel, während gleichzeitig durch solche Nachweise Eigenverantwortung generiert werden soll. Somit steht Eigenverantwortung im doppelten Kontext: Zum einen als Zahlungsmittel und zum anderen als käuflicher Erwerb. In beiden Fällen ist jedoch keine tatsächliche Eigenverantwortung gegeben, da es sich nur um vorgegebene Verhaltensweisen (inhaltsgesetzte Eigenverantwortung) handelt, die wiederum als autonom von außen bestimmt worden sind. „Das moderne Verständnis von Sozialstaat setzt immer weniger auf Versorgung, sondern vielmehr auf Aktivierung der Bürger und damit auf das Konzept der Eigenverantwortung des Individuums“[18] schätzt Maio das Verhältnis zwischen Sozialstaat und davon versorgten Bürgern ein. Problematisch wird solch eine Verhältnisverschiebung, wenn sie durch paternalistische Annahmen legitimiert wird, wodurch bei Nicht-Einhaltung, der Staat als Sanktionssystem fungiert. Denn im Kontext paternalistischer Maßnahmen

17 Vgl. Nullmeier 2006b: S. 154.

18 Maio [2014] 2016: S. 133.

ließe sich eine Erziehung zur Eigenverantwortung rechtfertigen, während diese sogenannte Eigenverantwortung jedoch ein vom Staat gefordertes Verhalten ist. Die Konsequenz dieser Forderung ist das Verlassen der Eigenverantwortungs-Ebene. *Problematisch daran ist nicht der Wunsch nach mehr Eigenverantwortung innerhalb der Bevölkerung, sondern die Interpretation des Eigenverantwortungsbegriffs, welches die Erziehung zu einem vom Staat gewünschten Verhalten meint.* Wir haben ferner eine Verantwortungs-Verschiebung der Versorgung von Seiten des Wohlfahrstaates bei Krankheitseintritt hin zum individuellen Eigenverantwortungs-Kontext, wobei bei angeblich nicht eingehaltener Eigenverantwortung der Staat regulierend eingreift. Dadurch sind Patienten doppelt bestraft: zum einen durch die eingetretene Krankheit und zum anderen durch die Bestrafung von möglicherweise weniger Versorgungsleistungen.

9.3 Lebensweltlicher Kontext

Die bisherige Analyse zur Problematik einer geforderten Eigenverantwortung hat gezeigt, dass wir durch die unkonkrete Verwendung des Begriffs Eigenverantwortung vor theoretischen Konflikten stehen, wie der Paradoxie einer geforderten Eigenverantwortung als paternalistischer Forderung. Ferner wurde bereits die implizite Annahme innerhalb der öffentlichen Rhetorik einer Eigenverantwortung als Einhaltung von bestimmten Verhaltensweisen deutlich. Die öffentliche Rhetorik meint bei der Verwendung des Begriffs Eigenverantwortung und der Forderung nach (mehr) Eigenverantwortung bereits ein vorgegebenes Benehmen der Bürger und nicht ein Handeln nach der tatsächlichen Eigenverantwortung. Dementsprechend ist der Begriff der Eigenverantwortung bereits *inhaltsgesetzt*. Solch inhaltsgesetzte Forderungen sind bereits im Namen paternalistischer Handlungen zu verneinen. Dennoch betrachte ich nun in einem weiteren Schritt konkrete Probleme, vor denen wir bei einer geforderten Eigenverantwortung als Einhaltung von Lebensweisen, stehen. Für diese Analyse möchte ich lebensweltliche Situationen wie mögliche Gesundheitsdeterminanten und kausale Behauptungen zwischen Eigenverantwortungs-Regeleinhaltungen und potentiellen Krankheiten oder Gesundheitserhaltung auf den Prüfstand stellen. Untersuchungsgegenstand ist demnach nun konkret zu überprüfen, ob, obwohl eine theoretische Forderung nach Eigenverantwortung nicht möglich ist, vielleicht eine realexistente Forderung nach einem bestimmten Verhalten verlangt werden kann, die sich eben nur als Eigenverantwortung tarnt. Denn es ließe sich allgemein behaupten, dass die öffentliche Verwendung des Eigenverantwortungsbegriffs lediglich ein sprachlicher Ausdruck ist, jedoch für das Ziel eines gesundheitsförderlichen

Verhaltens keine größere Relevanz hat. Es ginge schließlich um eine Verbesserung des Gesundheitsverhaltens, unabhängig, ob wir dieses Verhalten als eigenverantwortlich beschreiben. Doch meiner Beobachtung nach ist auch unabhängig der Begriffsverwendung bereits die inhaltliche Setzung, was als gesundheitsbewusst und was als krankheitsfördernd gilt, schwierig. Das Problem besteht bereits darin, eine vermeintliche Objektivität in der prospektiven Verantwortung festhalten zu können. Im Laufe meiner folgenden Argumentation wird erstens deutlich, warum *inhaltliche Setzungen* fehlerhaft sein können und zweitens, es eben doch einen Begriff der Eigenverantwortung braucht, nicht jedoch als alleinstehende Forderung, die nur auszuführende Regeln beinhaltet.

9.3.1 *Gesundheitsdeterminanten und Kausalverantwortung*

Positives wie auch negatives Gesundheitsverhalten kann den eigenen Gesundheitsstatus beeinflussen. Die Umsetzung eines gesundheitsfördernden Lebensstils hängt jedoch auch von verschiedensten Determinanten ab, auf die Betroffene nicht immer einen Einfluss haben. Im Rahmen dieser Arbeit sind zum einen äußere Faktoren von Interesse, die sich auf das individuelle Verhalten auswirken können. Die interessante Frage ist, welche Umstände und Aspekte es sind, die den persönlichen Lebensstil beeinflussen, so dass es wiederum zu entweder positivem oder negativem Gesundheitsverhalten kommt. Solche Gesundheitsdeterminanten lassen sich grob umschreiben als *nicht-selbstgewählte Gesundheitsdeterminanten.* Zum anderen sollen ferner im Rahmen von kausalen Verantwortungszuschreibungen individuelle *selbstgewählte Gesundheitsdeterminanten* nicht ignoriert werden. Für meine Fragestellung ist diese Untersuchung insofern relevant, da wir bei einer Eigenverantwortungszuschreibung im Falle eines Krankheitsfalls alle möglichen Faktoren, die auf den Krankheitszustand Einfluss haben hätten können, miteinbezogen werden müssen. Denn in der Eigenverantwortungsrhetorik wird von einem gesicherten Ist-Zustand ausgegangen, gemäß dem ein gesundheitsbewusster Lebensstil für die Bürger mühelos wäre.[19] *Wenn wir nicht-selbstgewählte Determinanten des Gesundheitsverhaltens identifizieren können,*

---

19 Klaus Günther schreibt im Zusammenhang der allgemeinen Verantwortungsrhetorik: „Aber es bleibt offen, welche Fähigkeiten, Kompetenzen, Charaktereigenschaften, welche Voraussetzungen für Selbststeuerung und Selbstkontrolle, welche internen und externen Bedingungen erfüllt sein müssen, damit eine Person in der geforderten Weise von ihrem eigenen Können und ihrer eigenen Initiative auch erfolgreich Gebrauch machen könnte. Die öffentliche Verantwortungsrhetorik scheint so selbstverständlich zu funktionieren, dass diese Voraussetzungen nicht weiter expliziert werden müssen." Günter, K. 2002: S. 119f.

die außerhalb des Handlungsraums des Akteurs liegen, wäre eine Eigenverantwortungsetablierung als kausal zugeordnete Krankheitsschuld nicht folgerichtig. Dieses Kapitel liefert daher unter anderem die Ausarbeitung solcher Determinanten. Da die Frage nach gerechten Gesundheitsleistungen auch unabhängig des Eigenverantwortungs-Begriffs steht, werde ich ferner potentielle Auswirkungen des individuellen Sozialstatus ansprechen.

Das *soziale Umfeld* hat wesentliche Einflussnahme auf individuelles Gesundheitsverhalten. Zum einen folgt aus dem Sozialstatus der Zugang zu Informationen über gesundheitsbewusste Lebensstileigenschaften wie Ernährung und Bewegung, wobei sich solch Informationszugang und Informationsanwendung als *kulturelle Determinante* beschreiben lässt. Zum anderen determinieren vor allem Faktoren wie Einkommen und daraus folgender Lebensstandard die Möglichkeiten gesundheitsfördernd leben zu können (*sozioökonomische Determinante*). Es hat sich durch epidemiologische Ermittlungen herausgestellt, dass grundsätzlich der Sozialstatus (als Summe aller kulturellen, sozioökonomischen und bildungsspezifischen Faktoren) mit dem individuellen Gesundheitszustand kovariiert.[20] So sind beispielsweise in der Regel Kinder, die in einem sozial benachteiligten Elternhaus aufwachsen, auch gesundheitlich schlechter gestellt.[21] Dies bestätigt sich mit Blick auf die Langzeitstudienergebnisse zur (allgemeinen) Gesundheit von Kindern und Jugendlichen in Deutschland (KiGGS).[22] Beispielsweise ist das Risiko an Übergewicht zu leiden, für Kinder und Jugendliche aus sozial schlecht gestellten Schichten erhöht und im Vergleich zu privilegierten Haushalten erhöhter.[23] Auch führt eine gesundheitsschädigende Verhaltensweise in jungen Jahren nicht selten zu diversen Krankheiten im Erwachsenenalter. Dementsprechend besteht das Problem des Nachweises für die dann Erwachsenen, inwiefern der Lebensstil ein nur erlernter ist oder diverse Krankheiten im Erwachsenenalter bereits in der Kindheit ihren Anstoß hatten. Insofern bleibt durch die Komplexität der individuellen Lebenssituationen aus Vergangenheit und Gegenwart die Schwierigkeit eines kausalen Nachweises von selbstverschuldet schlechten Gesundheitszuständen.

Stefan Huster schreibt hinsichtlich sozialer Ungleichheiten, dass sie „[...] ein faszinierendes Phänomen [sind], weil sie zeigen, wie selbst ein

---

20 Vgl. Huster, S. (2011): *Soziale Gesundheitsgerechtigkeit. Sparen, umverteilen, vorsorgen?*; Berlin: Verlag Klaus Wagenbach. Hier Seite 16.

21 Vgl. Robert-Koch-Institut (2008): *Lebensphasenspezifische Gesundheit von Kindern und Jugendlichen in Deutschland. Ergebnisse des Nationalen Kinder- und Jugendgesundheitssurveys (KiGGS)*; Berlin 2008: Robert-Koch-Institut. Hier Seite 20.

22 KiGGS = Ergebnisse des nationalen Kinder- und Jugendgesundheitssurveys.

23 Vgl. Robert-Koch-Institut 2008: S. 120, 130, 154.

höchstpersönliches Gut wie die Gesundheit von gesellschaftlichen Strukturen maßgeblich beeinflusst wird."[24] Sozialökonomische und kulturelle Determinanten sind hierbei vielseitig: So haben der Gehaltsstatus, das wohnliche Umfeld, der Freundeskreis, aber auch mediale Institutionen (Social-Media, Printmedien, etc.) Einfluss auf personales Verhalten, wobei die daraus folgenden gesundheitsbezogenen Effekte positiv wie negativ ausfallen können. Bei Beanspruchung einer Eigenverantwortungsetablierung müssten alle möglichen gesundheitsrelevanten Strukturen berücksichtigt werden, wobei soziale Determinanten die Eigenverantwortungszuschreibung erschweren. Dementsprechend formuliert Maio, dass das Konzept der Eigenverantwortung überbeansprucht sei, was er aus der implizit angenommenen Prämisse „[...] der Gesundheitszustand könne geradezu ausschließlich als Resultat individueller Entscheidungen begriffen werden [...]"[25] folgert. Beispielsweise ist in sozialschwachen Bevölkerungsteilen häufig eine ungesunde Ernährung Auslöser für einen schlechten personalen Gesundheitszustand, wodurch sich die Krankheitsausbruchswahrscheinlichkeit erhöht.[26] Bei begrenzten finanziellen Möglichkeiten bleibt meist nur der Kauf von billigen Fertigprodukten, um satt zu werden. Auch sind diverse Gesundheitsmärkte wie Fitnessstudio, Wellnesswochenende oder Ernährungsberatung nur Personen mit finanziellen Möglichkeiten zugänglich. Dabei könnten jedoch gerade solche Leistungen dazu beitragen, individuelle Gesundheitszustände zu verbessern oder präventiv zu halten. Nehmen wir als Beispiel die Einnahme von kostspieligen Vitaminpräparaten aus der Apotheke. Im Rahmen der rhetorischen Eigenverantwortungssphäre ließe sich argumentieren, dass die Einnahme von Präparaten mit präventiver Wirkung eine Abbildung prospektiver Eigenverantwortung wäre. Dementsprechend würden wir Personen Eigenverantwortung zusprechen, aufgrund ihrer Vitamineinnahme. Auch hier würde sich abermals zum einen das Gefälle innerhalb sozialökonomischer Strukturen bemerkbar machen, da präventive Medikation in der Regel nicht von den Krankenkassen übernommen wird. *Sozial Schlechtgestellten fehlt es dementsprechend an Möglichkeiten, sich gesundheitspräventiv zu verhalten, wobei gleichzeitig der Krankheitseintritt als nicht-eigenverantwortliches Verhalten interpretiert wird.* Die Interpretation, was eigenverantwortlich ist, kann demnach nicht umgesetzt werden, wodurch Personen nicht-eigenverantwortlich kategorisiert werden.

---

24 Huster 2015: S. 79.

25 Maio [2014] 2016: S. 133.

26 Vgl. Buyx, A./Prainsack, B. (2016): *Das Solidaritätsprinzip: Ein Plädoyer für eine Renaissance in Medizin und Bioethik*; Frankfurt/New York: Campus Verlag. Hier Seite 158.

Soziale Ungleichheiten liefern zudem weit größere Bedrohungen: Das Vorhaben, bestimmte Kassenleistungen als Eigenbeteiligung auszutauschen bedeutet auch, dass sich für diejenigen, die sich die Eigenbeteiligung nicht leisten können, der Gesundheitszustand verschlechtern kann, aufgrund des Verzichts von Gesundheitsleistungsanwendungen.[27] Dies spiegelt sich unter anderem in einer vierjährigen Studie, bei der ein cholesterinsenkendes Medikament von 10 auf 20 Dollar erhöht wurde, wodurch aufgrund des dadurch entstandenen Kostendrucks auf die Patienten, das Medikament nicht mehr ordnungsgemäß eingenommen wurde.[28] Wer sich die 20 Dollar Eigenbeteiligung für sein Arzneimittel nicht leisten konnte, nahm das Präparat entweder gar nicht mehr oder in solch unregelmäßigen Abständen ein, um so die 10 Dollar Mehraufwand zu kompensieren.

Diese Analyse bezieht sich auf äußere (soziale) Determinanten, aufgrund derer Individuen für ihre Gesundheitszustände nicht eigenverantwortlich oder zumindest nicht rein eigenverantwortlich schuldig gemacht werden können. Genannte soziale Determinanten sind offenkundig äußere Faktoren, die wir zum einen identifizieren können und zum anderen die Betroffenen nicht zwangsläufig frei gewählt haben (Geburtsort, Geburtsfamilie, etc.), dabei jedoch unter deren Einfluss stehen. Doch auch der Nachweis einer individuellen Kausalität, der Zuordnung von *Kausalverantwortung*, die nicht vom sozialen Status abhängt, kann ebenso problematisch sein, wenn erstens äußere Faktoren nicht ersichtlich, jedoch vorhanden sind. Es gibt Fälle, bei denen äußere Kausalwirkungen zwar existieren, jedoch *unbekannt* bleiben. Zweitens gibt es selbstgewählte Gesundheitsdeterminanten, die zu einem schlechteren Gesundheitszustand führen können, jedoch bei genauerer Betrachtung gar keine negativen Determinanten sind. Der Gesundheitszustand kann sich zwar durch diese Faktoren verschlechtern, dennoch würden wir die *Wahl* solcher Faktoren als legitim einstufen. Beide Fälle sind dem Individuum nicht auferlegt, wodurch sie sich von einer sozialen Determination unterscheiden.

Betrachten wir zunächst den ersten Fall: Ein Beispiel, dass man im Kontext von Ronald Dworkins Unterscheidung in die Risikokategorien option luck und brute luck (siehe Kapitel 5.2.1) lesen kann, könnte lauten: Person X geht gemäß

---

27 Vgl. dazu Holst, J. (2008): *Kostenbeteiligungen für Patienten – Reformansatz ohne Evidenz! Theoretische Betrachtungen und empirische Befunde aus Industrieländern*; (Discussion Papers/Wissenschaftszentrum Berlin für Sozialforschung, Forschungsschwerpunkt Bildung, Arbeit und Lebenschancen, Forschungsgruppe Public Health, 2008–305); Berlin: Wissenschaftszentrum Berlin für Sozialforschung.

28 Vgl. Goldman D.P/Joyce G.F/Karaca-Mandic P. (2006): Varying pharmacy benefits with clinical status: the case of cholesterol-lowering therapy; in: *Am J Manag Care*, Jan;12(1):21–8. PMID: 16402885.

option luck leicht bekleidet im Winter bei Minusgraden in die U-Bahn und liegt am nächsten Tag mit Grippe im Bett. Ohne weitere Informationen würden wir annehmen, X sei für ihren schlechten Gesundheitszustand selbstverantwortlich. Es kann allerdings sein, dass X nicht aufgrund ihrer Kleiderwahl krank geworden ist, sondern weil X in der U-Bahn von einer virusbelasteten Person Y angehustet worden ist. Wir sind demnach nicht dazu in der Lage, weitere Faktoren (angehustet werden), für die X gemäß brute luck nicht verantwortlich ist, miteinzubeziehen, weil wir von ihnen *nichts wissen*. Wir geben demnach X aufgrund ihres Verhaltens die Schuld an ihrem Gesundheitszustand, da weitere (mögliche) Ursachen *unentdeckt* bleiben. Es ist offensichtlich, dass die Kleidungswahl von X das Risiko einer Erkrankung erhöht, wohingegen das Risiko mit einer virusinfizierten Person in Kontakt zu kommen zwar vorhanden ist, allerdings kaum bestimmbar. *X ist zwar verantwortlich für ihre hohe Risikowahl*, mit Sommerkleidung im Winter nach draußen zu gehen. X ist dementsprechend *handlungsverantwortlich*, für die Risikowahrscheinlichkeit aufgrund der Kleiderwahl zu erkranken. *Wir können X jedoch nicht eigenverantwortlich ihrer Erkältung beschuldigen, da wir aufgrund unbekannter Risikofaktoren keine Kausalität herleiten können*. Manche Risiken können gänzlich unbekannt sein „[…] und andere existieren selbst dann noch, wenn wir aktiv darauf hinarbeiten, sie zu reduzieren […]“[29] stellen Buyx und Prainsack fest. Insofern ist es unmöglich, alle Risikofaktoren für möglich eintretende Krankheitszustände zu bestimmen, wodurch sich keine klare und eindeutig retrospektive Verantwortungszuschreibung bestimmen lässt. Wir müssen anerkennen, dass nicht alle Risiken transparent sind und dies auch nicht weiter problematisch sein sollte. Gesundheit ist kein statischer, sondern ein sich ständig ändernder Zustand. Wenn nun dieser nichtstatische Zustand zusätzlich von gesellschaftlichen Strukturen und Umständen zumindest beeinflusst ist, ist eine Etablierung von Eigenverantwortung erheblich erschwert, da auch hier kausale Zusammenhänge komplex sind.

So können wir als Teilergebnis festhalten, dass gesundheitsbewusstes Verhalten teilweise aufgrund der nicht-adäquaten Optionenmenge nicht umsetzbar ist, wodurch Eigenverantwortung als Regeleinhaltung (gesundheitsbewusstes Verhalten) wiederum nicht sinnvoll sein kann. Somit wird inhaltliche Eigenverantwortung gefordert, ohne dass Betroffene die Wahlmöglichkeit dieser Eigenverantwortung haben. Auch hier zeigt sich, ähnlich meines Organhandel-Legalisierungs-Beispiels, das eigentliche, dabei aber versteckte Problem, welches es zu lösen gilt: Die Diskussion sollte verlagert werden von

29 Buyx/Prainsack 2016: S. 154.

der Überprüfung, ob sich Menschen nicht-eigenverantwortlich verhalten, hin zu Möglichkeiten, wie adäquate Optionenmengen geschaffen werden können, so dass Menschen die Möglichkeit haben gesund zu leben.

Betrachten wir nun *selbstgewählte* Gesundheitsdeterminanten, die die Schwierigkeit eines kausal korrekt hergeleiteten Eigenverantwortungs-Krankheitsfalls weiter erschweren. Problematisch in diesem Kontext ist, dass die personal-autonome Lebensmusterwahl indirekt zu Sanktionen führen kann. Dabei ist nicht jede Lebensmusterwahl eine schlecht gewählte, selbst wenn sie gesundheitsschädigende Elemente innehat. So argumentieren auch Buyx und Prainsack zunächst, dass sogenannte reine „lebensstilbedingte Krankheiten“[30] schwer zu bestimmen sind, da die kausale Beziehung „[...] zwischen der vermeintlichen Entscheidung für einen bestimmten Lebensstil und einem höheren Krankheitsrisiko [...] in mehrfacher Hinsicht problematisch [ist] [...].“[31] Hierbei wird der Zusammenhang zwischen gesundheitsbezogener Lebensführung und potentiellem Krankheitseintritt nicht abgestritten, sondern die Möglichkeit, beim konkreten Einzelfall die hauptsächliche Ursache des Krankheitseintritts bestimmen zu können.[32] Dabei machen die Autoren auf *genetisch* bedingte Tatsachen aufmerksam, die nicht immer eindeutig bestimmt werden können.[33] Sie folgern: „Genauso wenig wie etwa Fettleibigkeit an einem bestimmten Gen festzumachen ist, kann man sie ausschließlich auf frei gewähltes Verhalten von Menschen zurückführen.“[34] Genetische Dispositionen können sich teilweise wie unbekannte Risikofaktoren äußern, da nicht jede genetische Veranlagung erkannt oder erforscht ist. Beispielsweise ist selbst der Schweregrad von Knochenbrüchen von genetischen Eigenschaften abhängig, wodurch Brüche unterschiedlich leicht oder schwer eintreten.[35] Folglich müssten genetische Eigenschaften als Gesundheitsdeterminanten miteinbezogen werden. Dementsprechend müssten wir beispielsweise fragen, ob Personen mit einem schwachen Knochenskelett überhaupt Sport treiben dürften, da bei Sportunfällen die Knochen leichter brechen können. Insofern ergeben sich zwei Probleme: Erstens können nicht alle genetischen Dispositionen bekannt sein, wodurch potentiell äußere Risikofaktoren existieren, die nicht miteinbezogen werden können.

30 Ebd.: S. 147.
31 Ebd.: S. 150.
32 Vgl. ebd.
33 Vgl. ebd.
34 Ebd.
35 Vgl. ebd.: S. 150, Fußnote 71.

Um die Komplexität der Zuordnung von selbstgewählten Gesundheitsdeterminanten und der daraus geforderten Eigenverantwortung in ihrer Problematik noch transparenter zu machen, sind im Folgenden weitere lebensweltliche Szenarien beschrieben, welche die Schwierigkeit der Grenzziehung von selbstgewählten zu nicht selbstgewählten Determinanten verdeutlichen: Wäre beispielsweise eine in der Großstadt lebende Person, die zur Arbeit mit dem Fahrrad fährt, aufgrund der Bewegung mit dem Rad gesundheitsbewusst oder aufgrund des Sich-Aussetzens der Abgase bei gleichzeitig geweiteten Lungen durch die Bewegung gesundheitsunbewusst?[36] Noch komplexer wird die Situation, wenn der Radfahrer Raucher ist und der Grund einer eingetretenen Lungenerkrankung daher möglicherweise multifaktoriell ist, dennoch das Radfahren in der Berechnung seines Gesundheitsverhaltens als positiv eingestuft wird. Ferner besteht, unabhängig der *körperlichen* Schadens- oder Nutzenzuweisung, beim Radfahren eine potentielle Förderung der *geistigen* Fitness, die wiederum in mögliche Berechnungen miteinbezogen werden müsste. Auch ließe sich fragen, ob die Sportart des Kletterns zu einer gesundheitsbewussten Lebensweise zählt, da es sich hierbei um eine sportliche Aktivität handelt, die zudem teilweise im Freien und in der Natur ausgeführt wird. Oder zählt Klettern zu einer ungesunden Lebensweise, da Klettern potentiell zu körperlichen Schäden führen kann, kurzfristig durch Unfälle wie auch langfristig aufgrund der hohen körperlichen Anstrengung. Langzeitschäden sind durch Unfälle, aber auch durch die kontinuierlich starke Körperbelastung, nicht auszuschließen.

Ein weiteres Beispiel liefert Georg Marckmann, wobei seine Argumentation auf die Möglichkeit von präventivem Verantwortungsverhalten gerichtet ist. Laut ihm könnten wir beim malignen Melanom einen eigenverantwortlich verschuldeten Krankheitszustand festmachen. Das maligne Melanom ist ein bösartiger Tumor der Haut, daher auch als „schwarzer Hautkrebs" bezeichnet. Marckmann verweist auf das persönliche Sonnenbad-Verhalten als einen bekannten, exogenen Risikofaktor, der für die Bildung dieses Krebses von großer Bedeutung ist.[37] Dementsprechend sollten Versicherte einen Aufenthalt im Freien zu bestimmten Tageszeiten meiden, Sonnencreme nutzen oder entsprechende sonnenabweisende Kleidung tragen. Denn so könnten Versicherte „[...] nicht nur bei der *primären* Prävention (Vermeidung der

36 Vgl. ebd.: S. 154.

37 Vgl. Marckmann, G. (2005): Eigenverantwortung als Rechtfertigungsgrund für ungleiche Leistungsansprüche in der Gesundheitsversorgung?; in: Rauprich, O./Marckmann, G./ Vollmann, J. (Hrsg.): *Gleichheit und Gerechtigkeit in der modernen Medizin*; Paderborn: mentis Verlag; S. 299–313; hier Seite 308, gesamtes Beispiel auf S. 308–311.

Entstehung maligner Melanome), sondern auch bei der *sekundären* Prävention (Früherkennung des Melanoms) Eigenverantwortung übernehmen"[38], ist sich Marckmann sicher. Aus diesem Grund plädiert er für Aufklärungskampagnen über die Entstehung maligner Melanome und deren potentielle Verhinderung durch eigenes Handeln. Generell lehne ich solche Überlegungen nicht ab, dennoch habe ich an dieser Stelle Einwände: Erstens halte ich die Maßnahmen „Sonnencreme nutzen" und „Aufenthalt im Freien" vermeiden für nicht ganz unbedenklich. Erste Maßnahme aufgrund des potentiellen Risikos bei Sonnencreme-Benutzung durch Aufnahme schädlicher Inhaltsstoffe, die der Abwehr von UV-Filtern dienen. Das Bundesinstitut für Risikobewertung (BfR) hatte sich im Jahr 2019 folgendermaßen über potentielle Risiken von Sonnencremes geäußert:

> Nach gegenwärtigem Wissensstand erhöhen UV-Filter nicht das Risiko für Krebs. Auch nach Angaben des Deutschen Krebsforschungszentrums gibt es weder Belege noch wissenschaftliche Veröffentlichungen in Form von klinischen Studien, die eine Erhöhung des Krebsrisikos durch UV-Filter in Sonnenschutzmittel vermuten lassen.[39]

Der BfR bezieht sich hierbei nur auf sogenannte klinische Studien. Ich beziehe mich nun nur knapp auf eines der kritischen Inhaltsstoffe, dem Octocrylen. Leider ist hierzu die klinische Datenlage zu gering, um eine aussagekräftige Formulierung über das Krebsrisiko beim Menschen bieten zu können. Wohl auch aus diesem Grund wird genannter Stoff dennoch als „möglicherweise krebserregend" kategorisiert. Die Aussage des BfR kann jedoch missinterpretiert werden, da „weder Belege noch wissenschaftliche Veröffentlichungen" suggerieren, es *gäbe* ausreichend Studien, welche zu einem nicht-krebserregenden Ergebnis kommen würden, was jedoch nicht der Fall ist. Die zweite Maßnahme übersieht die für uns notwendige Vitamin-D-Aufnahme über die Sonne. Sonne vermeiden oder sich vor ihr zu schützen, könnte dementsprechend nicht nur positive Gesundheitswirkungen auslösen.

Dennoch beschreibt Marckmann einen interessanten Argumentationsgang. Nämlich, ob wir nach der Informationsgabe und trotz eingetretenem Hautkrebs, retrospektiv Eigenverantwortung zuschreiben können. Auch er argumentiert zunächst, ähnlich wie ich, dass der kausale Zusammenhang von *selbstverschuldet* oder *zufällig* schwer bestimmbar ist. Er setzt jedoch an der Stelle des Informationswissens an, indem er meint, ein Patient wäre

---

38 Ebd.: S. 309. Hervorhebung im Original.

39 Bundesinstitut für Risikobewertung (BfR) (2019): Sonnencreme und Co. – gibt es gesundheitliche Risiken?; S. 2; https://www.bfr.bund.de [31.07.2023].

eigenverantwortlich schuld an seinem Zustand, da er trotz (besseren) Wissens nicht gemäß den vorhandenen Informationen gehandelt hat. Dementsprechend ist laut Marckmann ein Hautkrebs-Erkrankter, der die Information besaß, nicht zu lange im Freien zu sein und dies sein Leben lang trotzdem tat, an seiner Krankheit selbstverschuldet, auch, wenn keine Möglichkeit besteht, eine Kausalität zwischen eigenem Verhalten und Krankheit nachzuweisen. Jedoch räumt Marckmann ein, dass der Nachweis solch eines Informationsvorhandenseins retrospektiv kaum möglich ist. Ich stimme Marckmann im Punkt der retrospektiven Eigenverantwortung aufgrund Informationswissens zu, jedoch nur auf der Verantwortungsebene und nicht im Rahmen der Schuldzuweisung, da die lebensweltliche Sachlage weit komplexer ist. Zunächst lässt sich zwar festhalten, dass wer sich trotz besseren Wissens einer Gesundheitsgefahr aussetzt, die Konsequenzen daraus eigenverantwortlich zu tragen hat. Dennoch liegen bei dem von Marckmann gewähltem Beispiel widersprüchliche Informationen vor. Zum einen ist in die Sonne gehen gesundheitspositiv aufgrund der Vitamin-D-Aufnahme, zum anderen gesundheitsnegativ aufgrund der Krebseintrittswahrscheinlichkeitserhöhung. Zumal auch in diesem Beispiel die Individualität jedes Menschen nicht mitbedacht wird. In erster Perspektive ist das von Marckmann erörterte Beispiel ein klug gewähltes, da es sich nicht wie beim meist verwendeten Beispiel des „selbstverschuldeten Rauchers" um eine Suchtkrankheit handelt, wodurch Verhaltensweisen determiniert sind. Suchtkranke haben nicht die Absicht, durch ihren Konsum krank, sowie überhaupt abhängig zu werden. Demgegenüber scheint der in die Sonne Gehende autonom in seiner Entscheidung zu sein, sich nicht der Sonne auszusetzen. Doch auch ohne Suchtdruck lässt sich die richtige (was hier eigenverantwortlich meint) Handlung nicht pauschalisieren. Der eine braucht für eine ausreichende Vitamin-D-Aufnahme mehr tägliche Sonnenexposition, der andere weniger. Es erscheint mir fragwürdig, ob persönliche Gesundheitswahrnehmung und Gesundheitsauslebung aufgrund „objektiver" Kriterien (die schwierig bestimmbar sind) retrospektiv als nicht-eigenverantwortlich eingestuft werden sollten. *Dennoch stimme ich Marckmann im Rahmen einer prospektiven Verantwortungs-Schaffung zu, indem mehr Informationszugänge möglich gemacht werden, die jedoch kein dogmatisches Ziel innehaben sollten.*

Zum Schluss möchte ich noch das Phänomen der *Sucht* und die daraus folgende Wirkung auf Eigenverantwortung und Autonomie erörtern. Denn hier zeigt sich unter anderem auch die teilweise schwere Zuordnung in selbstgewählte und nicht-selbstgewählte Gesundheitsdeterminanten. Hierfür möchte ich zunächst noch einmal das Dworksche Konzept der Verantwortungszuordnungsunterscheidungen heranziehen, da sich bei Anwendung dieser Theorie die Schwierigkeit einer Kategorisierung von Suchtzuständen gut erkennen lässt.[40] Mithilfe der abgrenzbaren Verantwortungsbereiche „option luck“ (selbstgewählt) und „brute luck“ (nicht-selbstgewählt) ließe sich die Überlegung aufstellen, ob Resultate aus gesundheitsbezogenem Verhalten der Bürger in brute luck und option luck unterschieden werden können. Wer sich dementsprechend eigenverantwortlich gesundheitsschädlich (option luck) verhalten hat, wird in der Ressourcenverteilung medizinischer Güter weniger oder nicht beachtet.[41] Beispielsweise hätte demnach ein lungenkranker Patient keinen Anspruch auf eine neue Lunge, da er gemäß option luck seine Lunge selbstverschuldet geschädigt hat. Laut Dworkin hat jeder Bürger für die wahren Opportunitätskosten der eigens getroffenen Entscheidungen aufzukommen.[42] Wir können davon ausgehen, dass der Patient über das potentielle Risiko eines Lungenschadens durch Zigarettenkonsum weiß. Nun steht dieses Risiko als potentieller Opportunitätskostenpunkt gegenüber der Entscheidung, auf den befriedigenden Zigarettenkonsum nicht verzichten zu wollen. Bei tatsächlichem Eintreten eines Lungenschadens sind die Opportunitätskosten real geworden, mit denen der Patient selbst umzugehen hat.[43]

Allerdings stehen solche verhaltensbezogenen Beispiele im Kontext einer *Abhängigkeit*.[44] Laut dem Diagnoseklassifikationssystem ICD-Code F17.2 der WHO sind Zigaretten als Abhängigkeitssyndrom[45] gekennzeichnet, wodurch Sucht als Krankheit definiert ist und laut ICD-Code zu F1 psychische Störungen zählt. Problematisch an Suchterkrankungen ist die schwierige Kontrollierbarkeit der Abhängigen bezüglich der eigenen Verhaltensweisen, die sich auf die Sucht beziehen und sich demzufolge eine autonome

40 Vgl. hierzu Kapitel 5.2.1.

41 Solch eine Untersuchung liefert beispielsweise Frank Dietrich in seinem Essay „Eigenverantwortung als medizinethisches Rationierungskriterium“, erschienen im Jahr 2001 in *Zeitschrift für medizinische Ethik Nr. 47*, S. 371–385. Auch Dietrich untersucht die Unterschiede von brute luck und option luck in Hinblick auf den Eigenverantwortungsgedanken im Gesundheitssystem. Sein Fokus liegt dabei auf der Frage – wie der Titel seines Papers nahelegt – nach der Möglichkeit, inwiefern Eigenverantwortung als Allokationskriterium fungieren könnte.

42 Vgl. Dworkin, R. [2000] 2002: S. 149ff.

43 Dworkin erläutert im Übrigen ein ähnliches Beispiel zur Verdeutlichung seiner gemachten Unterscheidung zwischen option luck und brute luck: „If someone develops cancer in the course of a normal life, and there is no particular decision to which we can point as a gamble risking the disease, then we will say that he has suffered brute bad luck. But if he smoked cigarettes heavily then we may prefer to say that he took an unsuccessful gamble.“ Vgl. ebd. S. 73f.

44 Diese Kritik äußert auch oben erwähnter Frank Dietrich. Vgl. Dietrich 2001: S. 376.

45 ICD-Code F17.2.

Verantwortungszuschreibung schwierig gestaltet. Ein Auszug aus dem ICD-Code F17.2 macht dies deutlich:

> […] Typischerweise besteht ein starker Wunsch, die Substanz einzunehmen, Schwierigkeiten, den Konsum zu kontrollieren, und anhaltender Substanzgebrauch trotz schädlicher Folgen. Dem Substanzgebrauch wird Vorrang vor anderen Aktivitäten und Verpflichtungen gegeben.[46]

Eine bewusst getroffene Entscheidung zum fortführenden Zigarettenkonsum ist zweifelhaft, wodurch sich wiederum zweifeln lässt, ob resultierende Gesundheitsschäden, sowie bereits der Konsum als Gesundheitsdeterminante selbstgewählt sind. Abhängige können nicht gesund-regulär entscheiden, da sich bei ihnen die biologische Handlungsregulierung durch den chronischen Krankheitscharakter der Sucht, modifiziert hat.[47] Suchtstoffe ändern durch ständiges Aktivieren unser Belohnungsnetzwerk, wodurch auch das Argument in die Leere läuft, dass Süchtige sich immerhin zum Suchtentzug eigenverantwortlich in Behandlung begeben können. Je nachdem wie verändert bestimmte Hirnfunktionen sind, ist selbst eine Behandlungsentscheidung nicht eigenverantwortlich zu treffen. Jedoch lässt sich gegenargumentieren, dass Süchtige die Wahl getroffen haben, überhaupt erst das potentielle Suchtmittel zum ersten Mal zu konsumieren. Allerdings bleibt auch hier die Frage, inwiefern das *Risikobewusstsein* bei jedem Individuum berücksichtigt werden kann. Auf der einen Seite ließe sich argumentieren, dass der Süchtige aufgrund der Wahl zum erstmalig konsumierten Suchtmittel eigenverantwortlich für das Risikopotential der eintretenden Sucht ist. Auf der anderen Seite sind die Risiken jedoch nicht immer deutlich. Eine Esssucht kann sich beispielsweise aufgrund der in der Kindheit falsch angelernten Ernährungsweise im Alter manifestieren. Süchte sind problematisch aufgrund der vorhandenen nicht-adäquaten Optionenmenge, wodurch sich eine Verzerrung der Gründedeliberation ergibt. Ich kann gute Gründe haben, mit dem Rauchen aufzuhören oder ich kann gute Gründe haben, nicht in einen Binge-Eating-Anfall zu verfallen. Die Umsetzung meiner Gründe kann jedoch aufgrund des Suchtzustandes nicht erfolgen, da es letztendlich meist nur die Wahlmöglichkeit der Suchtwahl gibt. Analog

---

46 ICD-Code F17.2.
Anm.: Das Abhängigkeitssyndrom, also das Kriterium, wonach Abhängigkeit durch Substanz festgestellt wird, bildet im ICD-Code F10-F19 (Psychische Verhaltensstörungen aufgrund psychotrope Substanzen) jeweils die .2, in Worten: Punkt2.

47 Vgl. Drexler, M.S./Köhler, W. (2009): Suchterkrankungen: Mit alten Vorstellungen aufräumen; in: *Deutsches Ärzteblatt* PP, Heft 1; S. 21–22.

kann eine Person mit Kopfschmerzen nicht wählen, keine Kopfschmerzen zu haben oder ein Angstpatient nicht wählen, keine Panikattacke zu bekommen.

An den aufgeführten Beispielen wird die teilweise multifaktorielle Kausalität für eingetretene Krankheiten ersichtlich. Jeder trägt mehr oder weniger Risiken für den eigenen Gesundheitszustand und es ist schwer objektiv bestimmbar, wer hierbei welche Risikogröße trägt.[48] Folglich lässt sich zusammenfassend sagen: Aufgrund der Unmöglichkeit, alle multifaktoriellen Gesundheitsdefizite in ihrer Kausalität aufzubrechen, kann eine Kausalverantwortung im Sinne einer Eigenverantwortung dementiert werden. Zum Schluss sei noch erwähnt, dass auch die individuelle Arbeitssituation äußerst gesundheitsschädigend sein kann. So können Betroffene in der Berufswelt einem erhöhten Stressaufkommen[49] ausgesetzt sein oder man denke auch an Berufe wie der Feuerwehr, bei der Arbeiter dem Risiko schwerer Verbrennungen oder Luftvergiftungen ausgesetzt sind. Im Rahmen der Berufswahl oder auch persönlichen Talenten, die eine Berufswahl festlegen können, schließe ich in den folgenden Kapiteln das Problem der geforderten Eigenverantwortung mit einem Gedankenexperiment ab.

9.3.2 *Gedankenexperiment: Eigenverantwortung als versicherte Lebensmusterwahl*

Unterschiedliche Lebensmuster ergeben unterschiedliche Risiken. Daher ließe sich die Überlegung aufstellen, ob Personen die Form ihres Lebens oder die Wahl ihres Lebensstils je nach Risikoeinschätzung zu finanzieren haben. Dementsprechend wäre die Lebensmusterwahl bereits eigenverantwortliche Entscheidung, die wiederum aufgrund der unterschiedlichen Risikobehaftung zur jeweiligen Versicherungssumme führt. Zu überprüfen ist dementsprechend, ob eine eigene Lebensmusterwahl autonom und eigenverantwortlich gewählt werden kann. Hierbei bietet abermals die Dworksche Verantwortungsdifferenzierung zwischen option luck und brute luck einen Einstieg zur Überprüfung, inwiefern individuell gewählte Versicherungspolicen Ausdruck personal-autonomer Eigenverantwortung sein können. Im Fokus stehen dabei Umstände, die in die Kategorie des option luck gelistet werden können, da diese von Betroffenen vermieden werden könnten. Dadurch ergibt sich die selbstgewählte Versicherungswahl, um die vom eigenen Verhalten potentiell konkludierenden option-luck-Pechsituationen zu versichern. Personen könnten ihr bevorzugtes Lebensmuster wählen und im Falle einer darauf basierenden Krankheit Unterstützung erhalten, unter der

48 Vgl. Buyx/Prainsack 2016: S. 161.

49 Vgl. ebd.: S. 154.

Voraussetzung, dass die gewählten Lebensentwürfe nach zugeordneten Risikofaktoren versichert worden sind. Beispielsweise beinhaltet das Lebensmuster eines Rauchers den Risikofaktor, an Lungenkrebs zu erkranken. Mögliche Schäden durch das Rauchen werden kalkuliert, die dafür abzuschließende Versicherung errechnet und im Falle eines Schadeneintritts kompensiert. So ist der *individuelle, monetäre Versicherungsbetrag der monetäre Lebensmusterbetrag*. Schließt der Zigarettenkonsument keine Versicherung ab und es kommt zu einem zigarettenrauchbedingten Krankheitsfall, sind die dadurch entstandenen Opportunitätskosten von ihm selber zu tragen. In diesem Fall die Behandlungskosten.

Dworkin selbst verweist auf das Unbewusstsein der Krankenversicherten über tatsächliche Kosten innerhalb des Gesundheitssystems, woraus sich seiner Ansicht nach die hohen Gesundheitsausgaben in den USA ergeben. Laut Dworkin sind es Arzt und Patient, die über die Behandlungsform entscheiden, wohingegen Versicherungen die Kosten tragen. Aufgrund der gemeinschaftlich getragenen Kosten, hat der Einzelne keinen Bezug zu konkreten Behandlungskosten.[50] Wenn die individuellen Kosten von jedem einzeln getragen werden müssten, würden wir laut Dworkin weniger in die persönliche Gesundheitsvorsorge investieren, als die tatsächlich zu stemmenden Kosten, wenn diese Kosten Teilmenge eines Gesamtbudgets wären, aus dem wiederum alle von uns benötigten Güter finanziert werden müssten.[51] Wie wir uns das konkret vorstellen dürfen, beschreibt Dworkin in einem Beispiel: Ein durchschnittlich vermögender Fünfundzwanzigjähriger hat die Auswahl zwischen einer Vielzahl an Gesundheitsversorgungs-Leistungen, die er selber im Vornherein via Versicherung finanzieren muss. Dworkin postuliert, dass der junge Mann sich zunächst gegen alle möglich eintretenden Krankheiten versichern wollen würde, die dafür anfallenden Kosten jedoch so hoch wären, dass für andere Güter nichts mehr übrigbleiben würde. Daher würde sich der junge Mann schlussendlich für ein weniger umfangreiches und damit günstigeres Versicherungspaket entscheiden. Dworkin geht zwar davon aus, dass Präferenzen der gesundheitsbezogenen Versicherungen individuell unterschiedlich sind. Dennoch unterstellt er Irrationalität bei Versicherungswahl zur Absicherung im Falle eines dauerhaft vegetativen Zustands („persistent vegetative state“[52]), die lebensverlängernden Maßnahmen garantieren würden. Sein Argument besagt, dass sich der junge Mann bei Abwägung mit anderen

50 Vgl. Dworkin, R. [2000] 2002: S. 310.

51 Vgl. ebd.: S. 310f.

52 Vgl. ebd.: S. 313. Anm.: Unter diesem Zustand versteht man das umgangssprachlich bekannte Wachkoma.

Gütern wie Bildung oder das Anstreben einer beruflichen Karriere, gegen die Wachkomabehandlungs-Versicherung entscheiden wird. Der Umgang mit dem momentanen Bewusstseinszustand ist wesentlich bedeutsamer als die Garantie, im Falle eines Unbewusstseins-Zustands (Wachkoma) am Leben erhalten zu bleiben. Dementsprechend ergibt es rational weitaus mehr Sinn, das eigene Leben per Güter zu gestalten, als bei unbewusstem Zustand am Leben zu bleiben.

Dem theoretischen Kern Dworkins Argumentation habe ich nichts entgegenzusetzen. Auch mir erscheint es in Anbetracht der hohen Kosten sinnvoll, sich für Güter zu entscheiden, die während des bewussten Lebenszustands ausgeschöpft werden können und dafür im Falle eines unbewussten Wachkoma-Zustands, den Tod zu akzeptieren. Dworkin muss jedoch davon ausgehen, dass jeder Versicherte über alle medizinischen Gegebenheiten aus der Gegenwart, ebenso wie zukünftig kommende, Bescheid wissen müsste. Er beschreibt zwar den 25-Jährigen als Person, die ein durchschnittliches Medizinwissen aufweist. Dennoch erscheint mir das realitätsfern. Meine Kritik an Dworkins Beispiel richtet sich nicht gegen die theoretische Annahme einer subjektiv bestimmbaren Güterverteilung und der Rationalität, sich für Güter zu entscheiden, die für das geistig-bewusste Leben gewinnbringend sind. Sondern, dass seine Vorstellung dieser Güterverteilung im Rahmen von möglich eintretenden Gesundheitszuständen, aufgrund des nicht möglichen Wissens über alle medizinische Faktoren, kritisch ist. Medizinische Aufklärung ist niemals vollständig, alleine schon deshalb nicht, weil sich in der medizinischen Erkenntnis ständig Änderungen und Neuerungen ergeben. Um die Komplexität der medizinischen Forschung zu verdeutlichen, sei eine britische Studie über das von Dworkin verwendete Apallische Syndrom (vegetative state bzw. Wachkoma) genannt. Genannte Studie umfasst 40 Personen, von denen bei 43% (17 Patienten) das Apallische Syndrom fehldiagnostiziert wurde. Zudem sind 33% (13 Patienten) im Laufe der Zeit wieder aufgewacht und lediglich 25% (10 Patienten) sind im vegetativen Zustand geblieben.[53] Auch das Deutsche Ärzteblatt veröffentlichte einen Artikel, aus dem die permanente Erkenntnisentwicklung über das Wachkoma hervorgeht. Laut den Autoren ist die Bezeichnung und Interpretation des Apallischen Syndroms nicht korrekt. Sie berufen sich unter anderem auf eine im Namen der European Task Force on Disorders of Consciousness durchgeführten Untersuchung:

---

53 Vgl. Andrews, K./Murphy, L./Munday, R./Littelewood, C. (1996): Misdiagnosis of the vegetative state: retrospective study in a rehabilitation unit; in: *BMJ*, Vol. 313; S. 13–16. Hier insbesondere S. 14.

> Neueste Untersuchungen haben eindrücklich hirnelektrische Bereitschaftspotentiale und Reflex-Konditionierung nachgewiesen, in der funktionellen Bildgebung der Positronen-Emissionstomographie und funktionellen Kernspintomographie auch die reproduzierbare Aktivierung des kortikalen regionalen Hirnstoffwechsels.[54]

Laut Meinung der Autoren sollte sich daraus die Konsequenz ergeben, die Begriffe Apallisches Syndrom, vegetativer Zustand und Wachkoma in „Syndrom reaktionsloser Wachheit“[55] zu ändern. Diese Einschätzung hat sich durchgesetzt, so dass seit 2010 genannter Zustand als Syndrom reaktionsloser Wachheit bezeichnet wird. Dieses Beispiel soll verdeutlichen, dass sich eine heute getroffene Wahlentscheidung über einen medizinischen Versicherungsschutz im Nachhinein als schlecht gewählt herausstellen kann. Aufgrund des ständigen Wandels und der Komplexität medizinischer Bereiche, sollte die Versicherungswahl nicht ausschließlich vom Einzelnen abhängen, so wie Dworkin fordert.[56] Denn selbst komplett aufgeklärte Versicherte können immer nur über gegenwärtiges Wissen verfügen, woraus sich das Fehlen adäquater Rahmenbedingungen ableiten lässt.

Meine soeben geführte Argumentation zielt hauptsächlich auf die Vorstellung ab, sich gegen bestimmte Krankheiten abzusichern. Im Rahmen der Lebensmusterwahl würden jedoch konkret diejenigen Risikofaktoren versichert werden, die mit dem Lebensstil einhergehen. Beziehungsweise würde mit einem bestimmten Prozentsatz die Eintrittskonsequenz einer Risikowahrscheinlichkeit versichert werden. Doch auch in diesem Fall stehen wir vor Schwierigkeiten. Die Lösung über einen Lebensmusterwahl-Versicherungsmarkt gestaltet sich im Hinblick auf die *Fairness* des gleichen Zugangs zu gesundheitsbezogenen Leistungen komplex. Beispielsweise wären Raucher vermutlich besonders stark finanziell belastet. Dabei sind schädliche Suchtstoffe im Verhältnis häufiger bei sozialökonomisch Schwächeren vorzufinden.[57] Eine Konsequenz daraus könnte das Nicht-Abschließen der speziellen Versicherung sein, woraus sich im schlimmsten Fall eine Zahlungsunfähigkeit bei Krankheitseintritt ergibt, da (sozialschwache) Raucher vermutlich auch ohne Versicherungsabschluss weiterhin ihr Suchtmittel konsumieren werden.

---

54 Von Wild, K./Laureys, S./Dolce, G./ (2012): Apallisches Syndrom, vegetativer Zustand: Unangemessene Begriffe; in: *Deutsches Ärzteblatt*, 109 (4) A-143.

55 Ebd.

56 Vgl. Dworkin, R. [2000] 2002: S. 313.

57 Deutsches Krebsforschungszentrum Heidelberg: Rauchen und soziale Ungleichheit – Konsequenzen für die Tabakkontrollpolitik; www.abnr.de/media/factdkfz04.pdf [08.10.2023].

Hohe Risikobereitschaft, fehlendes Implikationsverständnis der eigenen Handlungen und Suchtdruck können hierfür Gründe sein.

Vorstellungen über bestimmte Lebensmusterwahl-Versicherungen übersehen im Wesentlichen, dass *autonomes und eigenverantwortliches Leben nicht in bloße Handlungs-Versicherungen transkribiert werden können.* Zwar können wir den Raucher als solchen identifizieren, wodurch sich in erster Überlegung die damit verknüpfte Versicherung ergeben würde. Doch wenn das Rauchen nur „Symptom" der Lebensmusterwahl ist? Angenommen ein Künstler nimmt sein Zigarettenrauchen als Element seiner Ästhetik-Erschaffung wahr. Eine utilitaristische Rechtfertigung seiner Selbstschädigung durch die Kunstschöpfung für die Gesellschaft wäre zwar aufgrund des Solidaritätsgedankens *nicht* möglich. Dieser Gedankengang wird konkreter in 9.4.1 ausformuliert. Jedoch liegt der Fokus in diesem Beispiel nicht in der Wertzuordnung von Resultaten (wie beispielsweise ein Gemälde), sondern der Deliberation, Anerkennung und Handlung gemäß der eigenen Lebensmusterwahl. Dabei bleibt es des Künstlers Risikoabwägung, ob zu diesem Leben Zigaretten gehören. *Auch die Wahl des Risikos bleibt Bestandteil personaler Deliberation.* Indem der Künstler sein Leben als wichtig anerkennt und es gemäß seinen Vorstellungen lebt oder zumindest versucht, danach zu leben, zeigt er Selbstachtung. Auch aus diesem Grund ist keine utilitaristische Interpretation möglich. Der Deliberationsprozess des rauchenden Künstlers wird zu einer Lebensmuster-Entscheidung führen, nach der der Künstler seine Handlungen erfüllen wird. Seine Autonomie offenbart sich durch diesen Abwägungsvorgang.

Daraus folgt – und das ist der entscheidende Aspekt – die Verneinung, dass gewählte Lebensmusterwahlen unterschiedlich „bepreist" werden können. Wenn wir das tun würden, hätten wir letztendlich wieder eine *vorgegebene* Eigenverantwortung, die zu der angeblich „richtigen" Lebensweise führen soll und jeder Verweigerer müsste sein als unverantwortlich kategorisiertes Leben versichern. Es besteht zwar kein Zweifel daran, dass manche Lebenspläne kostspieliger sind und dementsprechend bestimmte Handlungen vom Lebensakteur verlangen. Wer beispielsweise in einer Villa am See leben möchte, wird sich um einen sehr gut bezahlten Job bemühen müssen. Dennoch hätten wir im Bereich der Lebensmusterwahl-Versicherung wiederum das Problem bestimmter Grenzfälle, wie der des Kletterers oder der in der Stadt Fahrradfahrende. Es ließe sich beim Fall des Kletterers behaupten, dass Klettern zu den Extremsportarten[58] beziehungsweise Risikosportarten[59] zählt

58 Extremsportarten sind insbesondere durch das Kriterium der langen Ausdauerleistung gekennzeichnet.

59 Risikosportarten umfassen alle Sportarten, die ein hohes Risiko aufweisen mit nur einem minimalen Fehler, erhebliche Schäden oder den Tod zu realisieren.

und daher direkt als gesundheitsschädigend eingestuft werden sollte. Doch auch ohne schwer zuzuordnende Gesundheitshandlungen, sollte im Kontext der Krankenversicherungen niemand für seine eigenverantwortlich gewählte Lebensmusterwahl bestraft werden.

Zusammenfassend können wir festhalten, dass Eigenverantwortung nicht als eine Art Zahlungsmittel, in Form der gewählten Risikoversicherung aufgrund eigener Lebensvorstellungen, fungieren kann. Zum einen sind Gesundheitsbereiche vom medizinischen Fortschritt abhängig, so dass gewählte Policen sich als schlecht gewählte herausstellen können und zum anderen ist eine Preissetzung der gewählten Lebensmusterwahl nicht angebracht, auch aufgrund der möglichen Benachteiligung von sozial Schlechtergestellten.

9.4 Solidarität und Eigenverantwortung

Da eine geforderte Eigenverantwortung an Individuen auch im Kontext des Solidaritätsgedankens beziehungsweise konkret im rechtlichen Rahmen über das etablierte Solidaritätsprinzip der Krankenkassen steht, erachte ich als sinnvoll, abschließend für das 9. Kapitel, diesbezügliche Aspekte darzustellen.

9.4.1 *Gedankenexperiment: Solidarität als übersetzte Eigenverantwortung*

Eine Möglichkeit, wie das Eigenverantwortungs-Konzept als gesundheitsbezogene Verpflichtung in unserem Gesundheitssystem etabliert werden könnte, wäre, das Solidaritätsprinzip als übersetzte Eigenverantwortung neu zu interpretieren. Dementsprechend wäre das Solidaritätsprinzip weiterhin gegeben, jedoch würde es nur durch entsprechende nutzenbasierte Eigenverantwortung für die Gesellschaft, Anwendung finden. Nähern wir uns dieser Überlegung mit folgender Frage: Muss ein Fußballprofispieler für seine Verletzungen selber aufkommen? Beziehungsweise müsste ihm doch aufgrund der potentiellen Selbstschädigung nahegelegt werden, seinen Extremsport aufzugeben. Ein möglicher Schaden existiert nicht nur aufgrund der potentiellen Gefahr durch Verletzungen. Sondern der massive Körpereinsatz über eine Zeitperiode hinweg, könnte zu chronischen Gesundheitsdefiziten führen, die wiederum für das Gesundheitssystem auf lange Sicht eine Belastung darstellen würden. Es ließe sich im weiteren Schritt zwar behaupten, dass einzelne Verhaltensweisen, wie etwa eine Extremsportart, wohl der Eigenverantwortung der einzelnen Versicherungsnehmer zugeschrieben werden können, es jedoch kaum möglich ist, hierbei eine sinnvolle Abgrenzung festzumachen.[60]

60 Vgl. Huster 2015: S. 19.

Allerdings lässt sich im Fall des in der Öffentlichkeit stehenden Sportlers mithilfe einer von Michael Sandels[61] oft vorgestellten, aber von ihm nicht akzeptierten Idee argumentieren, eine zu behandelnde Verletzung und Last für unser Gesundheitssystem wäre in der Gesamtbetrachtung gegenüber der Freude, die der Spieler den Zuschauern bringt, ausgleichbar. Das Argument würde dementsprechend lauten, dass beispielsweise aufgrund des Talents und Einzigartigkeit des Fußballers Christiano Ronaldo, für die Zuschauer ein großer Nutzen entsteht und somit seine enorm hohen Verdienste gerechtfertigt sind. Für meine Untersuchung ist der Aspekt des *geschaffenen Nutzens für die Gemeinschaft* relevant. Auf dieser Grundlage ließe sich im Rahmen für die von mir gestellte Fragestellung argumentieren, dass eingetretene Schäden des Fußballers der Eigenverantwortung des Sportlers nicht zugeschrieben werden müssten, sondern solidarisch interpretiert und demnach aufgefangen werden könnten. Also erstens, dass der Nutzen gemessen als Freude am Zuschauen der Sportler dem daraus entstandenen Schaden des Sportlers überwiegen würde. Und dass daher zweitens aufgrund dieses Nutzens der eigene Schaden nicht als eigenverantwortlich kategorisiert wird. Wir übertragen sozusagen das Element der Eigenverantwortung, innerhalb des Schlechtgestellt-seins der eigenen Gesundheit durch jahrelanges Fußballspielen, in eine solidarische Komponente, aufgrund des geschaffenen gesellschaftlichen Nutzens des individuellen körperlich schlechten Gesundheitszustands (oder zumindest schlechteren Zustand als vor dem Weg der Fußballkariere). Somit wäre Solidarität nicht das gemeinschaftliche Tragen diverser Schicksalsschläge oder Lebensmusterentscheidungen, sondern Solidarität würde als Gemeinschaftsnutzen interpretiert werden.

Doch dagegen möchte ich argumentieren. Denn dieser Behauptung stehen einige Probleme entgegen, die unter anderem mithilfe Michael Sandels Thesen begründet werden können. Seine Argumentation handelt zwar von der Frage nach einer gerechten Lohnverteilung. Dennoch sind diese Überlegungen auch für unsere Fragestellung fruchtbar. Laut Sandel besteht ein Unterschied zwischen Verdienst und Anrecht. So hat der Fußballer Ronaldo sicherlich ein Anrecht auf seinen Status und Lohn, jedoch ließe sich nicht sagen, er hätte es verdient, Unmengen mehr zu verdienen als ein Lehrer oder Bürokaufmann.[62]

61 Vgl. Sandel, M. (2005): *Public Philosophy. Essays on Morality in Politics*; Harvard University Press.

Sandel, M. (2009): *Justice. What's the right thing to do?*; Farrar, Straus and Giroux. Ich zitiere in dieser Arbeit aus der deutschen Ausgabe: Sandel, M. [2009] 2013: *Gerechtigkeit. Wie wir das richtige tun*; Berlin: Ullstein Buchverlag.

62 Vgl. Sandel [2009] 2013: S. 223.

Sandel meint, wir sollten uns auch die Zufälligkeit und das mitspielende Glück eines Erfolges immer vor Augen führen. Überhaupt ein Talent haben ist schon Glückssache. Aber vor allem der Status dieses Talents innerhalb der momentan etablierten Gesellschaft legt Fundament für das Fruchten des Talents. Ronaldo hat das Glück in einer Gesellschaft zu leben, in der das Talent des Fußballspielens *nachgefragt* ist. Sein Talent hätte noch vor einhundert Jahren zu keiner Erfolgsgeschichte geführt, aus dem schlichten Grund, dass dieses Talent damals keinen besonderen Wert hatte. „Wer erfolgreich ist, übersieht oft diesen Zufallsaspekt seines Erfolges“[63], so Sandel. Weiter ist insbesondere die Frage nach dem Verdienst eine wichtig zu stellende. Auch wenn wir in einer Gesellschaft leben, in der zufällig der Fußballspieler derjenige mit dem gewinnbringenden Talent ist, bleibt die Frage, ob alleine dadurch erstens der Verdienst gerechtfertigt ist und zweitens, ob wir nicht lieber in einer Gesellschaft leben wollen, in der Krankenpflegern und Lehrern der höhere Verdienst bezahlt werden sollte? *Meines Erachtens nach ist übergeordnet das Element des implizit angeführten Utilitarismus innerhalb des Arguments zu verneinen.* Die Eigenverantwortung Ronaldos, im Sinne eines potentiell eigenverantwortlich schlechter gestellten Gesundheitszustandes nach jahrelangem Fußballspielen, kann nicht aufgrund der Freude, die Ronaldo in die Gesellschaft bringt, als solidarisch aufzufangen interpretiert werden. Dies darf allerdings nicht missverstanden werden: Ich argumentiere *nicht gegen* ein *solidarisches* Auffangen der potentiellen Gesundheitsverluste Ronaldos. Sondern ausschließlich *gegen* die *utilitaristische* Rechtfertigungsform des Solidaritätsprinzips innerhalb des Gesundheitssystems. *Die Prämisse für Solidarität sollte nicht in dem utilitaristischen Gebilde des Mehrheits-Nutzens der Gesellschaft begründet sein, denn das utilitaristische Argument ist für die Begründung der Solidarität ungenügend.* Utilitaristisch ist es deswegen, da letztendlich nicht Solidarität oder Eigenverantwortung zählt, sondern *nur* auf den Gesamtnutzen geschaut wird, wenn Ronaldo Fußball spielt. Anschließend rechtfertigt dieser Gesamtnutzen die Umwandlung vom Eigenverantwortungsprinzip in eine solidarische Gesundheitshilfe. Ronaldos Fußballspielen bereitet Millionen von Menschen ein gutes Gefühl und die Vermarktung seiner Person wirkt sich indirekt auf ökonomischer Ebene zum Wohl vieler aus. Im Vergleich wäre sein späterer Gesundheitsschaden wesentlich geringer, so dass dieser auf solidarischer Basis von der Gemeinschaft gestemmt werden würde. Heißt also, wir haben bei einem Subjekt zunächst immer das Eigenverantwortungsprinzip, nach dem jeder für seinen Gesundheitszustand selbst verantwortlich ist.

63 Ebd.: S. 223.

Bringen die eigenen Handlungen des Akteurs, das eigene Verhalten oder beispielsweise der gewählte Beruf jedoch im Vergleich zu daraus entstehenden gesundheitlichen Schäden des Akteures, größeren Gesamtnutzen für die Gesellschaft, wird das Eigenverantwortungsprinzip in ein Solidaritätsprinzip übersetzt. Somit wäre implizit Solidarität gar nicht von Beginn an Element der Gesundheitsversorgung.

Die Anwendung solcher Muster wirft Probleme auf. Wie sollen die utilitaristischen Kalküle berechnet werden? Meine Erwiderung darauf ist die Nicht-Messbarkeit und dementsprechend Verhältnissetzung von eigener Handlung zu Gemeinschaftsnutzen bei anderen Berufen, Talenten oder des alltäglichen Lebens. Zählen in solche Analysen nur Leute des öffentlichen Lebens oder auch Krankenschwestern, Feuerwehrleute, Ärzte, Bauarbeiter, Minenarbeiter oder vielleicht sogar Wissenschaftler, die an einem Krebsheilmittel forschen und dabei die eigene Gesundheit aufs Spiel setzen? Oder wollen wir nur Berufe mit einem erhöhten Gesundheitsrisiko in das System aufnehmen? Es gibt Talente, die in einer beruflichen Form ausgeübt werden und zugleich potentiell schlecht für die Gesundheit sind, aber zu einem großen Nutzen der Gemeinschaft führen. Viele Arbeitssituationen sind implizite Gesundheitsdeterminanten und gleichzeitig wertvoll und unabdingbar für das menschliche Zusammenleben. Daraus eine Berechnung erstellen zu wollen, die aufgrund des Gemeinschaftsnutzens den eigenverantwortlichen in einen solidarischen Charakter zu übersetzen versucht, läuft letztendlich ins Leere, da erstens die Risikoberechnung ein Problem darstellen könnte. Doch vor allem fehlt zweitens der Ansatz der *Werthaftigkeit* des ausgeübten Berufs. Meine eben geführte Argumentation navigierte auf die Schwierigkeit der Setzung, welches Leben und welche Handlungen wie viel wert sind, so dass sie später in ein Solidaritätsprinzip übernommen werden könnten. Im anschließenden Kapitel untersuche ich, inwiefern Solidarität und Eigenverantwortung sich unter anderem im Kontext von Schuldzuweisungen zusammenfügen und inwiefern der Kranke missinterpretiert wird.

9.4.2 *Individuelle Verantwortung und Solidarität*

Im ersten Teil dieser Arbeit ist die Struktur des Solidaritätsprinzips unseres Gesundheitssystems bereits erörtert. Nun gehe ich auf mögliche Probleme und unkorrekte Interpretationen des Solidaritätsverständnisses im Rahmen von zugesprochener (und geforderter) Eigenverantwortung ein.

Bezüglich des Solidaritätsprinzips hat jeder Krankgewordene Anspruch auf medizinische Ressourcen. Diese bereitgestellten Behandlungsressourcen ergeben sich aus unseren Krankenversicherungsbeiträgen, so dass das System gemeinschaftlich finanziert wird und im Krankheitsfall jeder Einzelne

Anspruch auf gesundheitsbezogene Leistungen hat. Daraus folgt auch die *gemeinschaftliche Finanzierung* aller *individuellen Lebenspläne*. So ist beispielsweise die medizinische Versorgung eines Kletterers bei Unfall durch die eigene Beteiligung (gezahlte Krankenkassenbeiträge) und durch gemeinschaftliche Beteiligung (gezahlte Krankenkassenbeiträge der anderen) gewährleistet. Dementsprechend wird individuelle Autonomieauslebung von jedem und gegenseitig mitfinanziert. In der Debatte um (mehr) Eigenverantwortung könnte dementsprechend die Forderung lauten, eigene Autonomie für das Gemeinwohl aufzugeben. Beispielsweise die Sportart Klettern aufgrund der hohen Verletzungsgefahr aufzugeben oder als Raucher die Sucht überwinden, um später dem Gesundheitssystem nicht zur Last zu fallen. In solchen Forderungen steckt die implizite Annahme einer Schuldzuweisung im Krankheitsfall durch Nicht-Einhaltung von angeblich eigenverantwortlichem Verhalten. Dass dies generell Schwierigkeiten mit sich bringt, ist von mir ausführlich in vorherigen Kapiteln erörtert worden. Nun möchte ich auf zwei weitere Punkte aufmerksam machen: Erstens implizieren solch externe Schuldzuweisungen und daraus abgeleitete Eigenverantwortungsforderungen die Annahme, die krankgewordene Person sei *Gewinner* des Systems. In der Regel zahlt jeder in das Gesundheitssystem ein, wobei jedoch gehofft wird, *niemals* einen Anspruch aus dem System fordern zu müssen. Diejenigen, die in das System einzahlen und aufgrund Krankheit Nehmer aus dem gemeinschaftlich gesparten Pott sind, sind schlechter gestellt als diejenigen, die in das System einzahlen und aus besagtem Pott niemals eine Leistung benötigen. *Nehmer aus dem Krankenversicherungssystem sind durch den Nehmergrund keine Gewinner.* Zudem scheint in der öffentlichen Rhetorik vergessen zu werden, dass auch diejenigen, die medizinische Nutzer des Systems werden, für gewöhnlich in das System eingezahlt haben. Es scheint unterstellt zu werden, dass Krankgewordene ausschließlich Nutznieser des Systems wären, die auf ihren Körper nicht aufgepasst und nun Leistungen in Anspruch nehmen, für die sie nichts geleistet hätten. Dabei darf nicht vergessen werden, dass größtenteils jeder in das System einzahlt, so dass Kranke bereits finanziell etwas zu ihren medizinischen Behandlungen und ihrer Genesung beigetragen haben. Der solidarische Gedanke bezieht sich insofern nicht auf eine Art Gönnen, gemäß dem Erkrankte fremde monetäre Mittel beziehen würden. Zwar erhalten Kranke für gewöhnlich mehr Mittel als sie selber einbezahlt haben, dennoch sind auch sie Systemzahler und nicht ausschließlich Systemnutzer.

Zweitens verschiebt sich das etablierte Solidaritätsprinzip in eine andere, als ursprünglich gemeinte, Interpretation. Der Solidaritätsgedanke bezieht sich im Grunde auf die gemeinschaftliche Anerkennung individueller Lebenspläne und die daraus folgenden Auswirkungen werden solidarisch aufgefangen. Zudem ist das fundamentale Prinzip der Solidarität der Leitsatz „Gesunde helfen Kranken“[64]. Der Solidaritätsgedanke innerhalb des Gesundheitssystems bezieht sich dementsprechend auf die Kranken. Gegenüber ihnen wird die Solidarität geäußert, indem ihre Krankheiten gemeinschaftlich über das Krankenversicherungssystem getragen werden. Diese Auffassung verschiebt sich zusehends in eine Solidaritätsinterpretation, nach der Individuen eigenverantwortlich handeln sollen, wodurch Individuen ihre Solidarität beweisen. Solidarität meint dementsprechend weniger ein gemeinschaftliches Gut, gemäß dem jeder innerhalb der Solidargemeinschaft ein Teil ist und im Notfall solidarisch unterstützt wird. Sondern Solidarität setzt nun beim Individuum an, indem Solidarität eine bestimmte Verhaltensweise oder auch Pflichtbewusstsein des Individuums gegenüber der Gruppe verlangt. So interpretiert wären wir solidarisch, wenn wir nicht krank werden aufgrund unseres eigenen Verhaltens, welches wiederum als eigenverantwortlich übersetzt wird. Wenn wir Solidarität so interpretieren, missachten wir jedoch den bedingungslosen Charakter des Solidaritätsgedankens. Denn wir sollen über unser Verhalten beweisen, dass wir solidarisch sind, indem wir eigenverantwortlich sind, wodurch jedoch der Solidaritätsgedanke verlassen ist.

Außerdem ist in der Regel der Krankheitszustand kein freiwilliger und der Gesundheitssystemnutzer steht nicht auf der präferierten Seite. Daher ist im Rahmen des krankenkassenbedingten Solidaritätsprinzips eine unbedingte und von Schuldzuweisung unabhängige Hilfestellung festzuhalten. Zumal auch an dieser Stelle die sozialen Ungleichheiten als Gesundheitsdeterminanten zu berücksichtigen sind. Wenn bereits eine ungünstige Lebenslage zur höheren Wahrscheinlichkeit führt, ein Systemnutzer zu werden, dann ist hier die sozial schwache Person doppelt benachteiligt. Zum einen durch die externen Gesundheitsfaktoren aufgrund derer sie überhaupt zum Systemnutzer wird und zum anderen durch die darauffolgende Schuldzuweisung. Gerade auch solche Schuldzuweisungen sind unabhängig des sozialen Status nicht kritikfrei hinzunehmen. Maio beschreibt in diesem Kontext Eigenverantwortung in zwei Sphären, der Eigenverantwortung als „zentrale[s] Paradigma“[65] und „beherrschende[s] Paradigma“[66]. Dabei rücken wir unser Verständnis über den Kranken und seine Umstände des Krankseins immer mehr vom zentralen Paradigma in ein beherrschendes Paradigma. Ersteres meint die natürliche Frage nach der Ursache des Krankheitseintritts und ob das Individuum nicht gegensteuern hätte können. Zweites Paradigma hingegen fragt nicht

64 Vgl. Kapitel 2.1.1.

65 Maio [2014] 2016: S. 134.

66 Ebd.

mehr, sondern setzt direkt beim Vertrauensentzug an, bis hin zu einer automatischen Schuldzuweisung gegenüber Patienten. Somit steht nicht mehr im Raum, *ob* Patienten an ihrem kranken Zustand mitgewirkt hatten, sondern Patienten *sind* als Patient potentiell Täter und schuld an ihrer Situation.[67] Auch hier wäre zunächst die implizite Annahme: *Retrospektive Verantwortung* ist nun *nicht-eingehaltene Eigenverantwortung*. Wobei die gesetzte retrospektive Nicht-Einhaltung von Verantwortung einhergeht mit der *Schuldzuweisung* der Konsequenz, krank geworden zu sein. Essentiell ist hierbei die Verschiebung des Kranken von einem Hilfsbedürftigen zu einem Schuldigen. Patienten sind nun an einer Verantwortungs-Ausübung *gescheitert*, wodurch sich die zugordnete Verantwortung ein weiteres Mal paradoxerweise verlagert, nämlich hier in Schuldempfinden, welches nicht vom Patienten selber initiiert ist, sondern auch in diesem Fall von außen suggeriert wird. *Demzufolge übergeht die Rhetorik der Schuldzuweisung die innere Eigenverantwortung, indem die Selbstreflektion nach der gefragten Eigenverantwortung bereits übergangen ist. Ein Patient kann sich in diesem Kontext nicht als Urheber verantwortlich machen, da ihm bereits eine Schuld und eben nicht eine Verantwortungszuschreibung auferlegt wurde.*

67 Vgl. ebd.: S. 134.

KAPITEL 10

Autonomie und Eigenverantwortung im Behandlungskontext

Nachdem vorheriges Kapitel die allgemeine Ablehnung einer Eigenverantwortungs-Forderung im Gesundheitswesen aufzeigte, möchte ich nun abschließend über Autonomie und Eigenverantwortung im medizinischen Behandlungskontext diskutieren. Demnach konzentriere ich mich in diesem Kapitel auf das klassische Arzt-Patient-Verhältnis, wobei mir insbesondere für den Eigenverantwortungs-Begriff im autonomen Paternalismus-Kontext die Untersuchung zum Konzept des „informed consent" gewinnbringend erscheint. Davon ausgehend stellt sich nämlich die bereits öfter gestellte Frage nach der Möglichkeit einer Lösung des ärztlichen Konflikts zwischen Fürsorge- und Autonomieprinzip. Ähnlich dem scheinbar nicht überwindbaren Dualismus von Wohlwollens- und Autonomieprinzip bei paternalistischen Maßnahmen, scheint das Problem zwischen Fürsorge- und Autonomieprinzip gelagert zu sein. Mein Analyseziel ist das Aufzeigen einer möglichen Verbindung beider Prinzipien. *Dementsprechend zeigt dieser Teil einen Weg auf, gemäß dem Eigenverantwortung möglicherweise positive Wirkkraft innerhalb des Gesundheitssystems erhalten kann. Dies gelingt anscheinend nur im direkten Arzt-Patient-Verhältnis.*

10.1 Informed Consent

Wortwörtlich übersetzen wir „informed consent" meist als *informierte Einwilligung*, aber auch *informierte Selbstbestimmung*. Dementsprechend wird ein Patient über seine Situation und potentielle Behandlungsmöglichkeiten aufgeklärt (informed) und gibt seine Einwilligung (consent). Daher können wir informed consent als Selbstbestimmungsaufklärung innerhalb der Medizin bezeichnen.[1] Da ich insbesondere um Analyse der Verbindung von Eigenverantwortung und Autonomie in paternalistischen Strukturen bemüht bin, scheint mir eine Untersuchung des informed consent als Teil der Entscheidungsfindung von Patienten aufschlussreich. So könnte informed

---

1 Vgl. Giese, C. (2002): *Die Patientenautonomie zwischen Paternalismus und Wirtschaftlichkeit. Das Modell ‚Informed Consent' in der Diskussion*; Münster: LIT Verlag.

 | DOI:10.30965/9783969753330_011

consent als Art gemachte oder gewählte Selbstbestimmung auf der Grundlage oder auch als Ergebnis von allen möglich gegebenen Informationen verstanden werden. Die getätigte Entscheidung wäre dementsprechend eine autonome, *aufgrund* des Vorhandenseins aller Informationen. Für diese Überlegung lohnt es, das Konzept des informed consent genauer zu beleuchten. Ferner wird bei dieser Untersuchung wiederum die Schwierigkeit zwischen Fürsorge- und Autonomieprinzip deutlich, sowie die Frage nach der legitimen Grenze von reinem Informieren hin zu Empfehlungen. Daher wird das daran anschließende Kapitel einen Versuch darstellen, inwiefern sich beide Prinzipien möglicherweise zusammen ihrer Wirkkraft bedienen können.

Informed Consent beinhaltet in der Informationsgabe insbesondere auch Risikovermittlung von möglich anstehenden Behandlungen und Behandlungsschritten. Wie bereits in Kapitel 6.4.1 niedergeschrieben, illustriert die ärztliche Aufklärung bei der Nierenlebendspende wiederholt ein Defizit in unserem Gesundheitssystem. Spender werden teils nicht ausreichend über mögliche gesundheitliche Komplikationen aufgeklärt, die nach der Operation auftreten und gegebenenfalls den Gesundheitszustand chronisch verschlechtern können. Da es sich bei einer Nierenlebendspende um eine medizinische Interaktion handelt, bei der der Spender eine dem Nierenempfänger sehr nahestehende Person sein muss, würden die meisten Spender auch mit den Informationen über die eigene potentielle Gesundheitsverschlechterung, ihre Niere spenden. In Anbetracht der Lebensrettung einer nahestehenden Person sehen Spender in der Regel über mögliche gesundheitliche Probleme hinweg. Trotzdem ist die versäumte Aufklärung von Ärzten oder der Krankenhauseinrichtung massiv problematisch. Im Rahmen der vorher getätigten Überlegungen zur Risikowahl scheint mir durch die Nicht-Aufklärung dem Spender das Individualrecht genommen worden, indem Risiken nicht vollumfänglich veranschaulicht werden, wodurch dem Spender keine Menge an adäquaten Optionen zur Verfügung steht. Nida-Rümelin gibt als Beispiel die Selbstverständlichkeit der eigen gewählten Risikobasis, nach der wir uns dafür entscheiden dürfen, unsere Niere zu spenden, um jemand anderem zu helfen und dadurch möglicherweise unseren eigenen Gesundheitszustand zu schädigen.[2] Dem würde ich zustimmen, wodurch sich erst recht die absolute Bedingung der Risikodarstellung ergibt. Wie in Kapitel 5.2.2 formuliert, gibt es laut Nida-Rümelin innerhalb einer Risikoentscheidung einen Unterschied zwischen *Entscheidungs-Person* und *Entscheidungs-Betroffenen*. Dementsprechend argumentiere ich, dass bei Informationsvorenthaltung die Risikoabwägung

2 Vgl. Nida-Rümelin 2005: S. 875.

genommen wird und die *Risikowahl* nicht von der gleichen Person getroffen wird, die die potentielle Risikofolge schlussendlich treffen wird. Ohne ärztliche Aufklärung über alle vorhandenen Risiken, bleibt die Entscheidung, das Risiko einzugehen nämlich beim Arzt und geht nicht auf den Spender über. Wenn Ärzte oder Krankenhäuser dem Nierenspender die Risiken einer Nierenspende verheimlichen, treffen diese Instanzen die Risikoentscheidung *für* ihren Patienten. Informieren im medizinischen Kontext hat demnach auch die Funktion, potentielle Risiken zu erfahren und somit abwägen zu dürfen. Ohne Informationsgabe ist der Spender Träger von Risiken, die zu erheblichen Schäden führen können, ohne, dass der Spender weiß, dass er gerade Träger von solchen Risiken ist.

An dieser Stelle können zwei Einwände gelistet werden. Erstens könnte man mithilfe bereits erwähntem Argument Beauchamps (vgl. Kapitel 6.3.1) einwenden, dass das Vorenthalten bestimmter Informationen legitim sein kann. Doch Informationen vorenthalten ist nicht in jedem medizinischen Fall gleich gewichtet. Beauchamp schreibt von für das Individuum *vernichtenden* Informationen, wodurch sich die Verheimlichung der Informationen begründet. Der Informationsvorenthalt legitimiert sich durch den absichtlich gewollten Schutz des Patienten. In unserem Beispiel handelt es sich jedoch um ungenügende Aufklärung, so dass Organspender über mögliche negative Konsequenzen im Dunkeln gelassen werden. Auch ist die Lebendspende ein operativer Eingriff bei *gesunden* Personen, wodurch somit kein Abwägen stattfindet zwischen „A: Risiken aussetzen, dabei jedoch heilen“ und „B: über Risiken informieren mit der Gefahr, Patient entscheidet sich gegen heilbringende Therapie“. Im Falle der Nierenspende ist bei Verheimlichung der Risiken beziehungsweise Informationsverschweigen kein Schutz-vor-sich-selber-Prinzip gegeben.

Als zweiter Einwand kann die Wirkung von sogenannten Nocebo-Effekten hervorgebracht werden, die in der Medizin als Gegenseite des für positiv gehaltenen Placebo-Effekts gelten.[3] Ein Placebo-Effekt liegt vor, wenn bei Einnahme eines Scheinmedikaments die gleiche positive Wirkung eintritt, wie bei Einnahme des tatsächlichen Medikaments. Bei einem Nocebo-Effekt hingegen haben Betroffene bei Einnahme eines Scheinmedikaments die gleichen Nebenwirkungen, die bei Einnahme des tatsächlichen Medikaments eintreten könnten. Betroffene haben demnach eine Erwartungshaltung, die bei Placebo positiv und bei Nocebo negativ konnotiert ist, woraus sich der jeweilige Effekt ergibt. Zudem spricht man von einer sogenannten Noceboantwort, wenn

3 Vgl. Baethge, C. (2013): Die dunkle Seite der menschlichen Einbildungskraft; in: *Deutsches Ärzteblatt*, 110 (41); S. A1904–1905.

selbst ohne Scheinmedikation Beschwerden beim Patienten auftreten. Diese können durch negativ konnotierte Umstände hervorgerufen werden, wie das mündliche Unterrichten des Arztes von möglichen Komplikationen bei der ausgeführten Behandlungsform.[4] Das bedeutet innerhalb der Praxis, dass das Nicht-Unterrichten über potentielle Risiken medizinischer Heilverfahren ein besseres therapeutisches Behandlungsergebnis erzielen kann. Denn durch das Verschweigen möglicher Nebenwirkungen oder Komplikationen, treten diese gar nicht erst auf. Daraus ergibt sich demzufolge die Frage, ob die Kommunikation des Arztes gegenüber seiner Patienten eine komplett offene sein sollte oder es womöglich sogar ärztlicher Ethos wäre, bestimmte Informationen vorzuenthalten. Es stehen sich zwei Pflichten im Dilemma gegenüber: Auf der einen Seite die ärztliche Pflicht zur vollständigen Behandlungsaufklärung und auf der anderen Seite die ärztliche Pflicht, die Risiken der bevorstehenden Behandlung zu minimieren.[5] Dabei ist Noceboeffekt als potentielles Risiko miteinzukalkulieren. Auch hier zeigt sich die problematische Abwägung zwischen Fürsorge des Arztes, bei gleichzeitigem Autonomiezugeständnis an den Patienten.

Gemäß der vorgestellten Theorie der relationalen Autonomie (vgl. Kapitel 3.1.1.4) gibt es die Auffassung, dass Personen zu autonomen Entscheidungen durch andere Personen *befähigt* werden. Dementsprechend hätten Ärzte die Aufgabe, ihre Patienten zu autonomen Entscheidungen zu befähigen.[6] Eine sogenannte *Befähigungspflicht* wird auch gerne als Instrument (der Voraussetzung) des informed consent angesehen. Ach und Schöne-Seifert beziehen sich in diesem Kontext auf O'Neill und Ho, gemäß denen informed consent und Autonomie als Standardverständnis auch seine Schattenseiten aufweist. Dieses Standardverständnis innerhalb der medizinethischen Praxis würde nur ein „Recht auf ‚Alleingelassen-Werden'"[7] beinhalten. Letztendlich bedeutet das im Rahmen des informed consent, dass hier nur ärztliche Aufklärung fokussiert wird, damit die Entscheidungsgewalt ausschließlich beim Patienten bleibt. In der Kritik am reinen Aufklären steckt wiederum die Annahme, für eine wirklich autonome Entscheidung reiche bloße medizinische Aufklärung nicht, sondern es bedürfe gemeinsamer Überlegungen von Arzt und Patient.[8] Ferner greift hier wiederum die Annahme der Relevanz

4 Vgl. Häuser W./Hansen E./Enck P. (2012): Nocebo phenomena in medicine: their relevance in everyday clinical practice; in: *Deutsches Ärzteblatt*, 109(26): S. 459–465.

5 Vgl. ebd.: S. 459.

6 Vgl. Ach/Schöne-Seifert 2013: S. 49.

7 Ebd.: S. 50.

8 Vgl. De Ridder, M. (2019): Der Patient im Mittelpunkt: Der kranke Mensch im Spannungsfeld von Selbstbestimmung und ärztlicher Fürsorgepflicht; in: PET/CD Symposium: *Die PET in*

des individuellen Selbstvertrauens in eigen getroffene Entscheidungen und inwiefern das Vertrauen in sich selber vom sozialen Umfeld abhängig ist. Wir haben somit auf der einen Seite die Problematik der ausschließlichen Informationsgabe des Arztes, wodurch Patienten mit ihrer Entscheidung alleine stehen. Auf der anderen Seite haben wir das Problem, dass, wenn wir Patientenberatung legitimieren und damit Patienten zur angeblich autonomen Entscheidung beeinflusst werden, festzustellen, ab wann ärztliche Beratung in manipulative Beeinflussung übergeht. Zudem scheint mir gerade bei Krankheitsfällen die Schwierigkeit des Vertrauens in eigens autonom getroffene Entscheidungen gegeben zu sein. Unser Selbstvertrauen ist einerseits davon abhängig, nicht von anderen manipuliert zu werden und andererseits ist Kranksein ein Ausnahmezustand, der unsere Selbstbestimmung ins Wanken bringen kann, so dass Urteilsfähigkeit schwerfällt. Die Frage ist demnach, ob informed consent – verstanden als reine Informationsgabe – für eine autonome Urteilsbildung ausreichen kann oder ob im Rahmen des Arzt-Patient-Verhältnisses mehr Kriterien für eine autonome Entscheidung erfüllt sein müssten. Die Überlegungen über informierte Einwilligung im Behandlungskontext laufen somit schlussendlich wieder einmal auf die richtige Anwendung zwischen Patientenautonomie und dem gewollten Wohlwollen gegenüber Patienten hinaus. Anschließendes Kapitel wird im medizinischen Kontext beantworten, wie das Wohlwollen gegenüber Patienten im Sinne des ärztlichen Fürsorgeprinzips und individueller Autonomie der Behandelten im Einklang stehen könnten.

10.2 Fürsorgeprinzip vs. Autonomieprinzip?

Vorherige Kapitel haben wiederholt die Problematik eines anscheinend unüberwindbaren Konflikts zwischen Autonomie von Betroffenen und Fürsorge gegenüber Betroffenen dargelegt. Wie in den Untersuchungen zu paternalistischen Definitionen und Rechtfertigungen gesehen, wird dieser Konflikt meist umschrieben als Konflikt zwischen zwei Prinzipien – dem des Wohltätigkeitsprinzips beziehungsweise Wohlwollensprinzips und dem des Autonomieprinzips. Dabei rechtfertigt sich in manchen Theorien die Autonomieeinschränkung des Subjekts A durch Ersetzung von Wohlwollen eines anderen Subjekts B oder Instanz C gegenüber dem betroffenen Subjekt A.

---

der multimodalen Therapie: Was wir haben, was wir brauchen und was wir erwarten können; S. 12–14. Hier Seite 14.

Im behandlungsaktiven Bereich ließe sich zunächst grob formulieren: Umso weniger Autonomie möglich, umso mehr Fürsorge nötig.

Mein Argumentationsziel ist nun, herauszuarbeiten, inwiefern sich beide Prinzipien nicht ausschließen müssen und sich unter bestimmten Umständen sogar gegenseitig konstituieren, mindestens jedoch gegenseitig kräftigen können. Um dieses Ziel zu erreichen, bedarf es bereits ausformulierter Begriffsanwendungen von Fürsorge- und Autonomieprinzip, sowie Anwendung des von mir konzipierten legitimen Paternalismus-Terminus.

Im Rahmen therapeutischer Ziele setzen Ärzte vermehrt auf das Konzept der *Adhärenz* (Patientenzustimmung zur Behandlung) und weniger auf das vorher etablierte *Compliance* (Einhaltung der Behandlung).[9] Die Einhaltung von ärztlicher Therapievorgabe (Compliance) ist zwar für potentielle Genesung essentiell, kann allerdings durch einen *gemeinsamen* Behandlungsbeschluss von Arzt und Patient wesentlich effektiver gestaltet werden. So verschiebt sich eine einseitige Vorgabe des Arztes zu einer gemeinsam entwickelten Behandlungsform, die nicht nur Medikamenteneinnahme beinhaltet, sondern auch Lebensstil-Möglichkeiten des Patienten zur verbesserten Unterstützung von Heilungsprozessen. Durch das Einbeziehen des Patienten in dessen eigenen Krankheits- und Genesungsverlauf, können medizinisch notwendige Maßnahmen wie beispielsweise regelmäßige Medikamenteneinnahme, besser eingehalten werden. Letztendlich bedeutet mehr Aufklärung damit verbessertes Einhalten von Behandlungsschritten. Adhärenztherapie gestaltet sich somit als erste Annäherung an Überlegungen zwischen Fürsorge- und Autonomieprinzip, indem das Arzt-Patient-Verhältnis nicht nur bloßes *Informieren* über Behandlungsmaßnahmen, sondern potentiell auch den Vorgang des ärztlichen *Empfehlens* ausmacht.

Vorheriges Kapitel zeigte die Strategie der informierten Einwilligung zum medizinischen Behandlungsvorgang, indem Patienten *ausschließlich* informiert und aufgeklärt werden und anschließend ihre Einwilligung zur Behandlung bekundet. Dementsprechend herrscht hier keine Empfehlung, sondern nur eine rein informative Einschätzung des Arztes, welche Behandlungsmethoden zur Genesung hilfreich sein können. Informieren und Empfehlen sind Begriffe, die meist als gegensätzlich dargestellt sind. Im gesundheitsbezogenen Bereich soll das bloße Informieren gegenüber der Empfehlung vorgezogen werden. Hierbei sind allerdings Kontexte wichtig. Gemäß des von mir als legitim definierten Paternalismus-Begriffs, müssen medizinische Areale in ihrem Kontext betrachtet werden. Demnach ist

9 Österreichische Ärztezeitung (2022): Compliance & Adhärenz: Das Wie und das Wann; in: *Österreichische Ärztezeitung*, Nr. 20; Wien: Verlagshaus der Ärzte.

Empfehlen zulässig, wenn es um den ärztlichen Rat innerhalb einer Krankheitsbehandlung geht. Patienten haben den Anspruch auf ärztliche Meinung, wie sie in ihrer Situation nun agieren könnten. Dabei muss Transparenz und Unabhängigkeit (zum Beispiel von ökonomischen Standards) des Arztes gegeben sein. Das zusätzliche Empfehlen oder auch sachliche Einschätzung der krankheitsbedingten Situation durch den Arzt, können Patienten in ihre Entscheidungsräume miteinschließen. Im Rahmen von Krankheitsfällen oder gesundheitsbezogenen Beschwerden steht der Patient nämlich vor der Herausforderung, ein medizinischer Laie zu sein. Aus diesem Grund kann unter anderem unsere Einschätzung von nötiger und unnötiger Gesundheitsversorgung oder Gesundheitsvorsorge immer nur unpräzise, unzulänglich und womöglich fehlerhaft sein. Auch Beobachtungen aus der Vergangenheit zeigen auf, welche Folgen beispielsweise bei unbehandelten körperlichen Beschwerden und der Vermeidung, zum Arzt zu gehen, eintreten können. So kam es während der ersten Coronawelle zu eigentlich vermeidbaren Herzinfarkten, da sich die Patienten fürchteten, mit ihren Herzproblemen ein eventuell virusbelastetes Krankenhaus aufzusuchen, wodurch die körperlichen Beschwerden unbeobachtet und unbehandelt blieben und wodurch es schlussendlich zu Herzinfarkten kam. Als medizinische Laien sind wir nicht in der Lage, körperliche Veränderungen im medizinischen Kontext einzustufen, so dass Beschwerden vom Arzt untersucht werden sollten. Die Vermutung, wir würden als autonome Personen unsere körperlichen und seelischen Leiden schon korrekt einstufen (und damit gegebenenfalls auch die richtige Behandlungsform), ist schlicht aufgrund unseres Unwissens kaum möglich. Leider bietet jedoch genau dieser Grund auch Nährboden für die Missachtung der Autonomie, Wünsche und Sorgen der Patienten. *Patientenautonomie meint jedoch weder die Abwesenheit des ärztlichen Beistands und Fürsorge, noch im Namen der Patientenautonomie geforderte Handlungen des Patienten.* Eine ärztliche Empfehlung ist jedoch nicht Forderung, sondern bietet durch den Erfahrungsschatz und Expertenwissen der Ärzte zusätzliches Vertrauen. Die sogenannte informierte Einwilligung stellt als Konzept ausschließlich das Geben aller Informationen vor, wie beispielsweise die Darstellung mehrerer möglicher Behandlungsoptionen und Patienten können nach Aufklärung eine (oder gegebenenfalls keine) Option wählen. Ohne zusätzliche Optionen-*Bewertung* von einer fachbezogenen Person, können diese Informationen jedoch gegebenenfalls für Betroffene relativ inhaltsleer sein. Wir können beispielsweise alle möglichen Informationen über Konsistenz, Farbe, Nährstoffe eines Apfels und einer Zitrone haben und bräuchten dennoch Erfahrungswerte bezüglich der Geschmäcker beider Früchte, um uns schließlich für eine der Früchte zu entscheiden. Möglicherweise wäre erwähnter Nocebo-Effekt nicht mehr problematisch, sobald zu den bloßen Informationen über Abläufe und Nebenwirkungen von möglichen Behandlungsformen auch positiv behaftete Empfehlungen hinzukämen. Wir wissen durch die Phänomene des Placebos und Nocebos, dass positive oder negative Setzungen eine Wirkung im Menschen auslösen. Beim Placebo-Effekt eine positive, durch die Annahme, ein behandlungseffektives Mittel verabreicht bekommen zu haben. Beim Nocebo-Effekt eine negative, durch die Annahme, die Nebenwirkungen eines behandlungseffektiven Mittels zu erleben. Dementsprechend kann auch der ärztliche Rat zu einer größeren Heilungs-Chance beziehungsweise zu einer größeren Chance der komplikationslosen Therapie führen. Durch die Expertise des Arztes ist seine Behandlungs-Empfehlung automatisch positiv belegt, ähnlich der körperlichen Annahme einer Schmerzlinderung bei Einnahme eines Placebo-Schmerzmittels. Das ärztliche Ratschlagen können wir als Einhaltung des Fürsorgeprinzips interpretieren, sowie die positiven Behandlungsergebnisse als gegebenes Autonomieprinzip. Krank-Sein bedeutet teilweise keine adäquaten Optionenmengen zur Verfügung zu haben. Auch das Vertrauen des Patienten in ärztliche Empfehlung und somit Zuversicht auf gelingende medizinische Therapie stärkt das Autonomiebewusstsein. Somit steht im Fürsorgeprinzip des Ratschlags implizit ein eingehaltenes Autonomieprinzip.

Wichtig ist, dass es bei Empfehlungen bleibt und es zu keinen manipulativen Strukturen zur Überredung bestimmter Behandlungsformen, kommt. Solch Szenarien wären im Rahmen des legitimen Paternalismus nicht vertretbar, da so adäquate Optionenmengen unterbunden werden durch das bereits gesetzte Verhindern einer Gründedeliberation. Wenn Patienten zu einer Behandlung „geschupst“ werden, kann zwar mental ein Gründeabwägen stattfinden. Dennoch ist solch ein Prozess letztendlich unbedeutend, da die Entscheidung nicht aufgrund der *eigenen* Gründe gefällt wird, sondern aufgrund der auferlegten Konditionierung. Analog wie eine gefesselte Person nicht autonom ist, indem sie zwar weiterhin mental die Entscheidung treffen kann, aufzustehen, diesen Entschluss jedoch nicht handlungsaktiv werden lassen kann, ist ein zu bestimmten Behandlungsformen überredeter Patient nicht autonom, da in beiden Fällen die Gründedeliberation keine tatsächliche ist. Im ersten Fall bleibt es nur bei der getätigten Entscheidung, wohingegen im zweiten Fall die Gründe nicht die eigenen beziehungsweise die angeblich eigenen Gründe nur scheinbar eigene Gründe sind. Unter solchen Umständen wäre nicht einmal das Fürsorgeprinzip gegeben, denn manipulative Zustände können keinen Nährboden für Fürsorge liefern. *Wenn wir das Fürsorgeprinzip verstehen als Anerkennung der Wahrung von adäquaten Optionenmengen und dem individuellen Recht, davon Gebrauch zu machen, dann schließen sich Fürsorgeprinzip und Autonomieprinzip nicht aus.*

Auch im präventiven Kontext können Fürsorge- und Autonomieprinzip sich gegenseitig unterstützende Elemente sein. Wie bereits festgestellt, fordert der moderne (Eigen-)Verantwortungsbegriff zunehmend eine prospektive Verantwortung. Wenn wir diese Prämisse nun *nicht* mit Fokus auf die potentiellen Patienten, sondern auf behandelnde Ärzte legen, kann eine legitime Einführung prospektiver Verantwortung stattfinden. Dementsprechend könnten Ärzte aus Interesse am Fürsorgeprinzip und zugleich am Autonomieprinzip, präventive Maßnahmen unterrichten. Präventive Verantwortung meint vor diesem Hintergrund eine *vorausschauende Fürsorge*. Somit wäre erstens das Fürsorgeprinzip gegeben. Zweitens wäre durch den Charakter der präventiven Fürsorge zugleich Patientenautonomie geschaffen. Wenn die präventiven Maßnahmen eingehalten werden und dadurch eine verbesserte Gesundheit oder zumindest das Potential zu erkranken, verringert wird, fördert dies Autonomieausübung. Der Unterschied zu meinen vorher angebrachten Kritikpunkten liegt in der Kommunikation und tatsächlich gewollten Fürsorge der Ärzteschaft. Diese kann durch das Informations-Geben von präventiv sinnvollen Verhaltensmaßnahmen geschehen, welche jedoch nicht als Pflichterfüllung gemeint sind. Gerade hier liegt der tragende Unterschied: *Autonomieausübung meint so nicht das pflichtbehaftete Erfüllen einer von außen gesetzten Forderung, die sich wiederum als scheinbare Eigenverantwortung tarnt. Sondern ein reines Informationsgeben, das wiederum kein Eigeninteresse des Informationsgebers beinhaltet.* Werden Informationen im Namen der Autonomie von Betroffenen gegeben, die jedoch eigennützige (das kann auch für das System allgemein gelten) Intentionen beinhalten, so ist die Ebene der Autonomie verlassen. Dadurch würde sich auch ärztliches Wohlwollen ausschließen. Dieser Ausschluss würde sich zudem ergeben, wenn Betroffene zu einer geforderten Eigenverantwortung verpflichtet wären, da diese Eigenverantwortung nicht autonom gewählt wäre. *Wer Eigenverantwortung frei wählt, handelt autonom.* Bei Annahme des standardinterpretierten Fürsorgeprinzips ist keine adäquate Optionenmenge gegeben, da hierbei eigenverantwortliches Verhalten nicht gewählt werden kann. *Wir können an dieser Stelle also ein brückenschlagendes Argument festhalten, nach dem sich Fürsorge- und Autonomieprinzip nicht ausschließen müssen.* Konkret bedeutet das: eine völlig geistig gesunde Person entschließt sich gegen eine medizinische Therapie (diese kann präventiv, diagnostisch oder auch tatsächlich krankheitsbehandelnd sein), dann ist diese Entscheidung vom Arzt zu akzeptieren. Die Fürsorgepflicht braucht in diesem Zustand nicht zusätzlich zu greifen, da das Autonomieprinzip bestätigt ist. *Beziehungsweise ist Fürsorgeprinzip dadurch bestätigt, dass der Patient sich seiner Eigenverantwortung bedienen darf, wodurch er autonom entscheiden kann.* Andernfalls würden wir in einen starken Paternalismus übergehen, den wir bereits als nicht legitim feststellen konnten. Medizinische Behandlungen können weder im Namen des Autonomieprinzips, noch des Fürsorgeprinzips aufgezwungen werden aufgrund der dadurch fehlenden personalen Gründedeliberation. Allerdings können Ärzte per Informationsgabe und persönlicher Einschätzung der jeweiligen Patientensituation, ihren Patienten fachgerechte Unterstützung bieten. Dies wäre der Knotenpunkt von Autonomie- und Fürsorgeprinzip.

Zum Schluss möchte ich noch einen, meines Erachtens nach, Grund für die mögliche Annahme der Nicht-Vereinbarkeit von Fürsorge- und Autonomieprinzip darstellen: Gerade durch die Anwendung eines rhetorischen Eigenverantwortungs-Terminus, der sich rein auf das Einhalten von bestimmten Regeln stützt (inhaltsgesetzt), kann teilweise weder Wohlwollen, noch Autonomie gegenüber Betroffenen ausgesprochen werden. Angenommen, die geforderte Eigenverantwortung an einen Zigarettensüchtigen wäre es, dass dieser mit dem Rauchen aufhört. Diese Forderung kann aufgrund der Sucht und der damit einhergehenden Abwesenheit einer adäquaten Optionenmenge nicht gestellt werden. Das Problem an der Verbindung zwischen Wohlwollen und Autonomie existiert dementsprechend aufgrund eines bestimmten geforderten Verhaltens, das wiederum als eigenverantwortlich definiert wird. Beide Prinzipien funktionieren nicht bei Anwendung auf geforderte Eigenverantwortung, da geforderte Eigenverantwortung von Vornherein kein Autonomieträger sein kann (vergleiche Kapitel 9). Dadurch, dass bei *geforderter* Eigenverantwortung keine Autonomie gegeben ist, ist logischerweise kein Autonomieprinzip gegeben. Ferner ist durch das Absprechen der eigen gewählten Eigenverantwortungs-Struktur auch kein Wohlwollens-Charakter mehr involviert, wodurch sich zudem das Fürsorgeprinzip ausschließt. Wenn paternalistische Maßnahmen als reiner Wohlwollens-Charakter interpretiert werden (vergleiche Kapitel 6), haben wir letztendlich paradoxerweise kein gegebenes Wohlwollen, da sich so Autonomie ausschließt. Durch den Autonomieausschluss ergibt sich der Ausschluss von Wohlwollen. Wir können auch andersherum formulieren: Fürsorge gegenüber jemanden ausdrücken bedeutet, dieser Person ihre personale Autonomie zuzugestehen. Das bedeutet, dass Fürsorge nicht, wie oft fälschlicherweise vermutet, sich im Satz „besser zu wissen was für jemanden gut ist" widerspiegelt. Fürsorge ist nicht Handeln im Namen des anderen zum Wohle des anderen. Sondern Fürsorge gegenüber anderen ist, dem anderen die personale Autonomie zuzugestehen, die sich wiederum durch erlaubtes Ausleben der personalen Eigenverantwortung ergibt, die sich wiederum durch das Zugestehen der personal-individuellen Gründeabwägung ergibt. So können Fürsorge- und Autonomieprinzip optimal zusammenarbeiten.

Zusammenfassend bedeutet dies, dass Patientenautonomie gegeben ist, wenn Patienten eine adäquate Optionenmenge zur Verfügung haben. Daraus folgt unweigerlich die Selbstbestimmung über Behandlung oder Nicht-Behandlung. Im medizinischen Kontext kommt es zwar immer wieder zu Fällen, in denen Patienten aufgrund ihrer gesundheitlichen Verfassung keine adäquate Optionenmenge zur Verfügung haben. Solche biologischen Faktoren, wie beispielsweise das Koma, können nicht wegdiskutiert werden und bleiben bestehen. Wo wir allerdings ansetzen können, ist bei Behandlungsverweigerung oder Behandlungswahl. Daher sollten Patienten Risiken ihrer Therapiemöglichkeiten mitgeteilt bekommen, sowie ferner ein umfassendes Gespräch inklusive ärztlicher Empfehlungen. Die konkludierende Entscheidung des weiteren Vorgehens bleibt jedoch immer beim Patienten. Durch das selber Abwägen dürfen können sich Fürsorge- und Autonomieprinzip verbinden. Denn die Behandlungswahl den Betroffenen zu überlassen impliziert den Wohlwollens-Charakter, da das Autonomieprinzip eingehalten wird. Auch dadurch ergibt sich das Zusprechen von Eigenverantwortung an den Patienten.

Ergebnisse

Als Hauptergebnis können wir die Bestätigung festhalten, dass der Eigenverantwortungsbegriff als (paternalistische) Forderung innerhalb des Gesundheitswesens problematisch ist. Abschließend ist in Thesen und knappen Zusammenfassungen der gegangene Weg beschrieben:

Zunächst zeigt der erste Teil dieser Arbeit wichtige Gesundheits-Interpretationen, sowie systembezogene Umgangsmöglichkeiten mit der menschlichen Gesundheit, die ihre Differenzierung deutlich machen. Denn neben dem rein informativen Gehalt des ersten Teils, bildet sich unter anderem ab: Durch Änderung von Krankheits- und Gesundheitsbegriffen lassen sich Behandlungsformen verschieben, so dass insbesondere Medikalisierungsformen, die hinter einem Heilungsbegriff versteckt bleiben, kritisch einzustufen sind. Auch sind aufgrund potentieller moralischer Implikationen innerhalb der Begriffe Krankheit und Gesundheit, deren Begriffsuntersuchung obligat.

Folgende Feststellungen aus dem zweiten Teil können festgehalten werden: Meine Arbeit hat unter anderem zur Aufgabe, eine über die Werte Autonomie und Eigenverantwortung stattfindende Überprüfung paternalistischer Legitimation. Hierfür ist zunächst eine intensive Beschäftigung des Autonomiebegriffs notwendig, wodurch sich anschließend mein Ergebnis aus insbesondere zwei Elementen zusammenschließt. Basierend auf Julian Nida-Rümelins und Joseph Raz Autonomie-Definitionen ergibt sich ein Autonomiebegriff, in dem erstens keine Unterscheidung zwischen äußerer und innerer gemacht ist und zweitens adäquate Optionenmengen dies gewährleisten können. Drittens ist Vorhandensein adäquater Wahlmöglichkeiten (Joseph Raz) für die Deliberation von Gründen (Julian Nida-Rümelin) notwendig, die wiederum Nährboden für Autonomie ausmacht. Adäquate Wahlmöglichkeit ist Voraussetzung, um Autonomie als das Abwägen von Gründen und den daraus resultierenden Entscheidungen umsetzen zu können. Zur generellen Wahlmöglichkeit konnte eine Kritik an Harry Frankfurt zeigen, dass Wünsche kein ausreichendes Erklärungsmuster für personale Autonomie liefern können, sowie daraus folgende PAP-Situationen weder für Autonomie, noch für (Eigen-)Verantwortungszuschreibung aussagekräftig sind. Daher ist eine bloße Anzahl an Wahlmöglichkeiten für die Zuschreibung autonomer Zustände nicht ausreichend, so dass es die Optionen*mengen* sind, die eine bestimmte Eigenschaft aufweisen müssen – nämlich adäquat zu sein. Solch adäquaten Optionenmengen haben mehrere Bedingungen: Erstens ist mindestens eine der möglich wählbaren Optionen für den Akteur zufriedenstellend. Daraus können wir im Umkehrschluss nicht-adäquate Optionenmengen feststellen, indem hier jede der Optionen zwanghaft „gewählt" wäre. Nicht ausreichende Kapazität für Gründedeliberation identifiziert zwanghafte Optionen, wie wir das beispielsweise bei Manipulation festhalten können. Hier sind trotz gegebener Wahlmöglichkeiten die Gründe des Betroffenen nicht die eigenen, da das Gründeleiten von außen navigiert wird.

Eigenverantwortung begründet sich durch den gesetzten Autonomiebegriff, da sich auch Eigenverantwortung einer adäquaten Optionenmenge bedient, um Autor des eigenen Lebens sein zu können. Eigenverantwortliches Handeln kennzeichnet sich durch Selbstbindung an dieses Handeln, wobei solch eine Selbstbindung wiederum nur durch autonome Zustände möglich ist. Dementsprechend meint mein Eigenverantwortungsbegriff nicht den in der öffentlichen Rhetorik vorgefundenen. Eigenverantwortung ist die Verantwortung des Selbst gegenüber dem Selbst und meint dabei alle Handlungen, die eigenes Selbst betreffen. Die Verantwortung einer Person gegenüber sich selber beinhaltet die Notwendigkeit, sich in Reflektion zu ihren Gründen zu setzen.

In der Eigenverantwortungs-Forderung, sind Forderungen eines Verhaltens-Einhaltens gesetzt, die jeder gegenüber sich selber einhalten soll, obwohl sie nicht von sich selber und gegenüber sich selber gegeben wurden, wodurch paradoxerweise keine Eigenverantwortung mehr ausgeübt wird. Das Tragische dabei ist der Verlust der Autonomie – wer personale Eigenverantwortung nicht lebensweltlich anwenden darf, verliert personale Autonomie und ist somit auch nicht mehr Akteur des eigenen Lebens. Um die paradoxe Forderung nach bloßer Eigenverantwortung als Gesetzbindung vollständig aufzuzeigen, schließt zunächst der zweite Teil mit einer legitimen Paternalismus-Definition ab. Meine These zu gerechtfertigtem Paternalismus umschreibt die Rechtfertigung paternalistischer Handlungen, sowie Wirkkraft der Paternalismusdefinition: Paternalismus ist *gerechtfertigt*, wenn durch die paternalistische Maßnahme eine Situation mit nicht-adäquaten Optionenmengen – demnach Autonomieabwesenheit – verhindert wird. Paternalismus ist *definiert* durch den Wohlwollens-Charakter gegenüber dem Paternalismus-Angesprochenen und dessen Schutz vor sich selber aufgrund äußerer Nötigungsumstände. Insgesamt sind folgende Thesen über paternalistische Handlungen von mir begründet: Erstens sind weich-paternalistische Handlungen tatsächlich paternalistische. Zweitens ist nur passiver Paternalismus legitim, sprich nur solche paternalistischen Handlungen, die ein Verbot aussprechen und nicht solche, die eine Pflichterfüllung verlangen. Drittens ist Wohlwollens-Prinzip (oder Wohltätigkeits-Prinzip) Definitionsteil paternalistischer Handlungen und ist gerechtfertigt, sobald solch Wohlwollen Autonomie impliziert. Dementsprechend sind Wohlwollens- und Autonomieprinzip keine widersprüchlichen Prinzipien, so dass wir gerechtfertigte Paternalismusmaßnahmen überprüfen können, indem wir das Vorhandensein von autonom-paternalistischen Verhältnissen nachfragen. Die Kommensurabilität ergibt sich unter anderem aus dem Schutz-vor-sich-selber-Prinzip, das jedoch nicht als Autonomieverweigerung gerechtfertigt ist, sondern nur dann legitim und dementsprechend geboten, wenn vorgefundener Zustand bereits nicht autonom ist. Auch adäquate Optionenmengen als Autonomiebedingung ergeben den Zusammenhang von Wohlwollen und Autonomie, indem zunächst ein Verbot die Bevölkerung vor einer nicht-autonomen Situation bewahrt und in einem zweiten Schritt das Symptom des schlechten Staatszustandes behandelt werden sollte. Daher wäre beispielsweise eine Organmarkt-Legalisierung, mit der Begründung einer dadurch geschaffenen Bürgerhilfe, keine adäquate Staatshandlung. Das Organhandel-Beispiel zeigt eine konkrete Situation auf, in der über den Autonomiebegriff eine Verbotsaufhebung des Organhandels argumentiert wird, sich jedoch bei genauer Analyse der potentiellen Legalisierung, eine Autonomieeinschränkung offenbart. Staatlicher Paternalismus hat nicht nur die Aufgabe, (zusätzliche) Wahlmöglichkeiten zu schaffen, sondern erstens zu überprüfen, ob ausreichend adäquate Optionenmengen vorhanden sind. Falls dies verneint wird, ist die zweite Staatsaufgabe die Abwendung der nicht-adäquaten Optionenmengen-Situation. *Aufgrund der Vermeidung von nicht-adäquaten Zuständen, ergibt sich die moralische Objektivität paternalistischer Maßnahmen.* Denn ohne Wohlwollen als Autonomie-Ausübung übersetzen sich paternalistische Handlungen in Manipulation. Dritte Aufgabe stellt Kontrolle dar, ob staatliches Handeln tatsächlich im Namen der Freiheit ausgeübt wird oder ob andere Motive hinter paternalistischen Absichten zugeordnet werden können. Wenn wir nicht-adäquate Optionenmengen-Situationen identifizieren, kann sogar per paternalistischer Staatshandlung Autonomie geschützt werden. Das Verbot der aktiven Sterbehilfe hat hier zum einen ein weiteres Beispiel zur Bedingung der adäquaten Optionenmenge gezeigt. Zum anderen wurde hier insbesondere die angenommene falsche Annahme deutlich, nach der manche paternalistische Verbote sich gegen unsere freie Selbstbestimmung richten würden. Die Forderung nach vorzeitiger Lebensbeendung durch eine andere Person (Arzt) bezieht sich auf die Forderung an den Staat, die für die vorzeitige Lebensbeendigung notwendigen Einrichtungen zu schaffen. Wodurch wiederum das Argument gegen die staatliche Einmischung auf selbstbestimmte Lebensbeendung nicht logisch nachvollziehbar ist. Indem der Staat keine Rahmenbedingung für aktive Sterbehilfe schafft, schafft er damit nicht die Abwesenheit von Selbstbestimmung.

Die Paternalismusanalyse hat zwei Gründe: erstens ist eine weitere wesentliche Konklusion, dass geforderte Eigenverantwortung als paternalistisch-strukturierte Regel, wie auch nicht-gesetzte Regel nicht umsetzbar ist. Heißt:

Eigenverantwortung kann nicht als paternalistische Forderung gefordert werden (Kapitel 9). Zweitens führt die ausführliche Paternalismus-Definition und insbesondere auch Rechtfertigung zu passenden Anwendungen einer Eigenverantwortung im Arzt-Patient-Kontext (Kapitel 10). Eigenverantwortungs-Forderung kann per inhaltsleerer oder inhaltsgesetzter Formulierung stattfinden. Letzteres sind die in der öffentlichen Rhetorik des Eigenverantwortungsbegriffs implizit angenommenen, so dass Eigenverantwortung immer schon eine Regeleinhaltung meint und nicht ein personal-eigenverantwortliches Verhalten an sich. Im gesundheitsbezogenen Kontext ist dementsprechend eine Person eigenverantwortlich, indem sie sich gesundheitsbewusst positiv verhält. Doch die Forderung nach personaler Eigenverantwortung verlässt paradoxerweise die Sphäre der Eigenverantwortung. Paternalistische Gesetze rechtfertigen sich durch die Annahme, dass die den Paternalismus betreffende Person nicht weiß, was gut für sie ist. Da Eigenverantwortung jedoch ein ausschließlich das Subjekt betreffendes Phänomen ist, konkurrieren Paternalismus und Eigenverantwortung. Denn Bürger sollen eigenverantwortlich handeln, wozu sie jedoch angeblich nicht in der Lage sind. Daraus ergibt sich die paternalistische Forderung nach Eigenverantwortung, die wiederum aufgrund der vorher behaupteten unmöglichen Ausführung nur in Paradoxie laufen kann. Außerdem wird aufgrund des *Forderungselements* die Ebene der Eigenverantwortung verlassen, da sich so Fremdbestimmung ergibt, wodurch sich wiederum eine doppelte Verantwortung ergibt – eigenverantwortlich sein gegenüber dem Staat und gegenüber sich selber.

Wenn aufgrund des Forderungselements paradoxerweise keine Eigenverantwortung mehr gegeben ist und dennoch eine sogenannte eigenverantwortliche Handlung ausgeführt werden soll, handelt es sich nur um eine scheinbar eigenverantwortliche Handlung. Dadurch kann letztendlich gar keine Eigenverantwortung, sondern nur eine Regeleinhaltung, gefordert sein. Doch auch Regeleinhaltungen (als übersetzte Eigenverantwortung) können nicht bestehen. Wenn wir annehmen, Eigenverantwortung würde das Befolgen einer Handlung meinen, würde solch eine Forderung, selbst, wenn wir annehmen würden, Eigenverantwortung wäre dann noch gegeben, nicht aufgehen. Dies liegt zum einen an nicht-selbstgewählten Gesundheitsdeterminanten, wie der unterschiedliche sozioökonomische Status innerhalb der Bevölkerung, die zu ungleichen Eigenverantwortungs-Handlungsmöglichkeiten führt. Auch selbstgewählte Gesundheitsdeterminanten wären schwer als Berechnung übersetzbar, da gesundheitsfördernde von gesundheitsschädigenden Verhaltensweisen nicht immer eindeutig voneinander differenzierbar sind. Soziale Ungleichheiten, sowie das Problem der kausalen Zuordnung von gesundheitsfördernden Geboten, machen die Etablierung eines personalen Gesundheitsverhaltens als

Forderung schwierig, unabhängig ob diese Forderung als eigenverantwortlich bezeichnet wird oder als bloße Forderung steht. Insbesondere wäre auch eine Lebensmusterwahlversicherung keine eigenverantwortliche Handlung. Eigenverantwortlich ist die autonome Wahl des personalen Lebensmusters, nicht jedoch das Wählen solcher Muster, die dann wiederum vor potentiellen Schäden versichert werden sollen. Dies liegt an der unterschiedlichen Bepreisung der unterschiedlichen Lebensmuster, wodurch die Eigenverantwortungs-Sphäre wiederum verlassen ist. Eine Preissetzung impliziert Abstufungen der Werthaftigkeit von unterschiedlichen Lebensplänen. Durch solche Setzungen ist autonome Eigenverantwortung nicht gegeben.

Das 9. Kapitel schließt mit Analysen über potentielle Verbindungen des Solidaritätsgedankens mit personaler Eigenverantwortung ab. Dabei lade ich den Leser zunächst ein, sich ein Gedankenexperiment vorzustellen, in dem individuelle Talente und implizite Nutzenbringung für die Gesellschaft als Solidarität übersetzt werden würden, wodurch sich persönlicher Schaden rechtfertigen ließe und schlussendlich solidarisch aufgefangen werden würde. Bei Talenten, die gesundheitsschädigend sind, dabei jedoch einen Nutzen für die Gemeinschaft tragen, würde diese Eigenverantwortung in Solidarität übersetzt werden. Meine Konklusion ist die Verneinung solch eines Vorhabens aufgrund der implizit utilitaristischen Rechnung, die nicht aufgehen kann, weil Prämissen für Solidarität nicht in einem utilitaristischen Gebilde des Mehrheits-Nutzens der Gesellschaft begründet sein können. Dies funktioniert insbesondere auch nicht, weil die Werthaftigkeit mancher Talente von uns als Gesellschaft gesetzt und zufällig ist (Michael Sandel). Wenn wir individuell-eigenverantwortliches Verhalten innerhalb der Gesellschaft damit aufrechnen, inwiefern wir als Gemeinschaft diesen Gehalt als sinnvoll einschätzen, ist wiederum die individuelle Eigenverantwortung nicht gegeben, da wir nicht vom Subjekt ausgehen, welches eigene Eigenverantwortung wählt. *Personale Eigenverantwortung kann nicht utilitaristisch innerhalb eines Gesellschaftskontexts verrechnet werden.*

Auch sollten wir im Rahmen des Solidaritätsprinzips nicht vergessen, dass Nehmer aus dem Krankenversicherungssystem aufgrund des Nehmergrundes, keine Gewinner sind und zudem fast jeder in das System einzahlt, wodurch sich die Berechtigung von gemeinschaftlich finanzierten Schicksalsschlägen (Krankheiten) ergibt. Meine Befürchtung ist eine Verschiebung des etablierten Solidaritätsprinzips in eine Interpretation, die mit dem ursprünglich gemeinten Solidaritätsgedanken nicht mehr viel zu tun hat. Der Solidaritätsgedanke bezieht sich im Grunde auf die *gemeinschaftliche* Anerkennung *individueller* Lebenspläne und die jeweils folgenden Auswirkungen werden solidarisch aufgefangen. Die von mir kritisierte Verschiebung meint eine

Solidaritätsinterpretation, nach der jedes Individuum eigenverantwortlich handeln soll, wodurch Individuen ihre Solidarität beweisen. Solidarität meint dementsprechend weniger ein gemeinschaftliches Gut. Sondern Solidarität setzt nun beim Einzelnen an, indem Solidarität eine bestimmte Verhaltensweise des Individuums (als eigenverantwortlich bezeichnete) verlangt, wodurch Solidarität gegenüber der Gruppe bewiesen wird. Solidarität kann jedoch nicht in Eigenverantwortung übersetzt werden.

Meine Arbeit schließt mit einem versöhnlichen Versuch, Eigenverantwortung im Gesundheitswesen etablieren zu können (Kapitel 10). Dies ist möglich im Bereich der Arzt-Patient-Beziehung, indem Fürsorge- und Autonomieprinzip als kommensurable Prinzipien ausgelegt werden. Ähnlich meiner Begründung, nach der sich Wohltätigkeitsprinzip und Autonomieprinzip in paternalistischen Strukturen nicht ausschließen müssen, kann dies im Arzt-Patient-Kontext erfolgen, indem beide Prinzipien angebracht interpretiert sind. Gemäß des von mir als legitim definierten Paternalismus-Begriffs, müssen medizinische Handlungen in ihrem Kontext betrachtet werden. Dementsprechend ist zunächst das Informieren über diverse Behandlungsmöglichkeiten immer unproblematisch. Auch ärztliche Empfehlung ist als ärztlicher Rat im Rahmen potentieller Krankheitsbehandlungen zulässig. Dabei sind Transparenz und Unabhängigkeit (zum Beispiel von einem ökonomischen Nutzen des Arztes) notwendige Bedingungen. Zusätzliche Empfehlungen des Arztes, die auch als sachliche Einschätzung der krankheitsbedingten Situation interpretierbar sind, können Patienten in ihre *Entscheidungsräume miteinschließen.* Auch hier zählen alle bereits erörterten Bedingungen, wie die Abwesenheit von Manipulationsmechanismen oder Überredungsversuche, aufgrund der dadurch nur scheinbar eigenen Gründe innerhalb der Gründedeliberation. Hat der Akteur keine eigenen Gründe zur Verfügung, dann folgt daraus die Abwesenheit des Fürsorgeprinzips. Das Fürsorgeprinzip ergibt sich durch den Respekt vor der Autonomie der Patienten. Wenn wir das Fürsorgeprinzip verstehen als Anerkennung der Wahrung von adäquaten Optionenmengen und dem individuellen Recht, davon Gebrauch zu machen, dann schließen sich Fürsorgeprinzip und Autonomieprinzip nicht aus. Dies kann auch im gesundheitlich-präventiven Bereich angewendet werden. Wenn wir die in der Rhetorik geforderte prospektive Verantwortung an die Patienten (diese meint: Prospektive Verantwortung ist nun präventive Eigenverantwortung und retrospektive Verantwortung ist nun nicht-eingehaltene Eigenverantwortung) nicht auf die Patienten anwenden, sondern auf (potentiell) behandelnde Ärzte, kann eine legitime Anwendung prospektiver Verantwortung stattfinden. Es geht dabei nicht um eine Verantwortungsverschiebung der persönlichen Gesundheit des Patienten auf den

Arzt. Sondern, um das Umsetzen des Arztes, aus Interesse am Fürsorgeprinzip und zugleich aus Interesse an der Autonomiewahrung seiner Patienten, präventive Maßnahmen zu unterrichten. Dadurch meint Autonomieausübung des Patienten nicht ein pflichtbehaftetes Erfüllen einer gesetzten Forderung, die sich so nur als scheinbare Eigenverantwortung tarnen würde. Sondern für Patienten ist Autonomie durch bloßes Informationsgeben des Arztes gegeben, wobei der Arzt wiederum kein Eigeninteresse am Informationsgeben ausüben darf. Durch das anschließende Selber-abwägen-dürfen des Patienten können sich Fürsorge- und Autonomieprinzip zusammenschließen. Dadurch ergibt sich das Zusprechen von Eigenverantwortung an den Patienten.

Aus den Ergebnissen und Argumenten meiner Arbeit zusammenfassend, möchte ich daher abschließend anfügen: Die Etablierung einer *präventiven Gesundheitsberatung* kann sicherlich effektiv und im Bereich der von mir geforderten paternalistischen Handlungen im Rahmen von Autonomie- und Eigenverantwortungsschutz anwendbar sein. Solche Maßnahmen sollten jedoch *nicht im Namen* einer Eigenverantwortungs-Begriffs-Anwendung stattfinden, da diese Begriffsanwendung erstens logisch nicht anwendbar ist und zweitens bei den Betroffenen möglicherweise das Gefühl des Versagens bei Nicht-Einhaltung hervorrufen könnte. Insbesondere die milieuspezifischen Unterschiede sind ein Problem, so dass sich der Zugang zu gesundheitsfördernden Maßnahmen (Lebensmittel, Fitnesscenter, Zusatzuntersuchungen, etc.) für sozialschwache Personen schwierig gestaltet. Der staatliche Verzicht der Mehrwertsteuer auf Obst und Gemüse könnte diesbezüglich einen Anfang liefern. Durch staatsverantwortliche Handlungen könnten gesundheitsfördernde Lebensstrukturen erleichtert werden, ohne erstens im Namen der Eigenverantwortung Lebensstile zu diskriminieren (wobei diese Lebensweisen teilweise nicht anders gelebt werden können) und zweitens keine Rücküberantwortung auf die Bevölkerung passiert.

Literaturverzeichnis

Ach, J.S./Marckmann, G. [2000] 2020: Todesbegriff und Hirntod-Kriterium; in: Wiesing, U. (Hrsg.): *Ethik in der Medizin. Ein Studienbuch*; Stuttgart: Reclam.

Ach, J.S./Schöne-Seifert, B. (2013): Relationale Autonomie. Eine kritische Analyse; in: Wiesemann, C./Simon, A. (Hrsg.): *Patientenautonomie: Theoretische Grundlagen, praktische Anwendungen*; Münster: mentis Verlag.

Ach, J.S./Wiesing, U./Marckmann, G. [2000] 2020: Einführung Sterbehilfe; in: *Ethik in der Medizin. Ein Studienbuch*; Stuttgart: Reclam Verlag. S. 235–245.

Achilles, M. (2003): *Lebendspende-Nierentransplantation. Eine theologisch-ethische Beurteilung*; Münster: LIT Verlag.

Anderson, J. (2013): Relationale Autonomie 2.0; in: Wiesemann, C./Simon, A. (Hrsg.): *Patientenautonomie: Theoretische Grundlagen, praktische Anwendungen*; Münster: mentis Verlag. S. 61–76.

Andrews, K./Murphy, L./Munday, R./Littelewood, C. (1996): Misdiagnosis of the vegetative state: retrospective study in a rehabilitation unit; in: BMJ, Vol. 313; S. 13–16.

Anscombes, E. (1957): *Intention*; Oxford: Blackwell.

Aristoteles [2006] 2017: *Nikomachische Ethik*; übersetzt und herausgegeben von Wolf, U., Reinbek bei Hamburg: rowohlts enzyklopädie.

Arnold, N. (2011): Einleitung. Vielfalt und Selbstbestimmung im Gesundheitssystem – Wege aus der sozialen Ungleichheit; in: Arnold, N./Marx, P./Möller-Slawinski, H./Wippermann, C. (Hrsg.): *Chancengerechtigkeit im Gesundheitssystem*; Wiesbaden: Springer Fachmedien; S. 11–23.

Arnold, N./Marx, P./Möller-Slawinski, H./Wippermann, C. (2011): *Chancengerechtigkeit im Gesundheitssystem*; Wiesbaden: Springer Fachmedien.

Arnold, N. (2014): Verbot der organisierten Beihilfe zum Suizid; in: *Konrad-Adenauer-Stiftung. Analysen & Argumente*; Ausgabe 142.

Baethge, C. (2013): Die dunkle Seite der menschlichen Einbildungskraft; in: *Deutsches Ärzteblatt*, 110 (41); S. A1904–1905.

Bassler, M. (2005): Neurobiologische Grundlagen von Angst; in: Bassler, M./Leidig, S. (Hrsg.): *Psychotherapie der Angsterkrankungen*; Stuttgart: Thieme Verlag; S. 11–19.

Bassler, M./Leidig, S. (2005): *Psychotherapie der Angsterkrankungen*; Stuttgart: Thieme Verlag.

Baumann, H. (2004): Autonomie und Biografie; in: Bluhm, R./Nimtz, C. (Hrsg.): *Ausgewählte Texte zu den Sektionen der GAP.5*; Münster: mentis Verlag; S. 668–678.

Beauchamp, T.L. (1976): Paternalism and Bio-Behavioral Control; in: *The Monist*; vol. 60, no 1; S. 62–80.

Beauchamp, T.L. (2009): The Concept of Paternalism in Biomedical Ethics; in: Sturma, D./Honnefelder, L. (Hrsg.): *Jahrbuch für Wissenschaft und Ethik*; Band 14/2009; Berlin/New York: Walter de Gruyter; S. 77–92.

Beauchamp, T.L. /Childress, J.F. (1979): *Principles of Biomedical Ethics*; Oxford University Press.

Beckmann, J.P. (1996): *Fragen und Probleme einer medizinischen Ethik*; Berlin: Walter de Gruyter.

Beckmann, J.P. (1996): Über die Bedeutung des Person-Begriffs im Hinblick auf aktuelle medizin-ethische Probleme; in: Beckmann, J.P. (Hrsg.): *Fragen und Probleme einer medizinischen Ethik*; Berlin: Walter de Gruyter. S. 279–306.

Beckmann, J.P. (2017): Autonomie und Selbstbestimmung auch am Lebensende; in: Bielefeldt, H./Frewer, A./Ostgathe, C./Welsh, C. (Hrsg.): *Autonomie und Menschenrechte am Lebensende. Grundlagen, Erfahrungen, Reflexionen aus der Praxis*; Bielefeld: transcript Verlag; S. 27–44.

Beckmann, J.P. (2020): *Autonomie. Aktuelle ethische Herausforderungen der Gesellschaft*; Freiburg/München: Verlag Karl Alber.

Benson, P. (2013): Handlungsfreiheit und Selbstwert, in: Betzler, M. (Hrsg.): *Autonomie der Person*; Münster: mentis Verlag; S. 131–148.

Berlin, I. (1969): *Four Essays on Liberty*; Oxford/England: Oxford University Press.

Betzler, M./Guckes, B. (2001) (Hrsg.): *Harry G. Frankfurt. Freiheit und Selbstbestimmung. Ausgewählte Texte*; Berlin: Akademie Verlag.

Betzler, M. (2013): *Autonomie der Person*; Münster: mentis Verlag.

Bieber, C./Gschwendtner, K./Müller, N./Eich, W. (2016): Partizipative Entscheidungsfindung (PEF) – Patient und Arzt im Team; in: *PPmP*, Volume 66 (05): S. 195–207.

Bierhoff, H.-W./Rohmann, E. (2017): Diffusion der Verantwortung; in: Heidbrink, L./ Langbehn, C./Loh, J. (Hrsg.) *Handbuch Verantwortung*; Wiesbaden: Springer Fachmedien; S. 911–931.

Birnbacher, D. (1999): Fünf Bedingungen für ein akzeptables Todeskriterium; in: Quante, M./Ach, J.S. (Hrsg.): *Hirntod und Organverpflanzung. Ethisch, medizinisch, psychologische und rechtliche Aspekte der Transplantationsmedizin*; Stuttgart-Bad Cannstatt.

Birnbacher, D. [2000] 2020: Tun und Unterlassen; in: Wiesing, U. (Hrsg.): *Ethik in der Medizin. Ein Studienbuch*; Stuttgart: Reclam Verlag; S. 258–265.

Boeckh, J. (2016): Gesundheit als soziale Ungleichheit; in: Luthe, E.-W. (Hrsg.): *Kommunale Gesundheitslandschaften*; Wiesbaden: Springer Fachmedien; S. 213–224.

Boeckh, J./Huster, E.-U./Benz, B./Schütte, J. (2016): *Sozialpolitik in Deutschland. Eine systematische Einführung*; Wiesbaden: Springer.

Boorse, C. (1975): On the Distinction between Disease and Illness; in: *Philosophy & Public Affairs*, Vol 5, No 1; S. 49–68.

Boorse, C. (1987): Concepts of Health; in: VanDeVeer, D/Regan, T (Hrsg.): *Health Care Ethics: An Introduction*; Philadelphia: Temple Univ. Press; S 359–393.

Brenner, H./Mons, U./Perna, L. (2016): Alzheimer-Risikofaktor APOE-E4. Hat der Cholesterinspiegel Einfluss auf die Kognition?; in: *Deutsches Ärzteblatt*, 113(37): [28]; S. 28–29.

Burggraf, M.H. (2016): *Augenärztliche Begutachtung*; Stuttgart: Georg Thieme.

Buyx, A. (2005): Eigenverantwortung als Verteilungskriterium im Gesundheitswesen – Theoretische Grundlagen und praktische Umsetzung; in: Rauprich, G./Marckmann, G./ Vollmann, J. (Hrsg.): *Gleichheit und Gerechtigkeit in der modernen Medizin*; Paderborn: mentis Verlag; S. 315–334.

Buyx, A./Prainsack, B. (2016): *Das Solidaritätsprinzip: Ein Plädoyer für eine Renaissance in Medizin und Bioethik*; Frankfurt/New York: Campus Verlag.

Celikates, R./Gosepath, S. (2013): *Grundkurs Philosophie. Band 6 Politische Philosophie*; Stuttgart: Phillip Reclam.

Quante, M./Childress, J.F. (2022): *Thick (Concepts of) Autonomy. Personal Autonomy in Ethics and Bioethics*; Schweiz: Springer Verlag.

Christman, J. (2009): *The Politics of Persons: Individual Autonomy and Socio-Historical Selves*; Cambridge: Cambridge University Press.

Christman, J. (2022): Autonomy, Respect, and Joint Delibertion; in: Quante, M./Childress, J.F. (Hrsg.): *Thick (Concepts of) Autonomy. Personal Autonomy in Ethics and Bioethics*; Schweiz: Springer Verlag; S. 67–85.

Cohen, L. (1999): Where It Hurts: Indian Material for an Ethics of Organ Transplantation; in: *Daedaldus*, Vol. 128, No.4, S. 135–165.

Crone, K. (2016): *Identität von Personen: eine Strukturanalyse des biographischen Selbstverständnisses*; Berlin/Boston: de Gruyter.

De Ridder, M. (2019): Der Patient im Mittelpunkt: Der kranke Mensch im Spannungsfeld von Selbstbestimmung und ärztlicher Fürsorgepflicht; in: PET/CD Symposium: *Die PET in der multimodalen Therapie: Was wir haben, was wir brauchen und was wir erwarten können*; S. 12–14.

Deisenhammer, E.A./Hinterhuber, H. (2010): Grundbedingungen der Psychopharmakotherapie; in: Laux, G./Riederer, P.F. (Hrsg.): *Grundlagen der Neuro-Psychopharmakologie. Ein Therapiehandbuch*; Wien, New York: Springer Verlag; S. 1–9.

Dietrich, F. (2001): Eigenverantwortung als medizinethisches Rationierungskriterium; in *Zeitschrift für medizinische Ethik*, Nr. 47; S. 371–385.

Diederich, A./Schreier, M. (2010): Zur Akzeptanz von Eigenverantwortung als Posteriorisierungskriterium. Eine empirische Untersuchung; in: *Bundesgesundheitsblatt – Gesundheitsforschung – Gesundheitsschutz*; Springer Verlag; S. 896–902.

Dietz, K.-M. (2013): Die Entdeckung der Autonomie bei den Griechen; in: *Forum Classicum*, Nr. 4; S. 256–262.

Drerup, J. (2013): *Paternalismus, Perfektionismus und die Grenzen der Freiheit*; Paderborn: Ferdinand Schöningh.

Drexler, M.S./Köhler, W. (2009): Suchterkrankungen: Mit alten Vorstellungen aufräumen; in: *Deutsches Ärzteblatt* PP, Heft 1; S. 21–22.

Dross, F. (2022): allerhandt sorten Armer, Krankher vnd Schadhaffter Persohnen – Soziale Dynamiken historischer Krankheitsbegriffe; in: *Zeitschrift für medizinische Ethik*, 68(2), S. 135–150.

Drosten, C. interviewt von Spinney, L. (2020): Germanys Covid19 expert: „For many I'm the evil guy crippling the economy"; in: *The Guardian*; 26. Apr 2020; https://www.theguardian.com/world/2020/apr/26/virologist-christian-drosten-germany-coronavirus-expert-interview [21.09.2023].

Düber, D. (2013): Lassen sich moralische Grenzen des Paternalismus durch Prinzipien bestimmen?; in: *Preprints and Working Papers of the Centre for Advanced Study in Bioethics*; Münster 2013/58.

Dworkin, G. (1972): Paternalism; in: *The Monist*, Vol. 56, No 1; S. 64–84.

Dworkin, G. (1981): The Concept of Autonomy; in: *Grazer philosophische Studien*, Volume 12, Issue 1; S. 203–213.

Dworkin, G. [1988] 1997: *The Theory and Practice of Autonomy*; United Kingdom: Cambridge University Press.

Dworkin, R. [2000] 2002: *Sovereign Virtue. The Theory and Practice of Equality*; Cambridge/London: Harvard University Press.

Dworkin, R. (2012): *Gerechtigkeit für Igel*; Berlin: Suhrkamp Verlag.

Dworkin, R. [2011] 2013: *Justice for Hedgehogs*; Cambridge/London: The Belknap Press of Harvard University Press.

Dworkin, R. interviewt von Buis, C.-L. (Datum unbekannt): Man kann auch ohne Menschenwürde leben; in: *Cicero online*; https://www.cicero.de/aussenpolitik/man-kann-auch-ohne-wuerde-leben/52502?seite=1 [04.09.2023].

Ehresmann, J. (2021): Wann dürfen Ärzte Patienten ablehnen?; in: *praktischArzt*; https://www.praktischarzt.de/magazin/aerztliche-behandlungspflicht/ [16.09.2023].

Ekardt, F. (2016): *Theorie der Nachhaltigkeit. Ethische, rechtliche, politische und transformative Zugänge – am Beispiel von Klimawandel, Ressourcenknappheit und Welthandel*; Baden-Baden: Nomos Verlagsgesellschaft.

Fateh-Moghadam, B. (2010): Grenzen des weichen Paternalismus – Blinde Flecken der liberalen Paternalismuskritik; in: Fateh-Moghadam, B./Sellmaier, S./Vossenkuhl, W. (Hrsg.): *Grenzen des Paternalismus*; Stuttgart: W. Kohlhammer Verlag; S. 21–47.

Fateh-Moghadam, B./Sellmaier, S./Vossenkuhl, W. (2010): *Grenzen des Paternalismus*; Stuttgart: W. Kohlhammer Verlag.

Feinberg, J. (1971): Legal Paternalism; in: *Canadian Journal of Philosophy*, Vol. 1, No. 1: S. 105–124.

Feinberg, J. (1984): *Harm to Others. The Moral Limits of the Criminal Law*; New York: Oxford University Press.

Feinberg, J. (1986): *Harm to Self. The Moral Limits of the Criminal Law*; New York: Oxford University Press.

Flores, M./Glusman, G./Brogaard, K./Price, N.D./Hood, L. (2013): P4 medicine: how systems medicine will transform the healthcare sector and society; in: *Personalized medicine*; 10(6), S. 565–576.

Fonnesu, L. (2017): Der Begriff der Verantwortung in der Neuzeit und in der Aufklärung; in: Heidbrink, L./Langbehn, C./Loh, J. (Hrsg.): *Handbuch Verantwortung*; Wien: Springer VS; S. 911–931.

Franke, A. [2006] 2012: *Modelle von Gesundheit und* Krankheit; Bern: Verlag Hans Huber.

Frankfurt, H. (2001): Alternative Handlungsmöglichkeiten und moralische Verantwortung; in: Betzler, M./Guckes, B. (2001) (Hrsg.): *Harry G. Frankfurt. Freiheit und Selbstbestimmung. Ausgewählte Texte*; Berlin: Akademie Verlag. (Orig.: Frankfurt, H. (1969): Alternative Possibilities and Moral Responsibility; in: *The Journal of Philosophy Volume 66*, Issue 23, December 1969; S. 829–839).

Frankfurt, H. (2013): Willensfreiheit und der Begriff der Person; in: Betzler, M. (Hrsg.): *Autonomie der Person*; Münster: mentis Verlag. (Orig.: Freedom of the Will and the Concept of a Person; in: *The Journal of Philosophy*, Vol. 68, No.1, 1971; S. 5–20).

Fuchs, T./Lauter, H. (1997): Euthanasie: Kein Recht auf Tötung; in: *Deutsches Ärzteblatt*; 94/Heft 5; A220–224.

Giese, C. (2002): *Die Patientenautonomie zwischen Paternalismus und Wirtschaftlichkeit. Das Modell ‚Informed Consent' in der Diskussion*; Münster: LIT Verlag.

Gkountis, I. (2011): *Autonomie und strafrechtlicher Paternalismus*; Berlin: Duncker & Humblot.

Goldman, D.P./Joyce, G.F./Karaca-Mandic, P. (2006): Varying pharmacy benefits with clinical status: the case of cholesterol-lowering therapy; in: *Am J Manag Care*; Jan;12(1):21–8. PMID: 16402885.

Goyal, M./Mehta, R.L./Schneidermann, L.J./Sehgal, A.R. (2002): Economic and Health Consequences of Selling a Kidney in India; in: *JAMA*, October 2/2002; Vol 288, No. 13; S. 1589–1593.

Günther, U. [1983] 1987: Gehorsam bei Elektroschocks: die Experimente von Milgram; in: Frey, D./Greif, S. (Hrsg.): *Sozialpsychologie. Ein Handbuch in Schlüsselbegriffen*; München/Weinheim: Psychologie Verlags Union; S. 445–452.

Günther, K. (2002): Zwischen Ermächtigung und Disziplinierung. Verantwortung im gegenwärtigen Kapitalismus; in: Honneth, A. (Hrsg.): *Befreiung aus der Mündigkeit. Paradoxien des gegenwärtigen Kapitalismus*; Frankfurt/Main: Campus Verlag; S. 117–140.

Günther, K. (2006): Aufgaben- und Zurechnungsverantwortung; in: Heidbrink, L./Hirsch, A. (Hrsg.): *Verantwortung in der Zivilgesellschaft. Zur Konjunktur eines widersprüchlichen Prinzips*; Frankfurt/New York: Campus Verlag; S. 295–329.

Häuser W./Hansen E./Enck P. (2012): Nocebo phenomena in medicine: their relevance in everyday clinical practice; in: *Deutsches Ärzteblatt*, 109(26): S. 459–465.

Hallich, O. (2011): Selbstbindungen und medizinischer Paternalismus. Zum normativen Status von „Odysseus-Anweisungen"; in: *Zeitschrift für philosophische Forschung*; Bd. 65, H2; S. 151–172.

Heidbrink, L./Hirsch, A. (2006): *Verantwortung in der Zivilgesellschaft. Zur Konjunktur eines widersprüchlichen Prinzips*; Frankfurt/New York: Campus Verlag.

Heidbrink, L./Langbehn, C./Loh, J. (2017) (Hrsg.) *Handbuch Verantwortung*; Wiesbaden: Springer Fachmedien.

Hurka, T. (1987): Why Value Autonomy?; in: *Social Theory and Practice*; Vol. 13, No 3; S. 361–382.

Huster, S. (2011): *Soziale Gesundheitsgerechtigkeit. Sparen, umverteilen, vorsorgen?*; Berlin: Verlag Klaus Wagenbach.

Huster, S. (2012): Solidarität und Eigenverantwortung – Spannung oder Gleichklang? Persoanl Resposibility and solidarity; in: *Zeitschrift für Evidenz, Fortbildung und Qualität im Gesundheitswesen (ZEFQ)*; Volume 106, Issue 3; S. 195–198.

Huster, S. (2015): *Selbstbestimmung, Gerechtigkeit und Gesundheit*; Normative Aspekte von Public Health; Baden-Baden: Nomos Verlagsgesellschaft.

Höffe, O. (1993): *Moral als Preis der Moderne. Ein Versuch über Wissenschaft, Technik und Umwelt*; Frankfurt: Suhrkamp Verlag.

Hoerster, N. (1991): *Abtreibung im säkularen Staat*; Frankfurt am Main: Suhrkamp Verlag.

Holst, J. (2008): *Kostenbeteiligungen für Patienten – Reformansatz ohne Evidenz! Theoretische Betrachtungen und empirische Befunde aus Industrieländern*; Discussion Papers/Wissenschaftszentrum Berlin für Sozialforschung, Forschungsschwerpunkt Bildung, Arbeit und Lebenschancen, Forschungsgruppe Public Health, 2008–305; Berlin: Wissenschaftszentrum Berlin für Sozialforschung.

Honnefelder, L. (2007a): Gesundheit als Gut – die anthropologische Perspektive; in: Schumpelick, V./Vogel, B./Konrad-Adenauer-Stiftung (Hrsg.): *Was ist uns Gesundheit wert? Gerechte Verteilung knapper Ressourcen*; Freiburg: herder Verlag; S. 16–33.

Honnefelder, L. (2007b): *Was soll ich tun, wer will ich sein? Vernunft und Verantwortung, Gewissen und Schuld*; Berlin: University Press.

Honneth, A. (2002): *Befreiung aus der Mündigkeit. Paradoxien des gegenwärtigen Kapitalismus*; Frankfurt am Main: Campus.

Janda, C. (2016): *Medizinrecht*; Konstanz/München: UVK Verlagsgesellschaft.

Jonas, H. [1987] 2013: *Technik, Medizin und Ethik. Praxis des Prinzips Verantwortung*; Frankfurt am Main: Insel Verlag.

Juengst, E.T. [2000] 2020: Was bedeute Enhancement?; in: Wiesing, U. (Hrsg.): *Ethik in der Medizin. Ein Studienbuch*; Stuttgart: Reclam Verlag; S. 504–510.

Kant, I.: *Grundlegung zur Metaphysik der Sitten*; aus der Ausgabe: Weischedel, W. [1974] 2014 (Hrsg.): Frankfurt am Main: Suhrkamp.

Karsch, F. (2015): *Medizin zwischen Markt und Moral. Zur Kommerzialisierung ärztlicher Handlungsfelder*; Bielefeld: transcript Verlag.

Kleinig, J. (1983): *Paternalism*; Manchester: Manchester University Press.

Kreß, H. (2009): *Medizinische Ethik. Gesundheitsschutz – Selbstbestimmungsrechte – heutige Wertkonflikte*; Stuttgart: Verlag W. Kohlhammer.

Kühler, M. (2013): Zwischen Toleranz und Paternalismus: zur Ethik des sozialen Nahbereichs; in: *Reprints and Working Papers of the Centre for Advanced Study in Bioethics*; Münster 2013/50.

Kühler, M. (2017): Toleranz und/oder Paternalismus im engeren sozialen Nahbereich? The Tension Between Being Tolerant and Being Paternalistic in Close Personal Relationships; in: *Zeitschrift für praktische Philosophie*; Band 4, Heft 2, S. 63–86.

Laurenti, R. (1984): Homosexuality and the International Classification of Diseases; in: *Rev Saude Publica*, Oct;18(5):344–7, S. 346–347.

Laux, G./Riederer, P.F. (2010): *Grundlagen der Neuro-Psychopharmakologie. Ein Therapiehandbuch*; Wien, New York: Springer Verlag.

Lenk, H./Ropohl, G. (1993): *Technik und Ethik*; Stuttgart: Reclam.

Luthe, E.-W. (Hrsg.): *Kommunale Gesundheitslandschaften*; Wiesbaden: Springer Fachmedien.

Maio, G. [2011] 2017: *Mittelpunkt Mensch. Lehrbuch der Ethik in der Medizin*; Stuttgart: Schattauer.

Maio, G. 2014: Der Mensch als Macher seiner eigenen Gesundheit; in: *Dialog. Bildungsjournal der Pädagogischen Hochschule Karlsruhe*; 1. Jahrgang 2014 Heft 1; S. 9–13.

Maio, G. [2014] 2016: *Geschäftsmodell Gesundheit. Wie der Markt die Heilkunst abschafft*; Berlin: Suhrkamp Verlag.

Majone, G. (1997): From the Positive to the Regulatory State: Causes and Consequences of Changes in the Mode of Governance; in: *Journal of Public Policy*, 17:2; S. 139–167.

Marckmann, G. (2005): Eigenverantwortung als Rechtfertigungsgrund für ungleiche Leistungsansprüche in der Gesundheitsversorgung?; in: Rauprich, O./Marckmann, G./Vollmann, J. (Hrsg.): *Gleichheit und Gerechtigkeit in der modernen Medizin*; Paderborn: mentis Verlag; S. 299–313.

Marckmann, G. [2000] 2020: Einführung Kapitel 10 Mittelverteilung im Gesundheitswesen; in: Wiesing, U. (Hrsg.): *Ethik in der Medizin. Ein Studienbuch*; Stuttgart: Reclam Verlag; S. 287–301.

Mill, J.S. [1859] 2010: *Über menschliche Freiheit*; Stuttgart: Reclam. (Orig.: *On Liberty*; London: John W. Parker and son, West Strand.)

Moser, E. (2020): *Unveräußerliche Rechte*; Tübingen: Mohr Siebeck.

Myrtek, M. (1998): *Gesunde Kranke – kranke Gesunde. Psychophysiologie des Krankheitsverhaltens*; Bern: Verlag Hans Huber.

Neuhäuser, C. (2015): Verantwortung; in: Sturma, D./Heinrichs, B. (Hrsg.): *Handbuch Bioethik*; Stuttgart/Weimar: J. B. Metzler Verlag; S. 160–164.

Nida-Rümelin, J. (2001): *Strukturelle Rationalität. Ein philosophischer Essay über praktische Vernunft*; Stuttgart: Philipp Reclam Verlag.

Nida-Rümelin, J. (2002): *Ethische Essays*; Frankfurt am Main: Suhrkamp.

Nida-Rümelin, J. (2005): *Angewandte Ethik. Die Bereichsethiken und ihre theoretische Fundierung. Ein Handbuch*; Stuttgart: Kröner Verlag.

Nida-Rümelin, J. (2005): Ethik des Risikos; in: Nida-Rümelin (Hrsg.): *Angewandte Ethik. Die Bereichsethiken und ihre theoretische Fundierung. Ein Handbuch*; Stuttgart: Kröner Verlag; S. 863–885.

Nida-Rümelin, J. [2005] 2012: *Über menschliche Freiheit*; Stuttgart: Philipp Reclam Verlag.

Nida-Rümelin, J. (2006): *Gründe und Lebenswelt. Beitrag zum DFG-Rundgespräch „Lebenswelt in Wissenschaft, Ethik und Politik"*: https://www.philosophie.uni-muenchen.de/lehreinheiten/philosophie_4/dokumente/jnr_gruende_lebnswlt.pdf [16.09.2023].

Nida-Rümelin, J. (2007): Freiheit als naturalistische Unterbestimmtheit; in: Buchheim, P./Pietrek, T. (Hrsg.): *Freiheit auf Basis von Natur?*; Paderborn: mentis Verlag; S. 141–154.

Nida-Rümelin, J. (2011): *Verantwortung*; Stuttgart: Philipp Reclam Verlag.

Nida-Rümelin, J. (2012a): Erwiderung auf Volker Gerhardt; in: Sturma, D. (Hrsg.): *Vernunft und Freiheit. Zur praktischen Philosophie von Julian Nida-Rümelin*; Berlin/Boston: Walter de Gruyter; S. 341–345.

Nida-Rümelin, J. (2012b): Vernunft und Freiheit; in: Sturma, D. (Hrsg.): *Vernunft und Freiheit. Zur praktischen Philosophie von Julian Nida-Rümelin*; Berlin/Boston: Walter de Gruyter; S. 9–38.

Nida-Rümelin, J. (2016): Die Macht der Reflexion. Über das Verhältnis philosophischer und politischer Rationalität; in: Hastedt, H. (Hrsg.): *Macht und Reflexion*; Hamburg: Felix Meiner Verlag; S. 147–164.

Nida-Rümelin, J. interviewt von Hummitzsch, T. (2017): „Wir brauchen einen Paradigmenwechsel; in: *hpd*: https://hpd.de/artikel/wir-brauchen-einen-paradigmenwechsel-14258 [02.10.2023].

Nida-Rümelin, J. (2020): *Eine Theorie praktischer Vernunft*; Berlin: Walter de Gruyter.

Nida-Rümelin, J./Rechenauer, M. (2007): Rationierung im Gesundheitswesen und die Grundlagen des Sozialstaats; in: Nationaler Ethikrat (Hrsg.): *Gesundheit für alle – wie lange noch? Rationierung und Gerechtigkeit im Gesundheitswesen. Vorträge der Jahrestagung des Nationalen Ethikrates2006*; Hamburg: Nationaler Ethikrat; S. 103–123.

Nida-Rümelin, J./Weidenfeld, N. (2018): *Digitaler Humanismus. Eine Ethik für das Zeitalter der Künstlichen Intelligenz*; München: Piper Verlag.

Nida-Rümelin, J./Weidenfeld, N. (2021): *Die Realität des Risikos. Über den vernünftigen Umgang mit Gefahren*; München: Piper Verlag.

Nietzsche: Götzendämmerung, KSA, Bd. 6, S. 95.

Nullmeier, F. (2006a): Eigenverantwortung, Gerechtigkeit und Solidarität – Konkurrierende Prinzipien der Konstruktion moderner Wohlfahrtsstaaten?; in: *WSI Mitteilungen 4/2006*; S. 175–180.

Nullmeier, F. (2006b): Paradoxien der Eigenverantwortung; in: Heidbrink, L./Hirsch, A. (Hrsg.): *Verantwortung in der Zivilgesellschaft. Zur Konjunktur eines widersprüchlichen Prinzips*; Frankfurt/New York: Campus Verlag; S. 151–164.

Oberender, P/Rudolf, T. (2003): *Das belohnte Geschenk – Monetäre Anreize auf dem Markt für Organtransplante*; Diskussionspapier 12–03.

Obermayer, B. (2007): Auf Herz und Nieren. Organe bekommt man bisher nur geschenkt – oder auf dem Schwarzmarkt. Das ließe sich ändern; in: *fluter. Das Heft – Nr. 22*; S. 12–13.

Österreichische Ärztezeitung (2022): Compliance & Adhärenz: Das Wie und das Wann; in: *Österreichische Ärztezeitung Nr. 20*; Wien: Verlagshaus der Ärzte.

Parfit, D. [1984] 1991: *Reasons and Persons*; New York: Oxford University Press.

Pauer-Studer, H./Nagl-Docekal, H. (2003): *Freiheit, Gleichheit und Autonomie*; Wien: R. Oldenbourg Verlag.

Paul, N.W. (2010): Medizinische Prädiktion, Prävention und Gerechtigkeit: Anmerkungen zu ethischen Dimensionen eines biomedizinischen Ideals; in: *Ethik in der Medizin*; 22, S. 191–205.

Paul, N.W./Münch, N./Mahdiani, H. (2023): Zur (De-)Differenzierung von Prädiktion und Prävention: Begriffliche und ethische Überlegungen; in: *Zeitschrift für medizinische Ethik*, 69/3; S. 333–355.

Pettit, P. (2012): *On the People's Terms. A Republican Theory and Model of Democracy*; Cambridge: Cambridge University Press.

Pieper, A. (1998): Autonomie; in: Beck, L./Korff, W./ Mikat, P. (Hrsg.): *Lexikon der Bioethik. Band 1, A-F*; Gütersloh: Gütersloher Verlagshaus; S. 289–293.

Quante, M./Ach, J.S. (1999): *Hirntod und Organverpflanzung. Ethisch, medizinisch, psychologische und rechtliche Aspekte der Transplantationsmedizin. Zweite, erweitere Auflage*; Stuttgart-Bad Cannstatt.

Quante, M. (1999): „Hirntod" und Organverpflanzung; in: Quante, M./Ach, J.S. (Hrsg.): *Hirntod und Organverpflanzung. Ethische, medizinische, psychologische und rechtliche Aspekte der Transplantationsmedizin*; Stuttgart-Bad Cannstatt.

Quante, M. (2002): *Personales Leben und menschlicher Tod. Personale Identität als Prinzip der biomedizinischen Ethik*; Frankfurt am Main: Suhrkamp Verlag.

Quante, M. (2007): *Person*; Berlin: Walter de Gruyter Verlag.

Quante, M. (2009): Reichweite und Grenzen des Anti-Paternalismus; in: Sturma, D./ Honnefelder, L. (Hrsg.): *Jahrbuch für Wissenschaft und Ethik*, Band 14/2009; Berlin/ New York: Walter de Gruyte; S. 73–76.

Quante, M./Childress, J.F. (2022): *Thick (Concepts of) Autonomy. Personal Autonomy in Ethics and Bioethics*; Schweiz: Springer Verlag.

Rager, G. (1996): Embryo – Mensch – Person: Zur Frage nach dem Beginn des personalen Lebens; in: Beckmann, J.P. (Hrsg.): *Fragen und Probleme einer medizinischen Ethik*; Berlin: Walter de Gruyter; S. 254–278.

Rauprich, O./Marckmann, G./Vollmann, J. (2005): *Gleichheit und Gerechtigkeit in der modernen Medizin*; Paderborn: mentis Verlag.

Rawls, J. [1979] 2020: *Eine Theorie der Gerechtigkeit*; Frankfurt am Main: Suhrkamp Verlag. (Originale Erstauflage: *A Theory of Justice*; Cambridge/Massachusetts: Harvard University Press 1971).

Raz, J. [1986] 2009: *The Morality of Freedom*; Oxford: Clarendon Press.

Rehbock, T. (2002): Autonomie – Fürsorge – Paternalismus. Zur Kritik (medizin-)ethischer Grundbegriffe; in: *Ethik in der Medizin*, 14 H. 3, S. 130–150.

Reese-Schäfer, W. (2007): *Das überforderte Selbst. Globalisierungsdruck und Verantwortungslast*; Hamburg: merus Verlag.

Rodrigue, R.J./Fleishman, A./Schold, J.D./Morrissey, P./Whiting, J./Vella, J./Kayler, L.K./ Katz, D.A./Jones, J./Kaplan, B./Pavlakis, M./Mandelbrot, D.A. (2021): Patterns and predictors of fatigue following living donor nephrectomy: Findings from the KDOC Study; in: *American Journal of Transplantation*; Volume 20, Issue 1; S. 181–189.

Rose, G. (1981): Strategy of Prevention: Lessons from cardiovascular Disease; in: *British Medical Journal*, Vol. 282, No. 6279; S. 1847–1851.

Rössler, B. (2003): Bedingungen und Grenzen von Autonomie; in: Pauer-Studer, H./ Nagl-Docekal, H. (Hrsg.): *Freiheit, Gleichheit und Autonomie*; Wien: R. Oldenbourg Verlag; S. 327–357.

Sandel, M. [2009] 2013: *Gerechtigkeit. Wie wir das richtige tun*; Berlin: Ullstein Buchverlag. (Orig.: Sandel, M. 2009: *Justice. What's the right thing to do?*; Farrar, Straus and Giroux).

Sandel, M. (2005): *Public Philosophy. Essays on Morality in Politics*; Harvard University Press.

Schmidt, B. (2008): *Eigenverantwortung haben immer die Anderen. Der Verantwortungsdiskurs im Gesundheitswesen*; Bern: Verlag Hans Huber.

Schmidt, T. (2012): Vom Allgemeinen zum Einzelfall. Die orientierende Funktion moralischer Prinzipien; in: *Zeitschrift für philosophische Forschung*, Band 66, Nr. 4; S. 515–520.

Schneider, I. (2011): Kann ein regulierter Organmarkt den Organmangel beheben – und zu welchem Preis?; in: *APuZ 20–21 Organspende und Selbstbestimmung*; S. 28–34.

Schockenhoff, E. (2001): *Krankheit – Gesundheit – Heilung. Wege zum Heil aus biblischer Sicht*; Regensburg: Verlag Friedrich Pustet.

Schöne-Seifert, B. (2005): Medizinethik; in: Nida-Rümelin, J. (Hrsg.): *Angewandte Ethik. Die Bereichsethiken und ihre theoretische Fundierung. Ein Handbuch*; Stuttgart: Kröner Verlag.

Schott, G. (2015): Erfundene Krankheiten? Zur aktuellen Problematik der Disease Mongering; in: *Arzneiverordnung in der Praxis*; Jahrgang 42/Heft 4, S. 178–183.

Schopenhauer [1851]: Zitiert aus Ausgabe: Haack, H.P./Haack, C. (2013): Schopenhauer. Aphorismen der Lebensweisheit; Leipzig: Antiquariat und Verlag Dr. Haack.

Schroth, U. (2003): Das strafbewehrte Organhandelsverbot des Transplantationsgesetzes. Ein internationales Problem und seine deutsche Lösung; in: *MedR Schriftreihe Medizinrecht: Grundlagen einer gerechten Organverteilung*; Berlin Heidelberg: Springer Verlag. S. 115–143.

Schumpelick, V./Vogel, B./Konrad-Adenauer-Stiftung (Hrsg.): *Was ist uns Gesundheit wert? Gerechte Verteilung knapper Ressourcen*; Freiburg: herder Verlag

Shrestha, B./Adhikari, B./Shrestha, M./Poudel, A./Shrestha, B./Sunuwar, D.R./Mishra, S.R./ Sringernyuang, L. (2022): ‚The broker also told me that I will not have problems after selling because we have two and we can survive on one kidney': Findings from an ethnographic study of a village with one kidney in Central Nepal; *PLOS Global Public Health*; S. 1–19.

Simon, M. (2017): *Das Gesundheitssystem im Wandel. Eine Einführung in Struktur und Funktionsweise*; Bern: Hogrefe Verlag.

Singer, P. (1979): *Practical Ethics*; Cambridge: Cambridge University Press.

Sophokles [2003] 2007: Antigone; in: Willige, W. (Hrsg.): *Sophokles. Dramen*; Düsseldorf: Patmos Verlag.

Spaemann, R. (1996): *Personen: Versuche über den Unterschied von „etwas" und „jemand"*; Stuttgart: Klett-Cotta Verlag.

Steinbrück, A. (2020): *Identitätsverwaltung in IKT-Systemen*; Freiburg: Nomos Verlagsgesellschaft.

Sturma, D./Honnefelder, L. (2009): *Jahrbuch für Wissenschaft und Ethik*, Band 14/2009; Berlin/New York: Walter de Gruyter.

Sturma, D. (2012): *Vernunft und Freiheit. Zur praktischen Philosophie von Julian Nida-Rümelin*; Berlin/Boston: Walter de Gruyter.

Sunstein, C.R./Thaler, R.H. (2008): *Nudge: improving decisions about health, wealth, and happiness*; New Haven: Yale University Press.

Suwelack, B./Berger, K./Wolters, H./Gerß, J.W.O./Bormann, E./Wörmann, V./Burgmer, M. (2022): Results of the prospective multicenter SoLKiD cohort study indicate bio-psycho-social outcome risks to kidney donors 12 months after donation; in: *Kidney International*, Vol 101, Issue 3.

Tooley, M. (1972): Abortion and Infanticide; in: *Philosophy & Public Affairs*, Vol. 2, No. 1, S. 37–65.

Von Wild, K./Laureys, S./. Dolce, G./ (2012): Apallisches Syndrom, vegetativer Zustand: Unangemessene Begriffe; in: *Deutsches Ärzteblatt*, 109 (4) A-143.

Wehling, P./Viehöver, W./Gündel, H. (2012): Medikalisierung und Krankheitsidentität; in *Deutsches Ärzteblatt*; Jg. 109/Heft 18; S. 339–340.

Werner, M.H. (2002): Verantwortung; in: Düwell, M./Hübenthal, C./Werner, M.H. (Hrsg.): *Handbuch Ethik*; Stuttgart/Weimar: J.B. Metzler Verlag.

Wiesemann, C./Simon, A. (2013) (Hrsg.): *Patientenautonomie: Theoretische Grundlagen, praktische Anwendungen*: Münster: mentis Verlag.

Wiesing, U. [2000] 2020: *Ethik in der Medizin. Ein Studienbuch*; Stuttgart: Reclam Verlag.

Zargooshi, J. (2001): Quality of life of Iranian kidney donors; in: *The Journal of urology*; Vol. 166, November 2001. S. 1790–1799.

Zimmerli, W. Ch. (1993): Wandelt sich die Verantwortung mit dem technischen Wandel?; in: Lenk, H./Ropohl, G. (Hrsg.): *Technik und Ethik*; Stuttgart: Reclam; S. 92–111.

Nachschlagewerke

Beck, L./Korff, W./ Mikat, P. (2015) (Hrsg.): *Lexikon der Bioethik. Band 1, A-F*; Gütersloh: Gütersloher Verlagshaus.

Düwell, M./Hübenthal, C./Werner, M.H. (2002) (Hrsg.): *Handbuch Ethik*; Stuttgart/Weimar: J.B. Metzler Verlag.

Frey, D./Greif, (1997) (Hrsg.): *Sozialpsychologie. Ein Handbuch in Schlüsselbegriffen*; München/Weinheim: Psychologie Verlags Union.

Springer Fachmedien Wiesbaden (2013) (Hrsg.): *Kompakt-Lexikon Wirtschaftspolitik*; Wiesbaden: Springer Fachmedien.

Sturma, D./Heinrichs, B. (2015) (Hrsg.): *Handbuch Bioethik*; Stuttgart/Weimar: J. B. Metzler Verlag.

Sonstiges

Ad Hoc Committee Harvard 1968: A Definition of Irreversible Coma. Report of the Ad Hoc Committee of the Harvard Medical School to Examine the Definition of Brain Death; in: *JAMA*, Aug 5 1968, Vol. 5/No. 6; S. 85–88.

Bericht Bundesärztekammer 2003: *Richtlinien zur prädiktiven Diagnostik*; https://www.bundesaerztekammer.de/bericht2002-2003/pdf/130510.pdf [01.06.2023].

Berndt, C. (2014): Diagnose in der Dämmerung; Süddeutsche Zeitung: https://www.sueddeutsche.de/gesundheit/fehler-im-krankenhaus-hirntod-diagnose-ist-nicht-einfach-1.1903682 [02.10.2023].

Bundesinstitut für Risikobewertung (BfR) (2019): Sonnencreme und Co. – gibt es gesundheitliche Risiken?; S. 2; https://www.bfr.bund.de/cm/343/sonnencreme-und-co-gibt-es-gesundheitliche-risiken.pdf [31.07.2023].

Bundesministerium für Gesundheit 2015: *Solidarität*: https://www.bundesgesundheitsministerium.de/themen/krankenversicherung/grundprinzipien/solidaritaet.html#:~:text=Das%20zentrale%20Funktionsprinzip%20des%20Gesetzlichen,erhalten%20die%20gleiche%20umfassende%20Versorgung.

Bundesverfassungsgericht, Pressemitteilung Nr. 12/20 vom 26. Februar 2020.

Deutscher Bundestag 2017: *Sachstand. Schwangerschaftsabbrüche aufgrund einer Behinderung oder vorgeburtlichen Schädigung des Kindes in Deutschland seit 1996*; Sachstand WD9 – 3000 – 024/17. https://www.bundestag.de/resource/blob/516748/bb117fe4968bb2e8a440de7782a924ea/wd-9-024-17-pdf-data.pdf [01.09.2023].

Deutscher Hospiz- und Palliativ Verband e.V. 2022: Stellungnahme von Prof. Dr. Winfried Hardinghaus als Vorstandsvorsitzender des DHPV zur Anhörung des Rechtsausschusses am 28.11.2022 zum Thema „Sterbebegleitung und Suizidprävention":

Deutsches Krebsforschungszentrum Heidelberg: Rauchen und soziale Ungleichheit – Konsequenzen für die Tabakkontrollpolitik; https://www.abnr.de/media/factdkfz04.pdf [08.10.2023].

Deutsches Referenzzentrum für Ethik in den Biowissenschaften (2022): *Prädiktive genetische Testverfahren*; https://www.drze.de/de/forschung-publikationen/im-blickpunkt/praediktive-genetische-testverfahren [01.06.2023].

Generali: Pressemitteilung; https://www.generali.de/privatkunden [02.10.2023].

ICD-Codes können nachgeschlagen werden unter: https://www.icd-code.de [02.10.2023].

(Muster-)Berufsordnung für die in Deutschland tätigen Ärztinnen und Ärzte – MBO-Ä1997 – in der Fassung der Beschlüsse des 114. Deutschen Ärztetages 2011 in Kiel.

Oberender, P. (2006): *Wir brauchen einen regulierten Markt für Organe*; Deutschlandfunk Kultur: https://www.deutschlandfunkkultur.de/wir-brauchen-einen-regulierten-markt-fuer-organe.954.de.html?dram:article_id=142525 [02.10.2023].

RND: „Sterbehilfe-Urteil: Hospizverband fürchtet Druck auf Ältere"; https://www.rnd.de/politik/sterbehilfe-urteil-hospizverband-furchtet-druck-auf-altere-QMYVVYWUGU4BGKESWBCYN4JFH4.html [15.09.2023].

Robert-Koch-Institut (2008): *Lebensphasenspezifische Gesundheit von Kindern und Jugendlichen in Deutschland. Ergebnisse des Nationalen Kinder- und Jugendgesundheitssurveys (KiGGS)*; Berlin 2008: Robert-Koch-Institut.

SchKG – Schwangerschaftskonfliktgesetz vom 27. Juli 1992 (BGBI. I S. 1398), das zuletzt durch Artikel 3 des Gesetzes vom 11. Juli 2022 (BGBI. I S. 1082) geändert worden ist.

SGB V – Sozialgesetzbuch V: Fünftes Buch Sozialgesetzbuch – Gesetzliche Krankenversicherung, zuletzt geändert durch Artikel 1 des Gesetzes zur Stärkung der Solidarität in der gesetzlichen Krankenversicherung vom 19. Dezember 1998 (BGBl. I S. 3853).

StGB – Strafgesetzbuch: In der Fassung der Bekanntmachung vom 13.11.1998 (BGB1. I S. 3322). Zuletzt geändert durch Gesetz vom 04.12.2011 (BGB1. I S. 2146) m.W.v. 09.12.2022.

Urteil des Landgerichts Fulda, Aktenzeichen 3O75/20 vom 10.11.2022: https://www.nierenlebendspende.com/wp-content/uploads/2023/02/Grund-und-Teilurteil-LG-Fulda-anonym-v_-10_11_2022.pdf [02.10.2023].

Verfassung der Weltgesundheitsorganisation; Unterzeichnet in New York am 22. Juli 1946 Ratifikationsurkunde von der Schweiz hinterlegt am 29. März 1947 Von der Bundesversammlung genehmigt am 19. Dezember 1946. Für die Schweiz in Kraft getreten am7. April 1948.

Zentrale Ethikkommission (ZEKO) der Bundesärztekammer 2012: Ärztliche Behandlung ohne Krankheitsbezug unter besonderer Berücksichtigung der ästhetischen Chirurgie; in: *Deutsches Ärzteblatt*; Jg. 90/Heft 40; A2000–2004.